KB039068

의료개혁 국민이 말하다

국민이 원하는 개선된 우리나라 의료서비스의 모습 시민 공모

※ 서울의대-서울대병원 교수협의회 비상대책위원회에 접수된 시민 공모글 모음집입니다. 뒤늦게 제출하신 분들의 글은 여기에 싣지 못했습니다만, 응모해 주신 데 진심으로 감사를 전합니다.
※ 이 책에 실린 공모글의 저자명은 실명, 익명, 그리고 가명 등으로 공모글의 저자가 직접 정한 방식으로 표기했음을 알립니다.

의료개혁 국민이 말하다

국민이 원하는 개선된 우리나라 의료서비스의 모습 시민 공모

서울의대-서울대병원 교수협의회 비상대책위원회 엮음
사단법인 한국소비자연맹·사단법인 녹색소비자연대전국협의회 공동주관

프롤로그

의과대학 학생들과 젊은 의사들이 교육과 의료 현장을 떠난 지 이제 석 달이 다 되어갑니다. 그 빈자리를 마주한 우리는 그간 외면해 왔던 우리나라 의료의 민낯을 보았습니다. 미래의료의 주역인 전공의들의 젊음과 열정에 기대어 그들의 저임금, 장시간 노동을 당연히 여겨온 상급 종합병원, 감당할 수 없는 법적 소송 부담과 미흡한 비용 보상으로 무너져버린 필수의료, 커져만 가는 수도권과 지역 의료 사이의 불균형, OECD 평균의 세 배에 이르는 과도한 의료 이용. 지금도 대한민국의 보건의료비는 국방비의 세 배가 넘어 OECD 평균을 이미 넘었고, 이런 의료 시스템이 바뀌지 않는다면 더욱 가파르게 늘어날 것입니다. 이것이 우리가, 국민과 환자 모두가 원하는 의료체계의 모습일까요? 10년, 15년 후를 위한 의대 정원 증원이 이미 우리 앞에 닥친 이런 문제들을 해결할 수 있을까요? 의대 정원 증원과 교육에 필요한 막대한 재정 부담을 우리가 감당할 수 있을까요?

2024년 4월 28일부터 5월 10일까지 '국민과 환자가 원하는 의료서비스의 모습 시민 공모'에 보내주신 소중한 의견들을 읽으며 저희는 다시 한번 부끄러워졌습니다. 그동안의 과도한 의료 이용은 의료진이 충분한 신뢰를 얻지 못했기 때문이었으며, 환자분들이 가짜뉴스에 현혹되고 인터넷 카페에 의존하는 것은 진료실에서 의사의 설명이 부족했기 때문이었습니다. 실손보험과 맞물려 의료비용이 폭증하는 것을 보면서도 나와는 무관한 일이라 생각했습니다. 질병을 발견하고 치료하는 데만 급급해 정작 우리 국민의 건강을 위한 교육과 질병 예방에는 소홀했습니다. 눈앞의 환자가 좋아지면 행복해하고 나빠지면 내가 뭘 놓쳤나 괴로워하며 고민하는 동안, 동료 선후배들과 의학 발전을 논하는 동안, 우리의 의료는 국민과 환자가 원하는 모습이 아니게 되어버렸습니다.

국민 여러분들께서 보내주신 나 자신, 그리고 내 가족과 이웃에게 가장 바람직한 의료서비스의 모습을 단행본으로 출판해 많은 분들과 내용을 공유하고자 합니다. 이제부터 저희는 국민 여러분께서 보여주신 '우리가 원하는 의료, 의료 소비자와 의료진 모두가 바라는 의료체계'를 목표로 뚜벅뚜벅 걸어가려 합니다. 저희가 잘할 수 있도록 지켜봐 주시고 많은 질책과 응원을 함께 보내주시기 바랍니다.

감사합니다.

서울의대-서울대병원 교수협의회
비상대책위원회 강희경 위원장

차 례

제1부 수상작

제2부 응모작

국민이 원하는 의료개혁 시나리오를 반영한 필요 의사 수 추계 연구출판 논문 공모(올바른 한국 의사 수 추계 논문 공모)

서울의대-서울대병원 교수협의회 비상대책위원회는 더 이상의 소모적인 논쟁을 없애고 한국 의료가 올바른 방향으로 나아가기 위한 초석을 마련하고자 합니다. 국민들이 진정으로 바라고 열망하는 의료체계가 이루어질 경우 필요한 의사 수를 객관적이고 과학적으로 검증하기 위한 연구를 공모합니다. 이를 위해 역량 있는 연구자들의 적극적인 참여를 당부드립니다.

2024년 2월 6일 정부의 2000명 의대 증원 발표는 "의대 정원 통보 등 일방적 정책 추진을 강행하지 않는다"라는 2020년 9·4 의정 합의를 정면으로 위배했을 뿐만 아니라 과학적인 근거도 없었습니다.

정부가 근거로 제시한 3개 연구의 연구책임자들 스스로 본인들의 연구가 "매년 2000명 5년간 의사를 증원해야 한다는 근거로 쓰이는 것이 부적절하다"라고 설명했음에도, 정부는 근거를 마련하기 위한 더 이상의 노력 없이 한국 의료를 파멸로 이끌고 있습니다.

그간 서울의대-서울대병원 교수들은 열악한 상황에서도 그 가치가 빛났던 우리나라 의료 시스템의 파국을 막고 이번 사태를 조속히 해결해 국민과 환자분들의 피해를 최소화하고자 지속적으로 "의대 증원 정책의 객관적이고 과학적인 재검증"을 정부에 호소해 왔습니다. 하지만 정부는 독단적이고 고압적인 기존의 입장을 고수하면서 의료계의 주장을 직역 이기주의로 치부하고 국민들을 기만하고 있습니다.

이런 정부를 대신하여, 서울의대-서울대병원 비대위에서는 우리나라 의료가 올바른 방향으로 나아갈 수 있도록 '국민이 진정으로 바라고 열망하는 의료개혁 시나리오'를 반영한 객관적이고 과학적인 의사 수 추계에 대한 연구를 공모하며, 이를 검증하는 과정과 결과를 국민들께 숨김없이 모두 보고하고자 합니다.

역량 있는 많은 연구자와 국민 여러분께서 협조와 관심을 가져주시면 감사하겠습니다.

1. 국민-환자들이 원하는 개선된 우리나라 의료서비스의 모습 공모
- 공모 기간: 2024년 4월 29일(월요일), 2024년 5월 10일(금요일)
- 공모 대상: 일반 국민
- 공모 자격 제한: 의사 혹은 의사 직계가족
- 공모 내용: 4월 26일 별도 공개
- 상금(5월 말경 홈페이지 및 개인 공지): 대상 1000만 원, 최우수상 500만 원, 우수상(○편) 300만 원, 가작(○편) 100만 원
- 참여 방법: 서울의대-서울대병원 교수협의회 비상대책위원회 홈페이지 snumed.org에 회원 가입, '우리가 원하는 의료' 게시판에 '글쓰기'로 등록(작성자와 관리자만 열람 가능)

2. 국민-환자들이 원하는 개선된 우리나라 의료 시스템 공개 심포지엄
- 일시: 2024년 5월 14일(화요일)
- 장소: 서울대학교병원(구체적인 장소는 추후 공지)

3. 좋은 연구 분석을 위해 필요한 변수 요청 및 수집
- 기간: 2024년 5월 1일, 2024년 5월 17일

4. 표준데이터 셋에 필요한 변수에 대한 연구자 공개토론
- 일시: 2024년 5월 21일(화요일)
- 장소: 서울대학교병원(구체적인 장소는 추후 공지)

5. 연구자들로부터 요청된 변수를 포함한 대정부 공식 자료 제공 요구
- 일시: 2024년 5월 24일(금요일)

6. 정부 제공 자료의 기본적인 분포 공개
- 일시: 2024년 6월 10일(월요일)

7. 자료 보완-추가 대정부 요구
- 기간: 2024년 6월 10일, 2024년 6월 14일

8. 보완된 자료 검수

- 기간: 2024년 6월 20일, 2024년 6월 23일

9. 최종 공인 데이터 셋의 기본적 분포 공개 및 공개 배포/제공

- 일시: 2024년 6월 24일(월요일)

10. 공인된 공개 데이터 셋을 활용한 연구자들의 경쟁적·독립적 분석 및 국제학술지 투고

- 주요 보건정책 국제학술지에 패스트트랙 심사 요청 예정
- 패스트트랙 심사 대상 학술지: 추후 공개

11. 출판 논문 공모 참여 의향 제출(게재 승인된 연구 포함)

- 기간: 2024년 9월 1일, 2024년 10월 31일
- 논문 게재료 지원: 공모 상금과는 별도로 출판되는 모든 연구에 대해 전액 지급
- 제출 방법: 서울의대-서울대병원 교수협의회 비상대책위원회 홈페이지 snumed.org에 회원 가입 후, '우리가 원하는 의료' 게시판에 '글쓰기'로 등록

12. 출판 논문 공모 마감일

- 일시: 2025년 1월 31일
- 대상: 출판된 논문 및 게재 승인된 논문

13. 공개 토론회

- 일시: 2025년 2월 6일(목요일)
- 심사배점
  - ▸ 출판된 저널의 학술적 수준과 영향력: 30%
  - ▸ 분석에 고려된 시나리오가 국민-환자 공모전에 제출된 "국민-환자들이 원하는 개선된 의료서비스의 모습"의 반영 정도: 40%
  - ▸ 정책 제안의 수월성: 30%
- 심사위원 구성: 중립적인 전문가와 일반 시민(의료 소비자)
- 상금(당일 홈페이지 공지 및 개별 공지): 대상 1000만 원, 최우수상 500만 원, 우수상(○편) 300만 원, 가작(○편) 100만 원

'국민과 환자가 원하는, 개선된 우리나라 의료서비스의 모습'
시민 공모형 원고 모집 안내

지금까지 대학병원, 종합병원, 병원, 동네 의원 등을 이용하면서 만족스러우셨는지요? 만족스러우셨다면 그 모습이 미래에도 변치 않고 유지되기를 바라실 겁니다. 내가 바라는 그 모습을 서술해 주시고, 만족스러운 이유도 함께 설명해 주세요.

그러나 만약 만족하지 못했다면 그 이유는 무엇이었는지요? 불만족스러운 경험의 원인이 된 지금의 의료 시스템이 이대로 유지되기를 원하지 않으실 겁니다. 어떤 점이 아쉬웠는지, 그리고 그 이유를 설명해 주세요. 이런 만족스럽지 못한 경험이 앞으로 없기를 바라신다면, 이를 위해 의료서비스와 우리나라의 의료 시스템은 어떻게 바뀌어야 할까요? 보다 나은 미래 의료서비스의 모습을 함께 그려주세요. (특정 의료기관의 이름은 제외해 주시기 바랍니다.)

나 자신, 그리고 내 가족과 이웃에게 가장 바람직한 의료서비스를 제공하는 변화된 의료 시스템 모습을 상상해 보세요. 자유롭고 당당하게 우리 사회에 바라는 바를 원고에 담아주세요.

MS word 혹은 아래한글로 작성해 주세요. 글자 수나 줄간격, 글자체 변경 없이 그대로 작성하시고 편집하지 않으셔도 됩니다. 자유로운 에세이 형식이며 2~7쪽 분량으로 작성해 주시기 바랍니다. 제출하신 원고는 공정한 심사를 거쳐 상금(사전 공지 참조)과 함께 시상할 예정이며, 향후 연구보고서나 논문, 단행본 등의 형태로 출판될 수 있습니다. 아울러 국민이 원하는 바람직한 의료 시스템에 대한 토론회 등에 중요한 자료로 활용될 수 있습니다.

원고의 본문에는 이름을 포함해 본인이 누구인지 알 수 있는 표현은 사용하지 말아주시기 바랍니다. 심사 결과 수상의 영예를 얻으신 경우 본인 이름 공개 여부를 선택하실 수 있습니다. 동의하지 않는 경우 향후 원고의 출판이나 활용 과정에서도 글쓴이를 식별할 수 있는 정보는 사용되지 않을 예정입니다.

단행본 제작 여부는 미정이며, 향후 출판 여부는 서울의대-서울대병원 교수 비대위와 그 후속 단위(가칭 의료개혁 TF)에서 상의 후 결정할 것입니다. 단행본 출판이 되는 경우 일정 부수(1만 부 이상) 이상 판매된다면 판매 부수에 따라 단행본에 포함된 원고의 저자들께 인세 일부나 소정의 원고료 등을 추가로 지급할 수 있습니다.

원고 제출 방법

아래 웹페이지를 통해 접수해 주시기 바랍니다.

https://www.snumed.org/(상단의 '우리가 원하는 의료' 제목 클릭, 게시판 업로드)

글쓰기 제목은 [시민 공모]로, 본문은 "시민 공모 원고를 제출합니다"라고 간단히 써주시면 됩니다.

원고는 첨부 파일로 제출해 주세요.

이름과 연락처(전화번호)를 첨부 원고의 하단에 기재해 주세요.

서울의대-서울대병원 교수협의회 비상대책위원회

아래는 원고 작성 시 생각해 주셨으면 하는 질문입니다. 참고해서 작성해 주시기 바랍니다.

- 대학병원을 주로 이용하셨나요? 동네 의원을 주로 이용하셨나요?
- 진료 중 의료진과의 소통은 충분하신가요? 설명은 잘 이해할 수 있었나요? 질문에 충분한 답변을 들을 수 있었나요?
- 자신과 가족의 건강 문제를 쉽게 물어볼 수 있었나요?
- 한 곳, 또는 몇 곳의 의료기관을 정해 꾸준히 다니고 싶으신가요? 그러한 의료기관이나 주치의, 또는 전담 의료팀을 지정할 수 있다면 어떤 방식이어야 할까요?
- 내가 원하는 의료기관에 등록하고 나의 주 의료진을 배정받는 방식은 어떻게 생각하시나요? 이러한 방식의 장단점은 무엇이 있을까요?
- 주치의나 주 의료기관이 생긴다면, 해당 의료진과 기관을 통해 받고 싶은 의료서비스는 무엇인가요?
- 주치의나 주 의료기관을 지정한다면, 다른 의료기관 방문을 원하는 경우에는 어떤 방식이 되어야 할까요? 현재와 같이 어느 의료기관이나 자유롭게 가길 원하시나요?

- 나를 진료하는 주 의료진은 주치의 1인이면 충분할까요? 아니면 다수의 의사가 필요할까요? 의사 외 다양한 직종으로 구성된 의료팀이 나을까요?

- 나의 주 의료기관 또는 전담 의료기관은 어떤 모습이면 좋을까요? 동네 의원, 종합병원, 또는 대학병원 등 그 규모는 어떤 걸 선호하시나요? 그리고 어떤 방식으로 이용하길 원하시나요?

- 내가 살고 있는 동네에서 가까운 의료기관에서 건강을 관리하고 싶으신가요? 아니면 멀더라도 대학병원과 같은 3차 의료기관에 다니고 싶으신지요? 내가 주로 다니는 동네 의원과 대학병원이 협력할 수 있다면 어떨까요?

- 현재 우리나라는 어느 의료기관이나 자유롭게 이용할 수 있고, 대학병원 진료를 위한 의뢰서를 받는 데에도 큰 제약이 없습니다. 이러한 방식에 만족하시나요? 변화가 필요할까요? 변화해야 한다면 어떤 문제 때문일까요?

- 전화나 영상, 문자 메시지나 카톡 등을 이용한 비대면 의료서비스를 더 많이 이용하고 싶으신가요?

- 의사나 간호사가 집으로 방문하는 서비스(재택의료서비스)를 제공하는 의료기관이 필요하다고 생각하시나요?

- 인공지능을 활용한 의료서비스는 더 편리할까요? 이러한 서비스를 더 많이 이용하길 원하시나요? 사용하지 않고 싶다면 그 이유가 무엇인가요?

- 진료비는 건강보험공단에서 부담하는 금액과 환자 본인이 부담하는 금액으로 나뉘어 있습니다. 건강보험공단에서 의료기관에 부담금을 지불할 때 어떤 점이 가장 중요한 기준이어야 힐까요? 현재는 의료서비스의 양에 따라 의료기관에 지급하는 금액이 늘어납니다. 많은 양의 의료서비스를 제공하면 많은 금액이, 적은 양의 의료서비스를 제공하면 적은 금액이 지급되는 방식입니다. 이러한 방식이 적절할까요?

- 현재의 방식에 변화가 필요하다면 어떤 방식이어야 할까요? 위와 다른 방식으로는 예를 들어 환자의 건강을 잘 지켜주느냐 여부, 환자의 만족 여부에 따라 금액이 달라지는 방식도 있고, 또는 의료서비스 양이나 진료 결과와 무관하게 미리 정해진 금액을 지급하는 방식 등이 있습니다.

- 주치의 또는 전담 의료진, 전담 의료기관이 있고 그곳에 등록을 한다면 환자가 내는 본인부담금은 지금과 비교해 어느 정도 금액이어야 할까요?

- 주치의나 전담 의료기관이 정해졌다면, 그 외의 다른 의료기관을 이용하는 경우 환자가 내는 본인부담금은 차이가 있어야 할까요?

- 미래의 의료서비스를 위해 환자가 부담하는 본인부담금 정도는 변화해야 할까요?

- 건강보험료를 높이거나 낮추어야 한다고 생각하십니까? 변화가 필요하다면 그 이유는 무엇인가요?

∽ 심사평 ∽

서울의대-서울대병원 교수협의회 강희경 비상대책위원장 심사평

서울의대-서울대병원 교수협의회 비상대책위원회는 2024년 4월 24일 국민이 원하는 의료개혁 시나리오를 반영한 필요 의사 수 추계 연구를 제안했으며 그 첫 단계로 4월 29일부터 5월 10일까지 '국민과 환자가 원하는 개선된 우리나라 의료서비스의 모습'을 공모했습니다.

열흘 남짓의 짧은 공모기간 동안 60편이 응모되었습니다. 공모작 한 편 한 편이 모두 정말 소중한 이야기였고 따끔한 가르침이었고 따뜻한 위로였습니다. 한 편 한 편 읽으면서 '아, 맞아, 그렇지'라고 깨달았고 제가 지금까지 느꼈던 점들의 이면에는 의사들의 부족함이 많이 있다는 점을 알게 되었습니다.

저희가 지금까지 느끼지 못했고 실감하지 못했던 것들, 내가 왜 이걸 못했을까, 몰랐을까, 우리는 뭘 하고 있었을까 하는 것을 이번 공모작을 읽으면서 다시 한번 느꼈습니다. 이런 것들이 부디 모두 반영되어서 다 같이 행복하게 누릴 수 있는 의료서비스가 우리나라 의료의 미래의 모습이기를 바랍니다.

공모해 주신 모든 분께 정말 감사드리며, 채점위원으로 고생해 주신 교수님들, 국회의원님들께도 감사드립니다. 의료서비스의 소비자와 공급자, 그리고 이를 운영하는 정부가 함께 우리가 원하는 의료서비스의 모습을 알아내고 이를 이룰 수 있는 방법을 찾아나가는 첫 걸음을 내딛을 수 있기를 바랍니다.

서울의대-서울대병원 교수협의회 방재승 전 비상대책위원장 심사평

저는 이번 공모작을 읽으면서 정말 많이 놀랐습니다. 불과 3개월 전까지 저는 진료와 수술만 했던, 머릿속의 90%는 뇌혈관으로만 차 있던 그런 의사였습니다. 그런데 이번에 공모작 60편을 읽고 심사하면서 한국 국민들의 의료에 대한 수준이 이렇게 높은가 조금 부끄럽기도 했습니다.

60편의 공모작에서 진짜 알게 된 사실은 국민들이 원하는 의료 시스템에 공통적인 내용이 있다는 것입니다. 중소병원 정도의 규모에서 주치의를 맡아주었으면 좋겠다, 경증 환자는 상급 종합병원을 이용하지 않았으면 좋겠다, 그리고 의료전달체계를 제대로 구축해서 상급 종합병원에 명의를 예약했을 때 현재와 같이 1년을 기다려서 3분 진료를 받는 것이 아니라 중증 환자는 진료를 빨리 볼 수 있도록 하면 좋겠다는 의견이 공통적으로 제시되었습니다. 이러한 의료 시스템은 의사 입장에서도 원하는 것입니다. 의사가 본인이 맡은 직역에서 제대로 된 진료를 할 수 있기 때문입니다.

저는 이렇게 우리가 의료 시스템에 대해 구상하면서 국민이 원하는 그리고 의사도 자긍심을 갖는 의료 시스템을 만들 수 있을 것이라는 희망을 가지고 있습니다. 이를 위하여 서울대 비대위는 계속 더 노력할 생각입니다.

감사합니다.

국민의힘 안철수 의원 심사평

심사를 하면서 놀랐습니다. 심사 전에 생각했던 것보다 글의 수준이 굉장히 높았고, 이렇게 깊이 고민하고 깊이 아는 분들이 많다는 것에 놀랐습니다.

공모글은 크게 두 가지로 나눠볼 수 있을 것 같습니다. 의사가 아니신데도 의료 시스템 또는 건강보험의 수가 문제에 대해 전문가 수준에서 이야기하시는 분들이 있었고, 또 한편으로는 그런 시스템은 모르지만 환자로서의 또는 가족으로서의 경험담을 쓰신 분들도 많았습니다. 저도 의사 출신이다 보니까 그러한 경험은 하지 못했는데, 실제로 일반 환자분들이 겪는 여러 가지 어려움이나 고통을 간접적으로나마 알 수 있게 되어서 정말 큰 도움이 되었습니다.

의사가 증원되었으면 좋겠다고 의견을 주신 분들이 공통적으로 접하신 상황은 다음과 같이 요약할 수 있겠습니다. 몇 시간 기다렸는데 실제 진료 시간은 3분에 지나지 않았고, 질문을 할 시간도 없었고, 불친절하고 설명도 부족했고, 입원했을 때 의료진을 밤새도록 불러도 오지 않아서 고통을 받았던 이야기들이 제가 예상했던 것보다 훨씬 많았습니다. 그래서 의사들 수가 더 많아지면 이런 일들이 없어지지 않겠냐는 말씀이었습니다. 충분히 이해되고 납득할 수 있는 내용이었습니다.

의사들 입장에서는 의료수가 때문에 할 수 없이 3분에 한 명씩 진료를 봐야 하는 현재와 같은 상황이 개선되지 않으면 아무리 의료 시스템을 잘 만든다고 하더라도 환자의 불만은 계속 많을 수밖에 없을 것입니다.

그리고 제가 심사한 글에서는 의사과학자에 대해 쓴 분이 아무도 안 계셨지만, 저는 심장을 연구했던 의사과학자 출신입니다. 병의 원인을 밝히고 치료 방법을 개발하는 일도 매우 중요한 일 아니겠습니까? 임상 의사 분들이 한 사람 한 사람의 생명을 구하는 중요한 일을 열심히 하시지만, 의사과학자와는 거리가 있을 수밖에 없습니다. 예전에 의과대학에서 의학전문대학원으로 전환한 이유가 바로 부족한 의사과학자를 많이 양성하기 위해서였습니다. 그런데 결과적으로 다른 학부를 나온 사람들조차도 의학전문대학원을 졸업한 후에는 의사과학자 쪽으로 가지 않고 임상을 택하는 사람들이 더 많아졌습니다. 결국은 다시 의과대학으로 돌아간 이유입니다.

그래서 여전히 우리는 의사과학자를 양성하는 방안을 고민해야 한다고 생각합니다. 예를 들자면 의사과학자를 기르는 코스나 또는 대학을 만들고, 졸업해서 의사고시에 합격하면 의사 면허를 가질 수 있지만, 다른 일반 의대에서 추가로 인턴을 1년이나 2년 해야 진료 면허를 취득하게 한다면 의사과학자를 더 많이 양성할 수 있을 것입니다.

마지막으로 한 가지만 더 말씀드리자면, 우리의 의료 시스템에는 풀어야 될 오래된 숙제가 많다고 생각합니다. 정부에서 수가를 현실화하고 법적인 것을 고치고 지방 공공의료에 많은 투자를 하는 등의 노력을 하더라도 제가 읽었던 환자분들의 여러 가지 불만사항은 해결하기 힘들 수 있을 것 같습니다. 그래서 의료의 시스템적인 부분뿐만 아니라 환자분들이 실제로 병원에서 겪는 여러 가지 괴로움, 고통, 이런 부분을 풀려면 의료인들이 어떻게 해야 되는지에 대해서도 추가로 고민해야 한다는 생각이 들었습니다.

감사합니다.

개혁신당 이주영 의원 심사평

대한민국 미래 의료의 발전적인 논의에 참여할 수 있어 참으로 의미 있고 기쁜 시간이었습니다. 다음 세대 의료를 위한 진심과 정성이 고스란히 녹아 있는 투고자 분들의 마음에 감동을 받아 이제 익숙해져서 어쩌면 빛이 바랬을지도 모를 사명감이 되살아나기도 했습니다.

투고자 분들과 심사자 분들, 그리고 이 모든 자리를 만들어주신 많은 분들의 의료에 대한 애정에 경의를 보내며, 짧은 제안을 드립니다.

첫째로, 저는 의사 출신의 국회의원으로서 의료계에 묻고 싶습니다. 저 또한 짧지 않은 시간 동안 진료 현장에 있었던 사람으로서 우리 의료계가 과연 국민들을 설득하기 위한 노력을 제도적으로나 혹은 질병 하나하나에 대해 얼마나 구체적이고 발전적인 방향으로 해왔는가 하는 반성이 있어야 한다고 생각합니다. 지금 정도의 불통이 지속되어 왔다면 그것은 한쪽만의 문제라고 하기는 어렵습니다. 우리가 제도에 대해 얼마나 홍보해 왔고 지금의 건강보험 시스템에 대해 국민들에게 얼마나 알려왔는가, 그리고 진료실에서 과연 나 스스로가 환자였어도 만족할 만큼 설명이 잘되었다고 생각하는가 하는 점에서 저는 의료계가 스스로 반성하고 앞으로 개선할 방향에 대해 더 깊은 고민을 해야 할 때가 왔다고 생각합니다. 어쩌면 지금이 돌이킬 수 있는 마지막 기회일지도 모르기 때문입니다.

둘째로, 환자 여러분들 그리고 국민 여러분들께 당부드리고 싶은 것이 있습니다. 내용 중에는 주치의 제도에 대한 아쉬움과 제안이 많았습니다. 그런데 제가 소아청소년과 의사로 일했을 때 아이들의 보호자 분들께 항상 했던 이야기가 있습니다. "단골 병원을 만드세요. 한번 진료를 본 뒤 하루 만에 감기가 떨어지지 않는다고 해서 다음 날 바로 다른 병원, 다른 약을 찾지 마시고 적어도 한 명의 의사에게 서너 번 이상 아이를 보여주세요. 처음에 만났을 때는 불충분해 보이는 진료였어도 그 의사가 내 아이를 여러 번 보고 내 아이를 잘 알게 될수록 110점, 120점의 진료가 될 것이다, 믿고 한 의사에게 여러 번 가보세요." 즉, 단골 의사의 개념입니다. 사실 지금도 주치의 제도는 환자가 마음을 먹는다면 근처에 있는 내과나 가정의학과를 통해 스스로 어느 정도 구현할 수 있는 상황이기는 합니다. 그렇기 때문에 내가 나의 단골 의사를 얼마나 신뢰하며 나의 몸을 파악할 수 있는 기회를 그에게 제공했는가 하는 관점에서 국민 개개인이 한번 시도해 보시고 어떤 방향이 더 발전적일지 함께 고민할 수 있다면 좋을 것 같다는 생각이 듭니다.

다만 앞서 말씀드린 두 가지를 실제로 해내기 위해서는 '유인'이 필요합니다. 의료계는 지금의 수가 체계상 최대한 많은 환자를 보고 가급적 많은 검사를 해야 수익이 나는 구조이기 때문에 제도나 질병에 대해 충분히 설명할수록 의사 개인에게도 더 많은 보상이 주어지는 방향의 유인이 필요합니다. 이것은 여러 형태의 수가 정상화로 설정될 수도 있을 것이고, 어쩌면 국민들이 보내주시는 신뢰, 즉 무형의 유인이 작용할 수도 있을 것입니다. 또한 환자 입장에서도 단골 병원을 지정해서 다닐 때 일정 부분 금전적인 혹은 본인이 스스로 느낄 수 있는 피드백이 있다면 그 또한 유형·무형의 유인이 될 수 있지 않을까 생각합니다.

마지막으로, 저는 앞으로 국회에서 활동하게 될 것이기 때문에 국가에도 몇 가지 당부를 드리고 싶습니다. 지금까지 국가는 공공의료라는 말은 많이 했지만 과연 공공의료 확립, 재정 투입, 그리고 공공의료를 누리게 될 대상자 규정에 있어 그 방향과 계획이 얼마나 분명했는가 하는 의문이 있습니다. 앞으로 우리가 공공의료체계를 확립하고 의료의 공공성을 진정으로 보장하기 위해서는 국가가 어느 선까지 개입하고 어느 선까지 지원할 것인지에 대해 정부도 선명한 청사진을 그릴 수 있어야 합니다.

지금 의정 갈등은 어쩌면 문제의 본질이 아니라고 봅니다. 가장 치명적이고 중요한 것은 환자-의사의 관계가 무너지고 있다는 것입니다.

제가 임상에 있었기 때문에 환자-의사의 관계 변화가 의료의 결과에 얼마나 큰 영향을 미치는지 너무나 잘 알고 있습니다. 환자와 의사 사이의 신뢰 관계가 높을 때는 결과도 반드시 좋습니다. 그러나 서로가 서로를 의심하고 반목할 때는 아무리 애를 써도 그 결과가 좋기는 어렵습니다. 환자와 의사는 언제나 원팀입니다. 의료계도, 환자도 그것을 잊지 않았으면 좋겠습니다.

감사합니다.

한국소비자연맹 강정화 회장 심사평

바쁜 일정으로 심사를 나누어 진행하기로 했으나 한 편 두 편 보다가 좋은 글이 많아서 대부분의 공모작을 읽게 되었습니다. 저는 이러한 활동이 지금 이번 사태로 깨지고 있는 환자와 의사와의 관계를 회복시켜 주는 첫 번째 단계가 아닌가 하는 생각이 들었습니다. 공모작 중에는 자신의 경험을 바탕으로 쓴 글이 많아서인지 정말 가슴 아픈 사연도 많았고, 저희가 미처 생각하지 못한 부분을 지적해 주신 글도 많았습니다. 또 한편으로는 이 공모의 주체가 서울의대-서울대병원 교수협의회 비상대책위원회라는 것을 응모하시는 분들이 좀 의식하지 않았나 이런 생각도 들었습니다.

의료제도의 개선 방안을 제안한 공모작에서 인상 깊었던 것 중 하나는 환자의 편의성 측면에서 우리가 아주 크게 바꾸지 않아도 바로바로 환자의 요구를 반영할 수 있는 부분을 많이 제안해 주셨다는 점입니다. 제도는 있는데 시행이 잘 되지 않는 부분이 많이 있지 않습니까?

　제가 읽은 글 중에 굉장히 마음이 아팠던 사례는 부산에서 서울대 어린이병원을 다니는 부모님 얘기였어요. 신생아 때부터 신장에 문제가 있어서 서울로, 서울대병원까지 와서 진단받고 계속 처치를 받는데 중환을 갖고 있으니까 커가면서 크고 작은 사건이 많이 있지 않았겠습니까? 그런데 열이 나거나 눈병이 나거나 성장하면서 뭔가 문제가 있을 때마다 부산에 있는 종합병원을 가도 서울대 어린이병원에 등록된 환자라는 이유로 아무런 처치를 안 하고 그냥 빨리 예약해서 가보시라는 얘기밖에 못 듣는다, 서울로 한번 가려면 아이뿐 아니라 장거리 이동을 위한 유모차에, 기저귀, 옷가지며, 짐 꾸러미 몇 개를 들고 왔다 갔다 했던 힘들고 서러운 경험을 쓰셨습니다.

　수상작에서는 3차 병원에서 진단을 받고 나서 다니던 동네 의원에서 약을 처방받아 복용하고 1년에 한 번씩 그동안의 경과를 보러 검사만 하러 간다는 사례가 있었는데, 사소한 문제에도 서울까지 가야 되는 고통을 굉장히 절절히 쓰셨더라고요. 지역의 병원과 중앙의 상급병원이 협력할 수 있는 방안은 없었는지 아쉬움이 들어서 앞으로는 환자의 입장에서 문제를 해결하는 방식을 좀 더 적극적으로 고민했으면 좋겠다는 생각이 들었습니다.

　저희도 그동안 소비자의 의견을 많이 듣는다고 들었지만 역시 부족했다는 생각이 들었고, 국민들의 얘기를 더 많이 들어서 의료 현장에 반영될 수 있도록 계속 노력해야겠다는 생각이 들었습니다. 저에게 굉장히 중요한 좋은 경험이었습니다. 감사합니다.

녹색소비자연대 유미화 대표 심사평

　국민과 환자가 원하는 의료 시스템 국민 참여 공모를 공동주최하면서 '바로 이거다'라는 생각을 했습니다. 총 60편의 공모작 중에서 9편의 수상작이 선정되었습니다. 그중에 세 분이 나와서 말씀을 하셨는데 그 세 분의 이야기를 들으면서 마음이 움직였던 이유는 당사자의 이야기를 직접 들었기 때문이고, 당사자가 본인이 느꼈던 문제를 누구에게 해결해 달라고 하는 것이 아니라 '내가 이런 문제를 느꼈고 이 문제에 대한 해결책은 이것이다'라고 의견을 제안했기 때문입니다.

지금의 의정갈등이나 의료개혁도 처음부터 의료 소비자 입장에서 시작되었어야 된다고 생각을 합니다. 의정 간 당사자의 문제가 아니라 의료 소비자가 중심인 의료개혁으로 고민하고 해결책을 마련하는 데서 시작해야 된다고 생각합니다.

지금이라도 환자와 의료 소비자 입장에서 정부, 의료계, 의료 소비자가 함께 의료개혁의 필요성을 전제로 머리를 맞대고 해결점을 찾아가야 합니다. 일방적으로 상대방의 입장을 포기하도록 주장하는 태도는 갈등을 더 증폭시킵니다. 이제는 확인된 입장과 주장을 토대로 쟁점과 갈등을 어떻게 해결할 것인지를 중심에 놓고 문제를 해결하기 위한 논의가 필요합니다.

짧은 기간 내에 응모된 의견과 함께 의료 소비자 입장에서 의료 소비자를 위하는 내용이 더 강조되어야 한다고 생각합니다. 의료 소비자는 의료 소비자의 권리만 주장하지 않고 의료 소비자가 감당해야 될 몫을 감당하겠다고 얘기하고 있습니다. 하지만 우리 사회가 어떻게 의료 소비자를 양성하고 역량을 강화시킬 것인지에 대한 부분은 빠져 있습니다. 지역 의료 활성화, 일차의료 강화 등이 이루어진다 하더라도 이를 선택할 수 있는 의료 소비자가 있어야 합니다. 그래서 의료 소비자를 위한, 의료 소비자와 함께하는 올바른 의료 교육과 캠페인이 필요합니다. 의료개혁에서 이 내용이 빠져서는 절대 안 된다고 생각합니다. 의료 소비자와 함께 가야 함께 성장할 수 있습니다.

의료 소비자의 역량을 높이고 올바른 의료서비스를 선택할 수 있도록 하는 것이 의료개혁의 시작이고 의료 소비자로부터 시작되는 의료개혁이 될 수 있다는 의견을 드리고 싶습니다. 방재승 전 위원장님께서는 한 인터뷰에서 "국민 없이는 의사도 없다"라는 말씀을 하셨습니다. 저는 그 말씀을 의료 소비자를 우선시하고 환자를 우선시하고 국민을 우선시한다는 의미로 받아들였고, 공감했습니다.

급할수록 차분히 가야 한다고 생각합니다. 급할수록 차분해야 문제를 해결할 수 있습니다. 의료개혁은 지금 당장이 아니라 백년대계이지 않습니까? 백년지대계를 설계해야 하는 지금, 올해 입시요강을 급하게 추진하는 정부의 모습도 안타깝습니다.

우선 해결할 수 있는 문제부터 중장기적으로 해결해 나갔으면 좋겠습니다. 지금 사회적으로 부각된 이슈와 쟁점을 구분하고, 의사 증원은 시간을 두고 논의하면서 결정해야 할 문제라고 생각합니다. 의료 소비자의 불편과 관련된 의료개혁 과제가 우선적으로 해결되어야 합니다. 많은 분들이 말씀해 주셨지만 신뢰를 깨는 일, 신뢰를 바닥으로 떨어뜨리는 일을 더 이상 해서는 안 된다고 생각합니다. 상호 신뢰와 국민적 신뢰를 확보하는 것이 오히려 의사 증원 문제를 해결하는 데 도움이 될 것이라고 생각합니다.

이제 의료 소비자와 함께하기로 서울의대 비대위에서 첫 발을 내딛으셨으니 오늘 이 시간을 기점으로 우리 사회의 큰 갈등이 좁혀지길 바랍니다. 우선 해결해야 될 문제와 같이 의대 증원 문제도 의제가 되길 바랍니다. 이런 과정이 우리 사회를 회복시키는 의료개혁의 길이 되길 바랍니다. 고맙습니다.

서울대 사회학과 김석호 교수 심사평

서울의대-서울대병원 교수협의회 비상대책위원회가 주최한 '국민과 환자가 원하는 개선된 의료서비스의 모습' 공모전 심사에 참여해 줄 것을 제안받고 저는 잠시 망설였습니다. 의사 증원을 포함한 의료서비스 개혁과 관련된 사안이 가진 무게에 비해 사회학자인 저의 지식은 너무 가볍기 때문에 맡은 바를 잘 수행할 수 있을까에 대한 염려 때문이었습니다.

그러나 저에게 할당된 원고 중 첫 번째 글을 읽은 바로 직후 저의 염려가 기우였다는 사실을 깨달았습니다. 저는 단지 같은 국민과 환자의 입장에서 수긍할 수 있는 글들에 공감하고, 응모자들이 생활세계에서 경험하고 느낀 점을 생생한 목소리로 전해준 글 가운데 표현이 매끄러운 글 몇 편을 선택하면 되었기 때문입니다. 그만큼 제가 심사한 글들 한 편 한 편이 감동적이지 않은 글이 없었습니다. 글을 읽을수록 이 작업은 더 이상 심사라기보다는 현장의 상황이 어떠하며 국민이 바라는 것이 무엇인가를 알 수 있는 학습과 깨달음의 시간이 되었습니다. 국민들은 의사와 관료, 그리고 학자들이 생각하는 것보다 대한민국의 의료 현실에 대해 충분히 정확하게 이해하고 있으며, 이에 대해 깊이 고민하고 있습니다. 정부와 의료계는 국민이 제안하는 지방 의료 인프라, 환자의 병원 및 의사 선택, 의료 산업의 미래 등에 귀를 기울이고, 국민의 삶의 질을 개선하는 방향으로 현재의 이 소란을 정리해 주기를 간절히 기원합니다. 심사에 참여하게 되어 영광입니다.

평창군 보건의료원 박건희 원장 심사평

보넨하이머와 신스키(Bodenheimer and Sinsky)는 보건의료 체계의 목표를 네 가지로 구분하여 제안했습니다. 그것은 바로 인구집단의 건강 향상, 치료 과정에서 환자의 경험 향상, 보건의료 공급자의 일과 삶의 질 향상, 그리고 보건의료 비용의 절감입니다. 2024년 상반기에 우리 사회는 보건의료 개혁과 관련된 다양한 논의를 절박한 마음으로 진행하고 있습니다. 이러한 논의를 진행할 때, 우리는 개혁의 방향을 보건의료 체계가 지닌 한두 가지 측면(예를 들면, 비용 절감의 측면만 본다든지, 공급자의 직무 환경 측면만 본다든지, 환자의 편의 증진 측면만 본다든지 등)만 보는 것이 아니라 앞에서 언급한 네 가지 목표를 두루 달성하는지와 관련해서 보는 것이 필요할 것입니다.

이런 의미에서 이번에 서울의대-서울대병원 교수협의회 비상대책위원회가 국민과 환자들의 목소리를 듣기 위해 진행한 공모전이 앞으로 의료개혁의 방향성을 논의하는 데 매우 중요한 전환점이 될 것이라 기대합니다. 잘 몰랐던 마음들, 공감이 가는 가슴 아픈 상황, 특히 이렇게 바뀌면 정말 좋겠다고 기대하는 제안이 모든 글 곳곳에 스며들어 있습니다. 이 심사평을 읽고 계시는 독자 분들도 꼭 이 책에 실린 글을 모두 읽어보시길 권합니다.

인구 고령화, 경제 저성장, 과학기술 발전 등 변화된 상황에 적합한 보건의료 체계를 만드는 과정에서는 국민과 의료계, 정부, 그리고 다양한 당사자 사이의 협력적인 의사소통이 무척 중요합니다. 이는 자신의 목소리를 크게 내는 것보다 경청하는 것에서 시작할 것입니다. 이번 공모전을 통해 의료 공급자들은 국민과 환자들의 마음과 목소리를 듣는 한 발자국을 내딛기 시작했습니다. 이 발자국이 국민-의료계-정부 간에 서로 경청하고 소통하는 긴 여정의 좋은 시작이 되기를 소망합니다.

시민공청회 패널 좌장 홍윤철 교수 심사평

서울의대-서울대병원 교수협의회 비상대책위원회에 접수된 국민이 원하는 의료개혁 시나리오에 대한 시민 공모글을 읽으면서 많은 생각을 하게 되었습니다. 어쩌면 이 글들을 통해 나의 생각이 정리되었다기보다는 국민과 환자의 눈에 비친 의사와 우리나라 의료서비스의 벌거벗은 모습을 보면서 갇혀진 세계에서 벗어나 새로운 세상을 보는 느낌이 들었다고 하는 편이 맞을 것 같습니다. 세례를 받은 듯한 느낌이었습니다. 그러면서 그동안 국민과 환자의 입장에서 의료 문제를 바라보아야 한다고 주장하면서도 나 역시 의사의 입장 또는 전문가의 시선이라는 미명에 갇혀서 문제를 제대로 바라보지 못했던 것 아닌가 하는 반성이 들기도 했습니다.

사실 오늘날 의료 문제를 논의하는 데에는 보다 나은 대한민국의 의료서비스 체계를 만들려는 의도와 목적이 있다고 생각합니다. 그러면서 불거진 다양한 의견과 이해의 충돌이 지금의 의료대란을 만들었다고도 생각합니다. 흔히들 이야기하듯이 정부와 의료계의 의견 차이가 주된 이유였다고 할 수도 있습니다. 정부는 정부의 정책을 믿고 따라와 달라고 하고 의료계는 전문가의 의견이 받아들여지지 않고 있다고 서로 주장하는 형국이 되었기 때문입니다.

그런데 시민 공모글을 읽으면서 의료계와 정부는 그동안 국민과 환자를 소외시키면서 또 의견도 제대로 묻지 않으면서 국민과 환자를 위하는 의료제도를 만들겠다고 싸우고 있었던 것이 아닌가 하는 생각이 들었습니다. 이 글들은 너무나 솔직하고 아프게 정곡을 찌르는 것 같았습니다. 글의 문체와 포장이 다소 서투른 부분도 있지만 그 진실한 메시지는 전혀 손상되지 않았습니다. 실제로는 글쓰기 수준도 대부분 아주 훌륭했습니다. 우리 국민들의 표현력과 이해력이 정말 놀랍다고 생각했습니다.

저는 시민 공모글을 보고 또 심사하면서 먼저 자신과의 솔직한 대화를 통해 정리할 필요가 있다는 생각이 들었습니다. 우리는 스스로에게 물어야 할 것 같습니다. "왜, 무엇을 위해서 이렇게까지 되도록 내버려두었나?" 혹은 "국민과 환자를 위한다고 말하고 행동하면서 혹시 내가 문제를 잘못 이해하고 있지 않았나?"라고요. 그리고 충분히 납득할 수 있도록 스스로에게 설명해야 할 것 같습니다. 그러고 나서 입장을 달리하는 의료계의 여러 직역과 정부가 한자리에 앉아서 우리나라 의료를 어떻게 만들어나갈지 진정한 논의를 시작해야 할 것 같습니다. 더 이상 "당신이 틀렸으니 당신이 고쳐야 돼"라는 것은 말이 안 될 것 같습니다. 우리가 기준이 아니라 국민과 환자가 기준이 되어야 하기 때문입니다.

저는 시민 공모글을 통해 국민의 바람을 어느 정도 알 수 있는 귀한 기회를 가졌다고 생각합니다. 소위 전문가라는 우리들, 그리고 국민의 복리를 위해 봉사한다는 정부는 이제 국민의 진정한 바람을 실현하기 위해 서둘러 만나야 합니다.

공청회 인사말

서울의대-서울대병원 교수협의회 비상대책위원회를 비롯한 관계자 여러분께 이 자리를 빌려 감사의 말씀드립니다.

의대 정원 2000명 증원을 발표한 이후 100여 일이 되어가고 있습니다. 하지만 정부의 태도는 그동안 변한 것이 없습니다. 그래도 일방향이던 여론이 이제는 변화하고 있습니다.

지금이야말로 대한민국의 미래 의료 시스템을 위해 국민들과 더욱 적극적으로 소통해야 할 때입니다. 의료계가 주도적으로 추진해서 의료개혁에 대한 담론을 만들고 제시해 주십시오.

그동안 수동적으로 의료현장에서 할 일만 해오던 의료계는 국민들로부터 정부의 정책을 발목잡고 변화를 거부하고 반대를 위한 반대만 한다는 부정적인 시선을 받고 있습니다. 이제는 바꿔나가야 합니다. 이를 위해 오늘의 자리가 만들어졌다고 생각합니다.

부디 의료계 공급자와 의료 소비자 간의 소통을 통해 우리 국민들이 추구하는 의료의 미래가 그려진다면 정부의 의사 정원 2000명 증원만이 만능이 아님을 다

---

* 이 글은 2024년 5월 14일 국회도서관 소회의실에서 서울의대-서울대병원 교수협의회 비상대책위원회·대한민국국회 21대 안철수 의원·신현영 의원· 22대 이주영 의원·사단법인 한국소비자연맹·사단법인 녹색소비자연대전국협의회가 공동 주최한 '국민-환자들이 원하는 개선된 우리나라 의료서비스의 모습' 공청회의 인사말임을 알립니다.

시 한번 깨닫는 계기가 될 것입니다. 고령화 시대를 맞이해서 우리 의료는 디지털 헬스케어를 기반으로 지역사회 통합 돌봄과 지역사회 의료를 강화해야 할 것입니다.

국민들이 원하는 의료가 안정적인 재정을 기반으로 이루어질 수 있도록 끈기 있게 목소리를 내는 교수협의회와 소비자단체가 되기를 원합니다. 추후 이 담론들이 대한의사협회와 젊은 의사들의 공감을 얻고 같이 힘을 합칠 수 있는 계기가 되기를 기대하겠습니다.

감사합니다.

제21대 대한민국국회
더불어민주당 신현영 의원

국민들이 원하는 의료서비스

오주환(서울의대 의학과 교수)

　우리 정부는 이 책에 실린 국민들이 바라는 의료서비스의 모습을 바탕으로 새로운 의료 시스템을 만들어주시면 좋겠습니다. 국민들이 원하는 의료 시스템이 만들어졌을 때 과연 의사가 얼마나 더 필요한지, 아니면 부족한지, 이런 의료개혁 시나리오가 반영된 과학적인 의사 수 추계를 1년 안에 만들어서 2025년에는 이를 반영해 2026년 의대 정원이 확정되길 바랍니다. 이 추계 결과에 따라 의대 정원을 증원하든 감원하든 그대로 가든 해야 할 것입니다.

　우리 국민들이 원하는 의료 시스템에 기반해서 과학적으로 의사 수를 추계하고 그 결과에 따라 보다 합리적인 판단으로 의대 정원 규모를 결정하는 데 여기 투고해 주신 시민들의 원고가 크게 기여할 것입니다.

　시민들이 원하는 의료서비스의 모습을 요약해 보면 다음과 같습니다.

충분한 소통 시간이 필요하다

　짧은 시간에 많은 얘기를 도저히 나눌 수가 없다, 1분 남짓한 시간은 환자가 무슨 문제가 있었고 어떻게 해야 되는지 얘기를 듣고 대답하기에 너무 부족하다,

이렇게 파편화되지 않고 의사-환자 사이에 충분한 소통이 이루어질 수 있는 시스템이 되었으면 좋겠다, 이런 의견을 매우 많은 분이 제시했습니다.

대학병원이든 동네 의원이든 대부분의 환자는 의료진과의 소통이 부족하다고 생각합니다. 대학병원, 동네 의원 가릴 것 없이 의사 한 분이 담당하는 환자 수가 절대적으로 많고 특히 산부인과나 소아과를 가려면 예약이 꽉 차서 증상이 있더라도 바로 진료를 못 보기도 합니다. "잘 지내셨죠?"라는 포괄적인 질문 하나로 상태를 말하고 1분도 안 되서 진료실을 나갑니다. 이것저것 물어보고 상담도 받고 싶고 위로도 받고 싶지만 질문 하나 하려고 하면 눈도 못 마주칠 정도로 바쁜 분위기도 그렇고 뒤에 기다리는 사람들 때문에 빨리 나가야 할 것 같은 압박감까지 듭니다. _"의료서비스 상향평준화로 동일한 의료서비스 제공"

중증 환자 보호자 처지에서는 진료시간이 턱없이 부족하다고 느껴졌다. 항상 바쁘고 피곤해 보이는 의사 앞에서 궁금한 것 전부를 물어보기는 힘들었다. _"2012년 가을 어머니에게 전화가 왔다"

나와 나의 질병을 잘 아는 전문가와 대화하고 싶다

병원에 가도 내가 누군지 모르는 사람하고 얘기하는 것이 아니라 들어간 순간부터 알고 지난번에 얘기한 거 잘 지켰냐고 차트를 보지 않고도 말해줄 수 있는 사람이 나의 의사였으면 좋겠다, 나와 나의 질병을 잘 아는 전문가와의 대화가 우리 시스템 안에서 당연하게 이루어지는 그런 의료 시스템이 되었으면 좋겠다는 의견이 많았습니다.

내가 삶에서 가까이 하고 싶은 병원은 예약하기 힘들고 접근성도 떨어지는 3차 병원이 아니다. 내 가족의 병력을 알고 있고 내가 그동안 어떤 질병을 가지고 어떤 진료를 받아왔는지 잘 알고 있어서 작은 증상으로도 이상을 알아차리는 주치의가 있는 동네 병원이다. 몸이 으슬으슬하고 열이 나는데 기침도 나니 이비인후과에 가서 목 청소를 받아야 하나, 열나는 게 더 괴로우니 내과에 가서 해열제를 받아야 하나, 아니면 이비인후과에 갔다가 내과에 들러야 하나 고민하는 것이 아니라 주치의를 찾아가 "선생님, 저 열이 나고 기침도 하는데 치료해 주세요"라고 이야기하면 통합적인 서비스를 받을 수 있는 그런 병원이다. _"나를 잘 아는 의사가 한 명쯤은 있으면 좋겠다"

주치의제도가 필요하다

주치의를 원하는 국민들은 모두 주치의를 선택하고 자신을 등록한 주치의(팀/의료기관)로부터 회원제로 좋은 서비스를 받고 싶다는 요구가 많았습니다. 나를 잘 기억해 주고 나에 대해 잘 알고 있기를 기대하는 요소들이 주치의제도로 좀 더 체계화되기를 바라고 있었습니다. 물론 모두가 주치의를 원하는 것은 아니라는 것도 공모에 참여한 시민들은 이미 고려하고 있습니다. 지금처럼 자유롭게 그때그때 가고 싶은 곳에 가려는 분들도 있다는 것을 안다고 시민들은 기술하고 있습니다. 현 제도를 선호하는 분들은 지금처럼 선택의 자유가 지속되기를 바라고, 주치의를 두고 싶은 분들은 주치의 선택이 가능해서 주치의와 환자관계가 새로 만들어지기를 바랍니다. 따라서 모두에게 강제로 주치의를 지정할 필요는 없습니다. 다만 지금처럼 아무도 주치의를 가질 수 없는 시스템을 벗어나 국민들 각자가 원하는 것을 이룰 수 있는, 즉 이 두 가지가 다 이루어질 수 있는 시스템이 필요합니다.

주치의를 원하는 분들은 한 사람당 개인 주치의 한 명인 것이 아니라 다학제 팀이기를 바랍니다. 여러 과의 의사, 그리고 의사가 아닌 전문가들(예를 들면, 간호사, 영양사, 운동처방사, 사회복지사)과 함께 일하는 팀이 자신을 담당해 주면 좋겠다고 합니다.

또 1차 의료 기관뿐만 아니라 필요하면 대학병원도 환자가 자신의 증상을 1분

안에 설명하는 방식으로 운영되는 것이 아니라 의사끼리 서로 정보를 주고받아서 환자가 병원에 가면 자신의 상태를 이미 다 알고 있는 시스템으로 운영되기를 기대했습니다. 지금 이대로는 1차 의료가 이를 잘 담당할 수 없을 것이라고 대부분 생각합니다. 그래서 여러 가지 방식을 통해 1차 의료가 지금보다 훨씬 더 강화된 상태에서 3차 병원과 1차 병원이 역할을 잘 분담한다면 3차 병원에 환자가 쏠리는 현상도 해결할 수 있을 것이라고 제안합니다.

이러한 경험을 바탕으로 그려본 내가 원하는 의료기관은 나와 우리 가족의 건강상태, 주거환경, 가족관계 등을 잘 아는 주치의가 한 분 계시고 우리는 그 주치의가 계신 의료기관에 등록해서 그 의료기관을 거점으로 건강에 관한 모든 내용을 관리하는 것이다. 그리고 이 주치의가 계신 의료기관이 보다 큰 전국의 중대형 의료기관과 긴밀하게 네트워킹을 구성해서 나와 내 가족이 언제 어느 지역에서든 필요한 의료적 치료나 조치, 관리를 받을 수 있도록 해주는 것이다.

주치의 선생님 한 분이 다양한 분야를 모두 대응할 수 없으므로 다른 과와 다른 직종의 의료진으로 구성된 팀 또는 중대형 병원과 긴밀하게 네트워킹해서 필요할 경우 언제든지 주치의 선생님 및 우리와 함께 상담하고 적절한 대응을 할 수 있도록 도와주면 좋을 것 같다. _ "선천성 질환을 가진 아이를 키우며"

지역사회에 주로 이용하는 병의원에 주치의, 주 의료기관 등록으로 전 생애적 건강관리를 받았으면 합니다. 건강 시기에는 건강검진 등으로 건강을 유지하고, 고위험군에 속하게 되면 질환으로 진행되지 않도록 유지·관리하고, 질환이 생겼다면 적극적으로 진료·치료하고, 필요할 경우 상급병원과의 협진으로 완치 및 독립적인 생활이 가능하도록 하고, 돌봄의 영역으로 악화된다면 지역사회 등 사회적 네트워크와 협력해 방문 재택의료서비스 및 비대면 의료를 구축해야 한다고 봅니다. _ "국민적 합의로 의료개혁을 이루어야 한다"

모두가 주 의료기관을 지정할 수 있게 되고 특정 의료인에게 진료를 받을 수 있는 날이 온다면 그 편의성은 증대될 듯하다. 매번 어디를 가야 하는지 고민하게 되는 일도 줄어들며, 나를 여러 번 봐온 의사에게 진료를 꾸준히 받을 수 있다. _"편의성과 접근성이 높은 의료서비스를 꿈꾸며"

주치의 제도가 정착되기를 바란다. 70세 이상 노인의 경우 가까운 의원에서 가벼운 질환 치료는 물론 중증으로 발전할 가능성이 있는 부분에 대한 추적관찰과 정기적인 검사를 의무화하면 좋겠다. 경제적으로 불안한 노인의 경우 자신이 병에 걸리면 가족에게 위기를 초래한다고 생각해 이상 증세를 숨기다 병을 키우는 일이 없어야 하기에 제도적으로 가까운 병원에 정기적인 진료를 받으며 주치의와 건강 상담을 할 수 있는 환경이 마련되기를 바란다. _"2012년 가을 어머니에게 전화가 왔다"

1차 의료 강화가 필요하다

국민들은 의료의 질 향상이 대학병원에서뿐만 아니라 1차 의료에서도 이루어져야 한다고 생각합니다.

1차 의료 수준을 강화함으로써 3차 상급병원으로의 환자 쏠림 현상을 해결하는 것이다. _"공공보건, 1차 의료, 필수의료의 성장을 바라다"

한국에서 의료의 질을 향상하기 위해서는 강력한 1차 의료 영역의 발전에 중점을 둔 정책이 가장 우선시되어야 할 것입니다. _"동네에서 진찰받고 싶은 소박한 바람"

1차 선별 진료 시스템과 비슷한 제도는 몇 개의 국가에서 이미 시행되고 있습니다. 환자들이 증상을 느낄 때 일반의 또는 가정의학과 전문의, 혹은 몇몇 필수의료 전문의를 통해 선별 진료를 받고, 더 심화적인 진료가 필요할 경우 특정 전문의에게 리퍼

되는 방식으로 운영한다면 환자들의 혼란을 줄이고 진료의 정확성을 제고할 수 있을 것으로 생각합니다. _"1차, 2차, 3차 병원의 역할을 구분해야"

의사뿐 아니라 여러 전문가와의 협업이 필요하다

외국의 병원이나 진료에 대해 들을 때 가장 부러운 점은 의사뿐 아니라 여러 전문가가 한 명의 환자를 위해 심도 있는 고민을 함께하고 나눈다는 것입니다. 그리고 환자를 위한 최적의 개입방법을 고민하고 적용한다는 것입니다. 그러나 우리나라에서는 그러한 장면을 목격하기가 어렵습니다. 심지어 의사의 처방과 관계없는 처치가 이루어지는 것도 종종 목격합니다. _"1차, 2차, 3차 병원의 역할을 구분해야"

의사 외에도 다양한 직종의 의료팀이 있다면 좋을 듯합니다. 의사 한 명보다는 여러 치료진이 서로 의견을 교환하고 내 문제에 대해 자세히 설명해 주고 고민해 주는 것이 더 좋기 때문입니다. _"의료수가를 높여서 의료서비스에 대한 신뢰를 높인다면"

의료진 간 협력을 강화하고 다학제적인 전문가 네트워크를 구축하여 환자의 복합적인 의료 요구를 충족해야 합니다. _"의료서비스는 이익보다 환자의 치료를 우선시해야"

1차 의료와 대학병원은 각각의 역할을 최적화해야 한다

1차 의료와 대학병원, 이 두 의료기관의 역할이 각각 구분되고 강화될 때 효율성과 협업이 향상될 것이라고 생각하는 분이 많았습니다. 이를 의료전달체계 개선이라고 표현한 분도 많았습니다. 경중 환자들이 대학병원 의료서비스를 선택할 수는 있지만 3차 병원 진료가 반드시 필요한 사람을 위해 이를 양보해야 한다는 의견을 매우 많은 분이 제시했습니다.

이것은 세 분의 수상자(대상, 최우수상)가 모두 언급한 내용이기도 한데, 내가 3차 병원을 감으로써 생명을 다투는 사람의 기회를 빼앗지 않아야 한다고 언급하고 있습니다. 현재의 시스템은 나로 인해 치료가 시급한 사람들의 우선순위가 밀릴 수도 있는 치명적인 단점을 안고 있다고 진단했고 그래서 개선이 필요하다고 판단하고 있었습니다.

모든 국민은 평등하고 양질의 의료서비스를 받을 권리가 있기 때문에 경증 환자들도 대학병원에서 의료서비스를 제공받을 수는 있지만 정작 필요한 사람들을 위해 양보해야 합니다. _"지금 의사들이 병원을 떠날 수밖에 없는 이유"

누구든 대학병원의 진료를 받을 수 있다는 점에서 얼핏 공평하다고 느껴질 수 있지만, 쉽게 받을 수 있는 의뢰서이기에 치료가 시급한 사람들의 우선순위가 자칫 밀릴 수 있다는 치명적인 단점이 존재하는 시스템이라고 생각한다. 그렇기에 의뢰서를 작성하는 기준을 강화하거나, 진료의 우선순위를 명확히 하는 절차를 추가하는 것도 대안이 될 수 있을 것이다. _"편의성과 접근성이 높은 의료서비스를 꿈꾸며"

가벼운 증상은 가까운 의원을 찾고 중증이 의심되는 경우 2차 또는 3차 의료기관을 활용해야 지금보다 나은 서비스와 충분한 시간이 보장된 진료를 받을 수 있다고 생각한다. _"2012년 가을 어머니에게 전화가 왔다"

대학병원보다 동네 의원에서 진료받기를 원하지만 동네 의원에서 질병 치료가 안 될 땐 대학병원에 가고 싶다

1차 의료기관을 통해 할 수 있는 치료는 1차 의료기관에서 받고, 3차 의료기관에 가야 하는 치료는 1차 의료기관의 의사 선생님이 3차 의료기관의 의사 선생님과 잘 소통해서 3차 의료기관에 갔을 때 효율적으로 잘 진찰받을 수 있도록 제도가 개선되기를 바라고 있습니다. 지금은 이런 협력이 드물지만 앞으로 개선된 의료 시스템에서는 늘 그렇게 되기를 국민들은 바라고 있습니다.

일주일 뒤 검사 결과를 들으러 갔을 때 좋지 않은 소식을 접하게 되었다. 생각하지 않았던 부분에서 이상 수치가 발견되어 뇌 정밀 검사가 필요하다는 것이었다. 선생님께서는 차분하게 증상을 정확히 진단하기 위한 A안과 B안을 설명해 주셨고, 나는 A안인 3차 병원 진료를 선택했다. 선생님은 나의 진료 기록이 있는 3차 병원의 적합한 과 교수님께 진료 의뢰를 해주셨다.

바로 다음 날, 협력 센터에서 전화가 왔다. 내가 나의 증상이나 원하는 의료진에 대해 설명할 필요도 없었다. 내가 가야 할 과의 전문 분야 의료진에게 정확히 연결되었고, 진료 일정도 1주일 후로 빠르게 잡혔다. 대학병원의 진료를 받은 결과 내 뇌하수체에서 작은 선종이 발견되었다. 다행히 수술을 받을 필요는 없어서 2년 넘게 약물 치료를 통해 잘 관리하고 있다.

약물 처방을 받기 위해 매번 대학병원에 방문하지는 않는다. 1년에 한 번씩 영상 검사가 필요할 때만 대학병원에 방문하고, 약 처방은 처음 호르몬 검사를 했던 산부인과에서 받고 있다. 이 일을 겪으며 나는 1차 병원과 3차 병원 간의 호흡이 이렇게 중요하구나 하고 느꼈다. _ "나를 잘 아는 의사가 한 명쯤은 있으면 좋겠다"

실질적인 접근성과 소통 시간을 개선해야 하고 개인의무기록을 의료기관 간에 서로 열람할 수 있도록 공유해야 한다

의사를 방문했을 때 1분이라는 시간은 모든 걸 얘기하기에 너무 짧다, 이 시간 안에 많은 얘기를 나누기는 어렵다, 기술이 많이 발전했으므로 의무기록을 들고 다니지 않더라도 의료기관끼리 의무기록이 소통될 수 있는 시스템이 구축되면 좋겠다는 의견이 많았습니다.

1차, 2차 의료기관을 다닌 기록이 3차 의료기관에 공유되어 관리되면 좋겠다. 중증 환자의 경우 중복된 검사 하나라도 피할 수 있다면 좋겠다. 환자나 보호자는 중복된 검사를 하나라도 면할 수 있다면 엄청난 혜택으로 느껴질 것이다. _ "2012년 가을 어머니에게 전화가 왔다"

앞으로는 다른 병원에서 진료를 보더라도 비용을 지불하고 통합된 의무기록 차트를 이용할 수 있도록 하거나 온라인으로 차트를 다른 의료기관으로 전송할 수 있게 해야 합니다. 그러면 의사와 환자 모두 만족할 수 있는 시스템이 구축될 수 있을 것입니다. _ "지금 의사들이 병원을 떠날 수밖에 없는 이유"

질병이 발생하기 전에 사전조치를 취할 수 있는 의료 시스템이어야 한다

질병이 발생하기 전에 사전에 조치를 취할 수 있는 의료 시스템을 갖추기를 많은 국민이 원했습니다.

외국에서는 온천욕이나 공원 산책을 의사가 처방하고 그 처방대로 이행 했는지 여부를 체크하는 시스템이 갖추어져 있었다. 수술이나 약으로 치료할 수 있는 것도 있지만 운동이나 온천욕, 정신 건강을 위한 산책 등은 여러 가지 측면에서 유용하다. 즉, 대증요법보다 자연 치유력을 적극적으로 활용한다는 측면에서 매우 긍정적으로 판단된다. 우리나라에서는 이 부분이 제도화되어 있지 않을 뿐만 아니라 의사들도 적극적이지 않다. 의사의 영역이 아니라고 판단하는 듯하다. 제도 개선 방향으로는 우리나라도 이에 대해 적극적으로 논의하는 것이 필요하다고 판단된다. _ "의료 공급자와 소비자의 윈윈 전략"

젊고 건강한 나는 병을 치료하는 것보다 예방하는 게 더 중요하다. 주치의 선생님이 전담병원에서 받은 건강검진을 바탕으로 건강관리를 해주시면 좋겠다. …… 전담

병원에서 건강 상담을 쉽게 받을 수 있는 사회를 조성해 큰 병이 생길 법한 사람들을 선별하여 늦기 전에 치료 기회를 제공해 주었으면 한다. 그래서 병원이 아픈 사람만 가는 곳이 아니라 미래에 아프고 싶지 않은 사람들을 위한 곳이기도 했으면 좋겠다. 건강은 건강할 때 지켜야 하니 말이다. _"내가 꿈꾸는 대한민국 의료"

소비자는 공급자 중심의 의료전달체계가 의료 소비자 중심의 의료전달체계로 바뀌기를 바라고 있습니다. 소비자는 아플 때 무슨 과 진료를 받아야 할지 소비자 스스로 찾아야 하는 고충에 서 벗어나고 싶어 하고 진료과별 처방과 처치가 아닌 환자의 상태를 종합적으로 진단하고 치료해 주는 의료서비스를 받고 싶어 합니다. 또한 상급 종합병원보다 동네에서 개인 진료기록을 토대로 질병을 예방하고 건강관리를 하고 싶다는 바람을 가지고 있습니다. _"동네에서 진찰받고 싶은 소박한 바람"

예방 및 관리 중심의 의료
질병 예방 및 건강관리에 초점을 맞추어 환자들이 질병에 걸리기 전에 조기에 예방할 수 있는 시스템을 구축해야 합니다. _"의료서비스는 이익보다 환자의 치료를 우선시해야"

예방 치료를 위한 인센티브: 예방 조치와 정기적인 건강검진에 대한 인센티브를 마련하면 나중에 더 집중적인 치료의 필요성을 완화하여 전반적으로 의료비용을 절감할 수 있습니다. _"건강보험공단 진료비 지급의 최적 기준"

거동이 불편한 사람에게는 재택의료를 제공해야 한다

급속한 고령화와 1인 가구 증가에 따라 재택의료서비스의 필요성은 더 커질 것이라 생각됩니다. 노화로 인해 거동이 불편한 사람도 있지만 연령대가 낮더라도 힘든 치료를 받느라 거동이 불편한 경우도 많습니다. _"유방암 환자가 경험한 의료서비스 문제"

실질적인 접근성 개선이 필요하다

막상 병원에 가려고 보면 병원은 넘쳐나는데 실제 필요한 서비스를 제공하지 않는 경우가 많다고 합니다. 예를 들면, 피부과와 성형외과는 많지만 상처를 꿰매주는 성형외과는 없고 망가진 피부를 고쳐주는 피부과는 없는 넌센스 같은 일이 생기고 있습니다. 의료기관이 많아 보이지만 꼭 필요한 기관은 많지 않은 모순을 개선해 실질적인 접근성이 향상되길 바라고 있었습니다.

하루는 강남에서 일하던 도중 동료 직원 한 명이 넘어져서 얼굴 쪽에 흉터가 생기는 일이 있었습니다. 수술이 필요한 수준은 아니라서 주변의 피부과를 찾아 진료를 받으려 했으나, 강남에 그렇게 수많은 피부과가 있음에도 불구하고 이런 흉터를 치료해 줄 수 있는 피부과는 없었습니다. 모두 미용과 관련된 업무만 한다고 해서 결국 이 직원은 근처에서 진료를 받지 못했습니다. _ "의료개혁 방향과 소비자 중심의 의료서비스 제공"

지역 의료의 질을 향상해야 한다

지역 의료가 붕괴되는 현상을 개선하기 위해서는 적극적으로 지방에 투자해야 된다는 의견이 많았습니다. 다른 사람들은 가고 싶어 하지 않는 지방에 의사에게 가라고 하는 것이 옳은가 하는 지적도 많았습니다. 지방으로 가려는 의사들이 좀 더 많아질 수 있도록 상황을 개선하는 투자가 필요하다는 주문을 많이 했습니다.

하지만 사람이 별로 살지 않은 시골에까지 그런 시설을 유지하는 것 또한 쉽지 않을 것이다. 이때 필요한 게 가장 합리적인 시스템과 정부 투자일 것이다. …… 인구 절벽인 지금 상황에서 지방 병원에 매출을 담보하려면 인구수 몇 명 이하인 소도시 의원의 수가를 도시에 비해 많이 준다거나 국가 주도의 새로운 병원 형태 등 현실적인 방법을 고민해야 할 것이다. _"지방 의료의 해법은 수가 아니라 정책이다"

시골 산간벽지에까지 종합병원을 짓고 의료장비와 의료장비를 갖추어 운영하기에는 너무나 많은 재정이 필요합니다. 저출산 고령화로 시골 산간벽지에 인구가 줄어드는 상황까지 고려해야 합니다. 장래 인구 추계까지 고려해서 거점도시를 정하고 그 이하 산간벽지에는 헬기, 공기부양정 등 신속한 이송 수단을 지원하는 것이 지속 가능하고 현실적인 대안이라고 생각합니다. _"인구 고령화에 대비한 의료-복지 지원체계 마련"

비대면 진료가 필요하다

비대면 진료가 도움이 될 때도 있고 꼭 필요하지 않은 경우도 있는데, 비대면 신료가 도움이 되는 경우에는 비대면 진료를 할 수 있게끔 허용하는 것이 필요하다고 생각하는 분이 많았습니다.

비대면 의료서비스가 있으면 매우 좋을 것 같습니다. 지역에 거주하는 할아버지의 경우 3개월에 한 번 검진을 통해 암의 전이를 확인합니다. 따라서 약 10년 정도 서울을 정기적으로 방문하는데, 피검사나 촬영 등은 병원에 직접 가는 것이 맞지만 검진 결과를 들을 때는 유선을 통한 전달이 충분히 가능하다고 생각합니다. 교수님의 시간도 절약하고, 환자도 여러 가지 기회비용을 줄일 수 있다고 생각합니다. _"의료진과 정부는 같은 곳을 바라보고 나아가야 할 때"

인공지능은 의사의 노동 강도를 줄이는 데 큰 도움이 될 것이다

인공지능이 의사를 대체하지는 못하겠지만 의사의 업무량을 줄이는 데는 크게 기여할 것이라고 생각하고 있었습니다. 인공지능이 의사가 하는 업무의 효율성을 높인다면 필요한 의사 수가 줄어들 것으로 기대한다는 내용도 많았습니다.

AI를 활용한 진료도 필요하다고 생각합니다. 의사도 사람이기에 실수를 할 수 있으므로 많은 경험과 지식이 축적되어 있는 AI를 활용한다면 효율적인 의료서비스 제공이 가능할 것입니다. 이것도 전적으로 AI만 믿고 의료를 제공하는 것이 아니라 추천 개념으로 활용해야 합니다. AI도 결국에는 인간의 경험을 바탕으로 학습하는 것이지 AI 혼자서 경험에서 나오는 데이터들을 만들어내지는 못하기 때문입니다. _
"의료서비스 상향평준화로 동일한 의료서비스 제공"

지금까지 우리 국민들이 주로 원하는 의료서비스의 모습을 정리해 보았습니다. 국민들은 이를 어떻게 달성해야 하는지에 대한 방법도 많이 제시했습니다. 이것은 시민 공모 시 기대했던 상황은 아니었으나 제시된 내용이 꽤 많기 때문에 그 내용을 간단히 요약하겠습니다.

의대 정원 증원만으로는 지방 의료 문제를 해결할 수 없다, 구조를 개선하지 않으면 의사뿐만 아니라 젊은 사람 자체를 끌어들일 수 없다, 지방 의료 문제를 해결하려면 지방을 발전시키는 계획을 같이 수립해야 한다는 의견을 주었습니다. 더 많은 의사가 필수의료를 선택할 수 있도록 환경과 여건을 지원해야 하며, 이를 위해서는 법적인 조건이나 적절한 보상이 필요하다고 생각했습니다.

의사가 부족하지 않다고 느낀다는 의견도 많았습니다. 길에 나서면 여기도 병원, 저기도 병원, 병원이 넘쳐나므로 지금의 문제는 의사가 부족해서 생기는 문제가 아니라고 지적했습니다. 의사의 수만 문제인 것이 아니라 다른 문제점도 존재한다고 구체적으로 지적하면서, 그런 여러 가지 문제점을 고쳐나가는 조치를 취하지 않는다면 국민이 원하는 시스템이 되지 않을 것이라고 조언했습니다.

고난도, 고위험 진료에 대해서는 더 높은 수가를 주어야 한다, 더 어려운 일을 하는 의사가 더 좋은 보상을 받는 것은 당연하다, 더 실력 있는 의사가 기피과를 선택할 수 있도록 제도를 마련해야 한다고 밝히기도 했습니다. 이를 위해 필요하다면 보험료를 인상해야 한다고 말씀하는 분도 많았습니다. 보험료를 올리지 않고 해결할 수 있다면 더욱 좋겠지만 그럴 수 없다면 보험료를 올려서라도 이 문제를 해결해야 된다고 얘기하고 있습니다.

그리고 위협행위에 대한 과도한 소송 문제를 해결해야 한다, 위험한 일을 할수록 소송 당할 위험이 높아지지 않아야 위험한 일을 피하는 의사가 없어질 것이라는 주문도 했습니다.

우리 의료 시스템은 높은 접근성, 양질의 의료진 등 이미 충분히 훌륭하므로 이대로 유지하면 좋겠다는 의견도 있었습니다. 다른 나라에는 없는 여러 가지 기회가 많은 데 대해 감사하게 여기는 분이 많았습니다.

결론적으로 우리 국민들이 주문하는 의료서비스를 간결하게 요약하면 다음과 같습니다.

- 지금보다 더욱 환자 중심인 의료서비스
- 지금보다 효율성이 높은 의료서비스
- 지금보다 지역격차가 줄어든 의료서비스
- 필수의료 전공 의사들이 일할 수 있는 환경을 제공해 필수의료 이용에 어려움이 없는 의료 시스템

이런 모습의 의료서비스가 빠른 시일 내에 이루어지길 기대합니다. 좋은 의견을 주신 국민들께 감사드립니다.

제1부

수상작

⚜

의료 공급자와 소비자의 윈윈 전략

임성은(50대, 남성, 대학교수, 서울 동작구 거주)

1. Introduction

1979년 건강보험이 처음 도입될 때부터 피부양자였다. 6남매였던 우리 가족은 할머니까지 아홉 명이 병의원을 시골 일반 의원부터 서울의 빅5병원까지 이용했다. 초등학생 때는 건강보험(공단)은 무슨 돈으로 이것을 감당할까 궁금했었다. 그동안의 경험과 직간접적으로 쌓은 지식[1]을 토대로 병원마다 조금씩 다른 시스템과 의사마다 다른 진단의견과 스타일을 분석해 보았다.

의료서비스에 대한 만족도를 묻는다면, 만족하지 못했다는 답변이 높고 사례가 많다. 불만족스러운 경험의 원인은 주로 오진과 과잉 진료, 의료사고 경험, 설명 부족, 중복 처방, 이로 인한 장거리의 병원 이용, 보건소 등의 부실한 의료법 관리와 민원처리로 요약할 수 있다.

이 글은 의료과정에서 낭비되는 요소를 줄여 의료인들의 노동 시간을 절감하

---

[1] 고인이 되셨지만 1933년생 부친, 1934년생 모친은 지방에 거주하면서 복합질환이 있어 병원 동행, 간병, 의료분쟁, 비급여 진료비확인 등의 경험이 수십 차례 있다.

고 절감된 시간을 의료 소비자들에게 유익하게 활용하는 방안을 탐구한다.

이 글의 순서는 의학(의료, Medicine)의 정의[2]에 따라 진단, 치료, 예방과 건강 증진, 행정과 관리 등의 항목으로 먼저 나누고 항목별로 불만족과 그 이유, 개선 방향에 대해 약술한다.

2. 진단 과정에서의 불만 감소

1) 3분 진료의 한계, 보충자료를 적극 활용

환자에게 불만 1순위는 '질문하고 원하는 답을 듣기에는 부족한 시간'이다. 의사들은 매일매일 수백 명의 환자를 진료한다. 진료 행위에는 설명도 포함되는데 의료 지식이 부족한 환자에게 증상과 유의사항을 일일이 설명하는 것은 소중한 시간을 더 요긴한 진료에 투여할 기회를 침범하는 결과를 가져온다고 본다. 따라서 의사들이 질병의 본질에 더 몰입하기 위해 구두 설명을 대체 또는 감경하는 방법론을 모색할 필요가 있나. 나행히 초연결사회에 접어는 지금 그런 대체재들이 충분히 전문적으로 공급되고 있는 것은 참으로 다행이라고 할 수 있다.

최근에 인터넷에 보면 각종 의료적 설명 자료들이 많다. 지금은 환자들이 임의로 취사선택하는 구조에 가깝다. 그로 인한 오해와 의료진의 피로도 있다. 환자가 알아서 찾아보라고 하는 것보다 ① 담당 교수(의사)가 해당 증상에 대해서 가장 적합한 것을 추천해 주는 것으로 보완하면 매우 좋을 것으로 판단된다. ②

---

2   Webster Dic. Wikipedia. "Medicine is the science and practice of caring for patients, managing the diagnosis, prognosis, prevention, treatment, palliation of their injury or disease, and promoting their health. Medicine encompasses a variety of health care practices evolved to maintain and restore health by the prevention and treatment of illness."

영상과 그림이 있는 텍스트 자료를 혼용하면 큰 도움이 될 것이다. ③ 예약이나 내원 안내 시점에서 미리 보고 올 자료를 추천할 수도 있고,[3] ④ 진료 후, 즉 진단 후 적합한 자료를 안내하면 더욱 효과를 볼 수 있을 것이다. ⑤ 그렇지 않은 사람도 있고 부작용도 있을 수 있다고 벽을 쌓기보다는 '맞춤형'으로 원하는 환자에게 질문하는, 이해가 가능한 사람에게 선별적으로 적용해도 좋을 것이다.

2) 중복검사, 검사의 남용 소지 해소

(1) 과잉 진료나 중복 검사는 환자들에게 의사의 이미지나 신뢰도를 좌우하는 데 매우 중요한 부분이다. 필자가 캐나다에서 말에서 떨어져 돌 위에 머리를 부딪쳤음에도 '이름, 생일, 주소 등' 기본 인지능력을 확인한 이후로 아무런 검사를 요청하지 않았다. 검사할 필요가 없다는 것이었다. 진료비는 2020년에 20만 원 수준이었다. 앞으로 우리도 수가 현실화 시에 검사처방에 있어 적극적으로 수용할 필요가 있다. 가능성이 낮지만 안 좋은 결과를 초래할 수 있으면 기존대로 검사를 실시하되 검사가 필요한 사유를 설명(설명문으로 대체 가능)해서 처리할 수 있다.

(2) 의무기록 공유, AI 디지털 시대에 맞게: 의무(진료) 기록 사본 발급을 통해 검사 기록은 종이로 출력하고 영상 기록은 CD로 담아 이용하고 있다. AI와 디지털 시대에 매우 창피한 일이다. EMR이 다르더라도 건강보험 청구 데이터 등을 통해, 그것만으로 불충분하면 PDF 파일을 이메일 등을 통해 병원 간에 연계할

---

3 예진이나 예약 시 전공의나 간호사들이 요청하는 체크리스트를 조금 더 세분화하면 좋을 것 같다. 대부분 진료과에서는 자주 찾는 환자나 증상이 있기 때문에 그 내용을 체크리스트로 만들면 충분히 가능하고 그것을 벗어나는 경우 기타란을 활용해서 처리하면 그렇게 어렵지 않을 것으로 판단된다. 병원마다 차이는 있을 수 있으나, 2차 병원이나 지방 병원을 위해 서울대병원이 진료과별로 마련한 체크리스트를 공개·제공해서 적절하게 변형·활용할 수 있도록 하는 방법도 검토할 수 있다.

수 있다. 그렇게 처리하는 것이 환자에게나 기록보존 측면에서도 유용할 것으로 판단된다.

3) 설명 의무 이행 시 일상적 수준과 실제 위험 차별화 요망

수술이나 중요한 검사를 할 때에는 위험 등을 설명할 의무를 의료법에 규정하고 있다. 대학병원에서는 전공의나 간호사가 맡고 있는데, 전공의들은 이에 대한 부담도 있는 것 같다.

설명 의무를 이행할 때 형식적이고 의례적으로 하는 사례(위 대장 내시경을 수차례 받는 사람도 천공 위험 등을 지겹도록 들어야 하는 등)와 실제로 환자의 주의를 요하는 중요한 사례를 나눠 설명 주체와 강도에 차등을 두는 방안도 생각해 볼 수 있다. 설명 자체를 하지 않는 것은 아니므로 의료법 개정까지 하지 않더라도 가능할 것으로 판단된다.

4) 주치의 제도 도입을 적극 검토

주치의 제도는 대중적으로 환자들이 병원을 이용하는 데서 중요한 제도이다. 먼저 어떤 병원을 어떻게 이용해야 하는지를 가이드하는 측면에서도 필요하다. 이는 병원 쇼핑이나 약물 남용 등을 방지하는 데 큰 도움이 될 것으로 판단된다. 무분별하게 대학병원을 찾아가는 현상을 완화하는 데에도 긍정적인 측면이 있다.

그동안 실현되지 못했던 이유를 극복하는 것이 중요할 것으로 판단된다. 누가 주치의를 할 것인가? 자격 부분에서 전문 과목을 좁히려고 계속 논쟁을 벌이기보다는, 내과, 가정의학과, 소아청소년과, 여성의 경우에는 산부인과도 가능하고, 심지어 마취과 정도도 바이털을 잘 본다는 측면에서는 인정할 수 있다고 본다.

의사 내부에서도 "가정의학과는 성적도 낮은데 주치의라고 이래라 저래라 하는 게 못마땅하다"라는 이야기가 들린다. 선입견을 갖거나 거부하기보다는 일단 도입하여 운영하면서 잘못된 사례(진료 의뢰, 환자 상태 악화 등)를 토대로 모니터링을 강화하고 교정시켜 나가는 쪽으로 접근하면 좋을 것 같다.

주치의는 상급 종합병원의 진료의뢰서를 발급할 때 필수적으로 운영하고, 1차 진료에서는 자유롭게 진료과목에 관계없이 이용하도록 할 수 있다. 위와 같은 여러 질환에 복합적으로 접근할 수 있는 주치의는 상급 종합병원의 진료가 필요한 상황인지, 해당 질환에 대한 설명을 추가적으로 할 수 있고, 기존 진료이력이나 체질 등에 비추어 진료 의뢰 또는 다른 병의원 이용을 추천할 수 있다. 상급 종합병원의 검사나 진단결과에 대한 설명 부족을 보완하거나 해석하는 데에도 도움을 줄 수 있을 것이다.

주치의는 의료과실이 의심될 때 그 판단을 하는 데에도 도움이 될 수 있고, 의료분쟁을 소송 등 불필요한 소모전 없이 신속하고 원활하게 해결하는 가이드 역할도 할 수 있다.

5) 더블 체크의 제도적 도입

(1) 토론토대학교 김태경 교수는 주제발표[4]에서 캐나다에서는 영상판독을 더블 리드(read)한다고 발표했다. 반드시 필요한 과정으로 판단된다. 이 경우만 하더라도 암 진단 후 상급 종합병원, 최소한 빅5 병원 두 군데를 다니는 일은 상당 부분 줄일 수 있을 것이다.

(2) 입원환자 처방을 전공의가 하면 담당교수나 책임간호사가 더블 체크하도록 제도화할 필요가 있다. 현재도 안 하고 있는 것은 아니지만, 개인 차이가 너무 크다. 책임 간호사나 수간호사 수준이면, 한 병동에서 오래 근무하면 전공의의 과로로 인한 단순한 실수나 저연차 전공의 실수로 인한 의료사고 등을 줄이는

---

4   2024년 4월 30일 서울의대 비대위 주최 심포지엄.

데 도움이 될 수 있다.

(3) 더블체크가 반드시 필요한 영역은 응급실이다. 통상 인턴이 초진하고 검사처방까지 하는 것이 여전한 관행이다. 권역응급의료센터에서 응급의학과 전문의가 상주하고 있어도 크게 다르지 않다. 3차 의료기관에서는 인턴 처방을 반드시 전문의가 적합성 여부를 확인하도록 제도화할 필요가 있다.

3. 치료

1) 약물 처방

(1) 수술하지 않는 환자의 경우 약물 처방으로 주로 치료한다. 약물 처방에서는 약이 효과가 있는지, 부작용이 없는지에 대해 여러 가지 관찰하는 시기를 거치게 된다. 대학병원에서 90일 처방 정도가 나오면 중간에 부작용이 생길 수도 있고 호전되어 약이 불필요해질 수도 있으나 버리는 약이 발생할 수 있다.

(2) 약 처방을 환자들이 일수를 분할해서 가져갈 수 있노록 탄력적인 제도 도입이 필요하다. 장기 처방의 경우 그 기간을 2~3번 분할하되, 그 기간 내에는 의사의 처방을 다시 받지 않도록 하면 도움이 될 것으로 판단된다.

2) 동일한 약의 중복 처방

(1) 진료과를 여러 개 보는 환자의 경우 진통제나 소화제 등의 중복 처방 문제이다. 종합병원에 복수의 진료과를 돌거나 의원에서 여러 곳을 돌다보면 중복 처방을 받게 된다. 결과적으로 환자에 따라서는 진통제나 소화제 등을 권장량의 2~3배 용량으로 복용하는 경우가 생긴다. 이를 위해 정부에서는 DUR이라는 것을 만들었음에도 불구하고 대부분의 의사들이 체크를 하지 않아서 생기는 문제

이다. 개선 방향으로는 진료 이전 단계에서의 문진과정에서 다른 병원과 의원에서 처방을 받고 있는지 확인하고, 처방을 받고 있다면 DUR을 의사가 반드시 확인해야 한다. 그리고 이것들이 잘 지켜질 수 있도록 행정 관리도 필요할 것으로 판단된다.

4. 예방, 건강 증진

1) 운동처방, 약물 외 처방 도입

(1) 외국에서는 온천욕이나 공원 산책을 의사가 처방하고 그 처방대로 이행했는지 여부를 체크하는 시스템이 갖추어져 있었다. 수술이나 약으로 치료할 수 있는 것도 있지만 운동이나 온천욕, 정신 건강을 위한 산책 등은 여러 가지 측면에서 유용하다. 즉, 대증요법보다 자연 치유력을 적극적으로 활용한다는 측면에서 매우 긍정적으로 판단된다. 우리나라에서는 이 부분이 제도화되어 있지 않을 뿐만 아니라 의사들도 적극적이지 않다. 의사의 영역이 아니라고 판단하는 듯하다. 제도 개선 방향으로는 우리나라도 이에 대해 적극적으로 논의하는 것이 필요하다고 판단된다.

5. 행정과 관리 선진화

1) 건강보험 수가, 본인부담금 조정

(1) 감기 등 본인부담금 인상
해당 병원에 오지 않아도 될 환자가 병원에 올 경우에는 본인부담금을 인상하는 것을 검토할 수 있다.

우선 감기환자가 폐렴의 위험군이 아닌 한 병의원을 이용하는 경우를 줄이도록 본인부담금 인상을 검토할 수 있다.

이와 관련해 개원의들의 수입 감소가 우려된다면, ① 위중중 환자가 아닌 대학병원을 이용할 경우 본인부담금을 70% 수준에서 100%까지 세부 검토를 통해 차등 적용할 수 있다. ② 현재는 실손보험으로 이 부분도 보상받을 수 있기 때문에, 이 경우는 실손보험 보장 범위에서 제외하도록 금융당국과 적극적으로 협의하도록 대안을 제시할 수 있다.

(2) 상급 종합병원 의뢰 사례 관리

상급 종합병원을 이용해야 하는지에 대한 검토를 1차, 2차 병의원에서 강화하도록 해야 한다. 대학병원이 심평원 등에 관련 자료를 제공해서 혹여 진료의뢰서를 잘못 발급하는 1차, 2차 병의원에 적정한 가이드라인을 공급하는 방안을 검토할 수도 있다. 해당 내용은 상기 주치의 제도 도입과 연계해서 설계할 수 있다.

2) 실손보험에도 심사평가 도입

실손보험의 보편화와 보장 범위 확대, 과잉 진료 등으로 인해 여러 가지 부정적인 효과가 발생한다는 것은 의사와 환자, 보건복지부 모두 인정하는 부분이다. 다만 대안에 대한 논의는 크게 다르지 않다.

(1) 실손보험에도 건강보험처럼 심사 평가 제도를 도입하는 방안을 검토했으면 한다. 물론 진료과별로 다소 어려움이 있을 수 있겠지만 의대를 증원하지 않고, 10년 이상 소요되는 의사 양성기간 등을 보완하고, 필수과 의료인력의 이탈을 예방하는 방안으로 유용할 것으로 판단된다.

(2) 심평원에 위탁할 수도 있고 새로운 기관을 만들거나 다른 조직에 맡길 수도 있다. 백내장 등 과잉 수술이나 도수치료 등의 적정성만 검토하더라도 보험

회사 재정이 건전해질 것이고, 환자에게는 보험료 부담을 줄여주는 등의 긍정적인 효과가 있을 것이다.

3) 병의원 네트워크 구축 및 정보 제공 강화

(1) 병의원 정보공개 강화(대학병원 전임의 이상 출신 표기)

서울의대 비대위 심포지엄에 참여한 한 전공의는 환자들이 1차, 2차 병의원에 대한 불신 문제를 많이 이야기한다고 지적했다. 현장에는 대학병원 교수 출신의 개원의나 다년간의 경험을 통해 매우 훌륭한 자질을 쌓은 의사들도 많지만 그렇지 않은 사람도 적지 않은 게 현실이기도 하다. 중요한 것은 환자들이 그것을 구분하기가 쉽지 않다는 것이다.

우리가 일상적으로 접하는 병의원 간판에는 전문과목, 진료과목 정도만 표시될 뿐이다. 일단 병원을 들어서야만 출신 대학이나 수련병원, 세부 전문의 등 의료인의 커리어를 확인할 수 있다. 물론 홈페이지에 공개하는 사람도 있지만 예외적이다. 중증 환자의 경우 절박하다. 환자와 의료진의 시간 낭비를 줄이기 위해 의원이나 의사의 정보에 쉽게 접근할 수 있도록 할 필요가 있다.

심평원이나 지방정부(보건소) 홈페이지도 유용할 수 있지만, 상급 종합병원 홈페이지에서도 해당 병원 출신 펠로우나 교수가 개원한 병의원 정보를 제공하여 대학병원급 진료를 받을 수 있도록 분산하면 역할분담에 도움이 될 것으로 판단된다.

(2) 지방과의 역할분담 체계화

1~3차 병원 간 못지않게 중요한 것이 서울 병원과 지방 병원 간 역할분담이다. 정부 방침대로 거점 국립대병원을 육성한다 하더라도 그 병원 모두가 서울대병원 수준이 된다는 것은 불가능하고 비효율적이다. 초기 암이나 상대적으로 위험도가 낮은 환자의 수술은 지방에서 하되, 그렇지 않은 경우는 서울 전원이

불가피할 수 있다. 이 경우 사후관리는 지방 병원이 맡도록 연계하는 것이다. 예 컨대 간단한 항암치료나 암 수술 이후의 정기검진 같은 것이다.

(3) 지방 중소 시군 단위 의료 공백의 대안은 병원버스 도입

지방의료 공백에서는 거창군 보건소와 속초시의료원이 단골로 등장한다. 산 부인과가 없다는 것도 단골 뉴스이다. 여기에 주요 과목 의사를 배치하는 것은 자원낭비일 수 있다. 병원선처럼 병원버스 운행을 검토할 수 있다. 이미 건강검 진 버스도 있고 군 단위 보건소의 장비나 시설도 생각보다 훌륭하므로 이를 적극 활용할 수도 있다. 주 1회, 격주 1회 등 지역별 여건에 따라 진료과목 전문의까지 구성할 수 있다. 기본적인 운영주체를 거점 국립대병원이 맡아 지역 보건소와 연계하면 진료공백을 없애는 수준을 넘어 웬만한 도시보다 나은 수준까지 가능 할 것으로 예측된다.

(4) 병원 간, 의료진 간 원격진료 도입

지방이나 보건소 등 의료 공백을 낮추면서도 원격의료에서 대형 민간회사의 영향력을 줄일 수 있는 방안은 병원 간 원격진료를 도입하는 것이다. 특히 환자 가 요청하는 경우 등으로 사용 조건을 규정하고 이에 따른 수가노 책정할 수 있 을 것으로 판단된다.

4) 기타 원무 행정 선진화

(1) 병원 내부

간호사나 원무과 등에 상담하거나 절차 개선을 건의하면 취지에는 공감하지 만 의사의 재량권이라는 이유로 선뜻 결론을 내리지 못하는 경우를 더러 본다. 물론 의료사고가 발생해서 의사들에게 사실관계 확인이나 의견요청을 하면 의 사들이 자존심이 상해서 환자에게도 불이익이 주는 것을 보게 된다.

또 비급여에 대한 진료비만 확인 요청하더라도 환자의 기록에 남겨두어 다음 진료를 왔을 때 불이익을 주거나 눈치를 주는 상황이 발생한다. 그래서 환자들은 확인 요청조차 조심하고 꺼려할 수 있는데 의료서비스 개선 차원에서 이런 일은 지양되어야 하며, 선진국의 사례 소개를 통해 의사들의 인식전환도 필요하다.

(2) 행정기관

의료법과 관련되는 민원을 일선에서 담당하는 곳은 보건소이다. 보건소의 경우 간호사들이나 하위직급들이 담당하다 보니 전문성에서 떨어지는 것이 사실이고, 민원 업무의 경우 인기가 없어 업무 역량이 떨어지는 사람이나 신입 직원, 간부들의 신임을 잘 받지 못하는 사람들로 배정되는 경우가 많다. 해당 업무도 기피 업무라는 이유로 1~2년마다 바뀌기 때문에 업무 숙지도가 굉장히 떨어진다.

결정적인 것은 보건소 등 보건당국이나 민원부서 담당자가 병원이나 의사들을 이길 수 없다는 인식을 가지고 스스로 소극적으로 대응하는 데서 비롯된다. 병원이나 의사들이 이러한 일을 처리하는 과정에서 보건소 직원들을 윽박지르거나 무시하는 상황이 있다고 유추할 수 있다. 물론 보건소 직원의 전문성도 제고되어야 하겠지만 이들을 대하는 병원이나 의사들의 고압적인 또는 일방적인 자세는 개선되어야 할 것이다.

(3) 분쟁조정기관

의료 분쟁이나 손해배상 문제는 의료인들 입장에서 예민하고 곤혹스러운 주제이다. 최근 들어 의료분쟁 사례가 늘어나고 있다. 그런데 환자나 보호자 입장에서는 형사 고소, 고발의 인용률(의료기관이 기소되거나 유죄로 확정되는 경우)이 매우 드물다.

이는 정보 비대칭과 입증 책임의 어려움에서 기인하기도 하지만 단지 충분한 설명을 듣지 못하거나, 실상을 잘 알지 못하거나, 다분히 억울하고 불쾌한 심정에서 분쟁을 야기하는 경우도 적지 않기 때문이라는 해석이 가능하다. 이런 맹점을 해소하기 위해 의료분쟁조정중재원이나 소비자원을 더 효율적으로 활용했으면 한다.

특히 의료분쟁조정중재원 단계에서 갈등 이슈가 해소되는 쪽으로 운용의 묘를 기해야 한다. 통상 의료분쟁조정중재원의 감정부장은 대학병원에서 은퇴한 교수들이 맡는다. 그런데 이 분들이 권위적이고 무성의하게 응대할 경우 갈등이 해소되기는커녕 증폭될 수도 있다. 분쟁조정에서 해결되지 못하는 민원은 소송으로 이어진다는 측면에서 불필요한 비용을 남발하고 의사들에게도 더 피곤한 문제를 문제로 이어질 수 있다. 과실이 있으면 있는 대로 인정해서 분쟁조정에 소요되는 시간 비용 등을 최소화하는 방향으로 사후 관리하려는 노력이 필요하다.

6. 결론

1) 결론적으로 신뢰 회복이 필요

서로가 믿지 못하는 데에는 그에 합당한 이유나 여러 가지 사건과 경험이 있을 것이다. 그리고 개인마다 차이가 있고 사례마다 차이가 있기 때문에 일반화시키기는 어렵다. 하지만 환자나 보호자 입장에서 정보의 비대칭이나 눈가림식 책임 회피, 병원과 의사들의 동업자 카르텔 관행 등으로 인해 불이익을 받는다는 느낌을 갖지 않도록 선제적으로 서비스를 개선하는 건 어떨까?

그 첫 단추는 투명하게 절차를 진행하는 것이고, 두 번째는 정보를 개방하는 것이다. 그리고 그 노력은 구조적이고 지속적으로 진행되어야 한다. 이것은 캐나다의 김태경 교수가 발표한 부분에서도 그대로 나타난다.

2) 웃음이 필요

환자와 의사와의 관계에서는 웃음이 필요하다. 물론 코미디언도 아니고 심각한 상황에서 무슨 웃음이냐고 할 수도 있겠지만 최소한 굳은 표정이나 불쾌한 내색, 고성으로 불만을 표현하는 일은 최소화할 수 있도록 서로 노력이 필요하다.

3) 주고받음, 쌍방향 소통이 필요

의사, 특히 의대 교수들이 바쁘다는 것은 누구나 아는 사실이다. 이를 보완하기 위한 사전 준비에 만전을 기하자. 요즘 유튜브도 많고 사용 설명서도 많이 발달되어 있다. 이의 활용법을 조금 더 발전시킬 필요가 있다. 최근에 인터넷상에 여러 가지 증상에 대한 설명도 많이 도움이 되는데, 이러한 것을 환자가 알아서 찾아보라고 하기보다는 해당 교수가 해당 증상에 대해 적합한 내용을 찾아서 확실하게 전달해 주는 식으로 보완되면 매우 좋을 것으로 판단된다.

4) 적절한 평가와 모니터링 필요

평가나 모니터링은 매우 중요한 기제이다. 일각에서는 환자가 어떻게 의료인을 평가할 수 있느냐는 견해도 있다. 이런 시각 자체가 권위주의적인 기저를 깔고 있다는 사실을 상기했으면 한다.

전공의들은 교수가 있을 때와 없을 때 환자를 대하는 자세가 다를 때가 있다. 이런 차이가 불신의 자양분이 될 수 있다. 또 일반적으로 전공의가 교수보다 훨씬 더 융통성이 부족하고 불친절하다고 환자들은 느낀다. 물론 전공의가 격무와 수면 부족에 시달린다는 점은 잘 안다. 전공의에게 재량권과 자율적 판단의 여지를 더 부여한다면 이런 난점을 상쇄하는 데 도움이 될 것이다.

대상 수상 후기

이 글은 2024년 5월 14일 국회 도서관 소회의실에서 개최된 시민 공청회의 토의 내용 중 대상 수상자의 내용을 정리한 것입니다.

저는 4월 30일에 온라인으로 생중계된 서울대 심포지엄을 전부 보았습니다. 그때도 시민단체와 국민이 원하는 내용이 조금 있긴 했는데, 이런 내용을 다룰 기회를 주셔서 먼저 감사하다는 인사를 드리고 싶습니다. 유인물이 다 배포된 것 같으므로 중요한 내용을 중심으로 조금 더 부연해서 설명 드리는 것으로 하겠습니다.

평소에 제가 여기 쓴 내용을 이야기하면 가장 먼저 듣는 이야기가 "네가 의사냐?"라는 것입니다. 사실 저는 전공이 의학도 아니지만 보건학도 아니므로 이쪽 분야의 전공은 아닙니다. 그렇기 때문에 뭔가를 이야기하면 굉장히 큰 장벽에 가로막혔는데 이번 기회에는 이것이 굉장히 큰 메리트로 작용하는 느낌을 받았습니다.

제 글의 제목을 먼저 설명하자면, "의료 공급자와 소비자의 윈윈 전략"이라고 붙였는데요, 현재는 의정 갈등이라고 해서 너무 정부쪽과의 관계에만 집중되지 않았나 하는 생각을 가졌기 때문입니다.

도입부에서는 제가 이 내용에 관심을 가지게 된 이유를 적었습니다. 제 부모님은 평소에 종합병원급으로 병이 많고 또 지방에 계셨기 때문에 어떻게 하면 제대로 된 진료를 받게 할까 또는 오진 없이 진료받을 수 있을까 고민을 많이 했습니다. 이런 이유로 공부를 꽤 많이 했습니다. 그리고 'medicine'이라는 단어에 각주를 단 것은 'medicine'이 'medium'이라는 단어와 어원에서 연관성이 있지 않을까 생각해서 접근했던 것입니다. 찾아보니까 그건 아니었습니다. 하지만 그래도 좀 비슷하다고 생각이 들었습니다. 'medicine'도 너무 갈등의 대척점으로 가기보다는 조금 가운데로, 즉 'medium'으로 오면 어떨까라는 생각을 구현해서 설명드리고 싶었습니다.

그다음으로는 의학을 정의해서 큰 테마로 보면 예방이라든지 건강증진이라든지 하는 것이 굉장히 큰 부분인데 지금은 이 부분은 많이 미약하지 않느냐는 생각을 담아보았습니다.

그다음에는 진단 과정에서의 불만을 감소하기 위한 방안을 다루었습니다. 3분 진료에 대한 이야기는 더 이상 설명 안 드려도 될 것 같습니다. 3분 진료에 대한 대안은 아래쪽에 적어두었습니다. 의사 선생님들은 요즘 환자들이 이상한 걸 너무 많이 보고 와가지고 오히려 진료에 혼선이 생긴다는 말씀도 많이 하십니다. 사전에 적절하게 정보를 제공하면 시간 부족을 해소하면서도 굉장히 잘 전달할 수 있지 않을까라는 생각을 가져보았습니다.

다음에는 이런 부분이 어디서 막힐까 생각해 보았는데 현재 이걸 금지하는 법률은 없습니다. 특별히 정부가 앞장서야 할 것 같지도 않고요. 그냥 병원 차원에서나 의사 선생님들 개인 차원에서 보충자료를 활용하는 것으로도 충분히 가능하지 않을까 하는 생각이 들고요. 현재 병원이나 대학 교수님들이 운영하는 유튜브도 굉장히 많습니다. 그런데 아직까지는 대부분 홍보를 목적으로 하고 있다는 느낌이 듭니다. 그런데 대학 교수님이나 의사 선생님들이 이제 유튜브 찍으시는 데 익숙하고 필요성을 느끼는 것 같기 때문에 조금만 변형하면 이를 보충자료로 활용할 수 있지 않을까라는 생각이 듭니다. 이런 일을 할 때 항상 방해가 되는 게 그래봐야 누가 보냐 그러는 건데, 너무 획일적으로 접근하지 않았으면 좋겠습니다. 환자 중에는 그런 사람도 있고 그렇지 않은 사람도 있는데 이걸 자꾸 전체적으로 통일적으로 접근하다 보면 오히려 해답을 놓칠 수도 있습니다.

그다음에는 중복검사를 이야기하고 있습니다. 의사 선생님들이 수가 말씀을 많이 하시는데 수가는 조정될 것 같습니다. 이것도 못하면 정말 아무것도 못하리라고 생각합니다. 수가가 오르면 나중에는 보험료도 오르는 것이 불가피합니다. 그런데 수가는 오르면서 현재 검사하는 것과 똑같이 한다면 환자 입장에서는 최악의 피해자가 될 수밖에 없습니다. 그렇기 때문에 그 부분에 대한 대안도 반드시 필요하다는 생각이 듭니다.

제가 심평원에 한번 문의를 해본 적이 있는데 대부분 행위수가를 인정해 주었습니다. 그런데 환자 입장에서는 이게 과연 필요한 검사였는지 심평원에서 걸러줬으면 좋겠다 싶습니다. 그런데 심평원에서는 의사가 필요해서 검사를 했다고 하면 다 인정해 줄 수밖에 없다고 했습니다. 좀 더 들어가 보니까 심평원에서 그 기능을 하는 담당 직역은 대부분 간호사나 사무직이어서 의사를 이길 수 없다고 답변했습니다. 오늘은 아무래도 의대 교수님들이 많기 때문에 그 말씀을 꼭 좀 드리고 싶습니다.

의무기록 부분은 사실 국가적으로 좀 창피한 영역입니다. 의사 선생님들은 잘 모르시겠지만, 응급실 같은 데를 가면 평소 환자의 처방전을 가져와달라고 이야기하면서 팩스로 보내달라고 합니다. 요즘 팩스가 거의 사라지는 추세인데 말입니다. 그런 부분은 환자인 수요자 중심으로 이루어질 수 있도록 신경을 써주시면 좋겠다는 생각이 듭니다.

법원에서는 설명 의무를 이야기하는데, 설명 의무가 의료법에 생긴 이유는 소위 말하는 수요자의 알 권리를 충족시키려는 취지인 것으로 이해합니다. 그런데 의사 선생님들은 이걸 면피의 과정으로 받아들이는 측면이 강한 것 같습니다. 이해는 됩니다. 의료 소송이 발생했을 때 환자들이 의료과실을 입증하기 어려우니까 판사 입장에서도 문제가 있다 싶으면 대부분 설명 의무 위반으로 손해배상 판단을 한다는 이야기를 들은 적이 있습니다. 그러다 보니 이걸 설명했느냐 안했느냐 이 부분만 따지고 드는 경향이 있습니다. 저도 내시경 할 때마다 이 설명을 듣는 게 참 고역입니다. 생략해 달라고 해도 안 해주거든요. 그런 부분을 조금 개선했으면 좋겠다는 생각이 듭니다.

글에는 적지 못했으나 구두로 추가하고 싶은 부분은, 설명 의무에 서명할 때나 설명을 들을 때 보호자를 동반하라고 요청할 때가 많습니다. 그런데 찾아보면 의료법에 환자가 의식이 없을 때를 제외하고는 보호자가 와야 하는 경우가 없었습니다. 저는 서울에 사는데 동의서를 써주기 위해 서울에서 아주 먼 지방까지 간 적도 있습니다. 밤 열차를 타고 간 적 있는데, 이런 관행을 바꿔주면 환자 입장에서는 굉장히 좋겠다고 생각합니다.

그다음으로는 주치의 제도에 대해서 적었습니다. 주치의 제도의 필요성은 다들 인정하는 것 같은데 왜 도입되지 않을까, 이건 걸림돌을 제거하는 게 더 필요한 것 아닐까라는 생각을 해봤습니다. 진료 과목 이야기도 적었는데 진료 과목 이야기도 조금 폭넓게 정리하면 오히려 쉽게 해결되지 않을까라는 생각이 들었습니다.

그다음에는 김태경 교수님이 말씀하신 더블 리드에 대해 썼습니다. 이게 영상의학과에서만 필요한 게 아니고 대부분 진료에서 크로스체크만 해주시면 이 병원 저 병원 떠돌아다니지 않아도 그런 부분을 많이 줄일 수 있지 않을까 하는 생각이 들었습니다. 인간이 실수를 안 할 수는 없잖아요. 그런 부분을 안전하게 할 수 있는 장치가 되지 않을까 하는 생각이 듭니다.

약물 처방에 대해서는 처방전 리필제인지 공식적으로 이름이 어떻게 되는지는 잘 모르겠는데 이런 내용을 도입하면 좋겠다는 생각이 듭니다. 동일한 약을 중복 처방하는 것은 좀 심각한 부분입니다. 동일 약 처방 부분은 DUR도 잘 안 된다 이런 이야기를 들었는데 이 부분은 전체적으로 한계가 있는 것 같아서 오히려 DUR 정보를 사용할 수 있는 환자에게는 오픈하면 좋겠다, 그래서 일반 의약품까지도 상충작용이 일어날 수 있는 부분은 알람을 줄 수 있으면 좋겠다는 생각이 듭니다.

그다음 예방과 관련된 부분을 보면, 외국에서는 운동 처방, 온천욕, 산책, 특히 정신과 우울증이나 이런 부분을 굉장히 많이 처방한다고 합니다. 그래서 이런 영역도 조금 도입하면 좋지 않을까 하는 생각이 듭니다.

본인부담금 인상 같은 부분은 다른 분들도 많이 쓰셨으므로 생략하도록 하겠습니다.

실손보험 심사평가 도입과 관련해서는 제가 한 번도 본 적이 없어서 이 부분에 포인트를 줘서 설명을 드리고 싶습니다. 물론 의사 선생님들께서 심평원을 굉장히 안 좋은 존재로 본다는 것은 알고 있는데요, 지금 현재 가장 필요한 것이 실손보험의 심사평가 기능을 도입하는 것이지 않나 싶습니다. 이걸 누가 하느냐 하는 것은 차제의 문제로 치더라도 지금 실손보험 때문에 의료진에게도 왜곡이 생기고 환자들에게도 왜곡이 생긴다는 것은 다 인정하는 사실입니다. 그런데 그 대안을 논의하고 있지 못하다는 생각이 듭니다. 이 부분에서 이 제도를 도입하면 좋을 것 같습니다.

지금은 실손보험사에 영수증을 청구하면 의료비를 거의 다 줍니다. 그런데 이게 과연 정말 필요한 검사였는지 이런 부분을 필터링해 주는 과정이 필요하지 않나 싶습니다. 역시 내용에는 적지 못했는데 그게 당장 어렵다면 이 부분도 건강보험처럼 본인부담금을 20~30% 정도 부과하는 것이 과잉이나 남용을 줄일 수 있는 방법이 될 것 같습니다.

아마 이 내용은 개원의나 의사협회에서 이해관계자로서 가장 반대하지 않을까 생각이 듭니다. 특히 이 부분은 의대 교수님들이 내부에서 적극적으로 설득하고 협력해 주셔야 가능하지 않을까 합니다. 그리고 무엇보다도 이게 왜 안 될까 생각해 보면 현재 실손보험이 보건복지부 소관이 아니라 금융위원회 소관이고 국회에서도 정무위원회 소관이기 때문에 속도를 내는 데 걸림돌이 되지 않을까 하는 생각이 드는데요, 국회의원들도 참석하셔서 참조해 주시면 좋을 것 같습니다.

그다음으로는 병의원 간 협력에 대해 다루었습니다. 의대 교수님들이 적절한 병원을 알려주시면 그 병원을 찾아가는 것이 환자 입장에서는 의료비도 절감하면서 진입문턱을 낮출 수 있기 때문에 훨씬 더 좋은 방법일 것 같습니다. 또한 서울과 지방의 역할 분담을 이야기했는데요, 응급수술을 요하는 뇌수술 같은 것은 지방에서 하는 것이 맞지만 모든 수술을 지방에서 다 커버하는 것은 조금 무리일 것 같습니다. 그리고 이 부분은 의대 교수님이나 의사 분들이 역할 분담을 제안해 주시는 게 조금 더 효과적일 것이라는 생각이 듭니다.

지방 의료 이야기를 보면, 사실 보건소나 군소도시에 안 가는 이유를 다 알지 않습니까? 다 아는데도 지금 언론에서는 너무 피상적으로 보도되고 있는 것 같습니다. 그런 내용을 걷어내고 오히려 병원 버스 정도만 제대로 운영하더라도 훨씬 효율적이면서 양질의 서비스를 제공받을 수 있지 않을까 하는 생각이 듭니다. 원격진료와 관련해서는 병원과 병원 간에 원격진료가 이루어지면, 특히 지방에 공공의료기관을 중심으로 이렇게 운영되면 그동안 비판해 왔던 부분이 상쇄되면서도 원격진료의 장점을 받아들일 수 있지 않을까 하는 생각이 듭니다.

그다음으로 원무 행정 선진화 등을 다루었습니다. 의료갈등조정중재원이라는 곳이 있는데 주로 의대 교수님이 은퇴하시면 이쪽으로 가시는 것 같습니다. 그런데 사실 어떻게 보면 제자나 후배들이기 때문에 감정서의 내용이 그동안 문제가 됐었습니다. 그런데 결국 이런 부분이 의사 전체적으로 오히려 더 큰 불신을 초래했고 여기서 해결이 안 되니 소송으로 가서 불필요한 의료분쟁이 발생하고 있습니다. 이런 내용이 조금 더 개선되면 좋겠다는 의견을 담았습니다.

저는 처음부터 지금의 의료 갈등은 상호간의 불신에서 시작되었다고 보았습니다. 저는 이번 정부가 그렇게 쉽지 않겠다고 예상했었는데 다른 분들은 아마도 선거용이다, 정치용이다, 이러다 말 것이다 이렇게 많이 보셨던 것 같습니다. 하지만 소통은 어쨌든 쌍방향입니다.

협상은 양자 간 협상도 있지만 다자 간 협상도 있습니다. 그런데 정부도 그렇고 의사단체도 그렇고 자꾸 하나가 협상의 주체가 되어야 된다고 생각하시는 것 같습니다. 그러니까 병원협회와 얘기할 부분은 병원협회와 얘기하고 전공의협의회와 논의할 부분은 전공의협회와 논의하면서 각각의 현안을 조금씩 좁혀가는 게 필요하지 않나 하는 생각이 듭니다.

　마지막으로 질문을 하나 드리고 싶습니다. 앞서도 말씀드렸지만 김태경 교수님의 발표를 저는 굉장히 의미 있게 받아들였습니다. 오늘은 특히 의대 교수님들이 주체이기 때문에 결례를 무릅쓰고 이야기하면, 캐나다에서는 의대 교수와 전공의 간의 관계가 수평적입니다. 그리고 교수가 전공의를 평가하기만 하는 것이 아니라 상호평가를 합니다. 우리나라도 과연 이걸 받아들일 수 있을까요?

　현재의 길고 긴 갈등이 조속히 해결되어서 의사 선생님들이 이야기하시는 것처럼 기존의 의료 시스템이 좀 더 업그레이드되는 기회가 되었으면 좋겠습니다.

지방 의료의 해법은 수가 아니라 정책이다

정현진(40대, 여성, 회사원, 광주 광산구 거주)

의료 시스템이 좀 더 개선되면 더할 나위 없겠지만 결론부터 말하자면 지금 현재 의료 시스템에 불만을 가지긴 어렵다. 비단 나뿐 아니라 대부분의 국민이 이 생각에는 동의할 것이다. 제때 치료를 못 받은 적도 없거니와 비싼 의료비가 부담이기는커녕 가끔은 너무 저렴해서 놀라기도 한다. 굳이 불만이라면 이러한 의료 시스템을 제대로 돌아가지 못하게 하는 일부 잘못된 관습과 정책, 그리고 의료개혁이라는 미명하에 그나마 버티고 있는 지금의 시스템을 붕괴시킬지도 모른다는 불안을 꼽을 수 있겠다.

하지만 지금의 문제를 타계할 수 있는 정부의 필수의료 및 지방 의료에 대한 투자 문제나 의료보험 수가 문제를 누구도 개인적으로는 해결할 수 없으므로 그 저 지금의 시스템에서 겪었던 의아한 경험에 비춰 문제를 제기해 보겠다.

경험 1. 무릎 반월연골판이 찢어진 적이 있었다. 당장 죽을 문제는 아니었기 에 동료의 도움을 받아 인근 병원으로 갔다. 큰 병원으로 가서 수술을 받아야 한 다는 소견을 받고 수술 가능한 병원으로 갔으나 구급차를 타고 들어왔어야 수술 이 가능하다는 답변을 받았다. 그 병원 앞마당에서 굳이 119를 불러 다른 병원에 들어가 수술을 받았다. 일반인의 입장에서는 대학병원이 아닌 어떤 병원을 선택해야 하는지에 대한 지식도 없거니와 대학병원이 최고라는 인식이 있으므로 무조건 119를 불러들이는 게 가장 쉬운 길일 수 있겠다는 생각이 들었다.

경험 2. 칼을 잘못 사용해 여섯 바늘 정도 꿰매는 사고가 있었다. 다친 부위가 팔이었고 지혈도 어느 정도 된 상태라 짧은 지식으로 외과나 성형외과를 찾아가면 되겠다 싶어서 근처의 병원들을 방문했지만 여섯 군데의 병원을 도는 동안 처치를 받을 수는 없었다. 생각해 보면 피부과에서 피부과 질환을 보지 않고 성형외과에서는 단순 열상을 꿰매지 않는다. 이것이 상식 같아진 지 오래이다. 왜일까? 당연히 돈과 소송 때문이다. 어떤 치료는 돈이 되지 않고 복잡한 처치에는 예상치 못한 일이 따르기 때문이리라. 그렇다면 의사는 돈을 벌지 못하는 일에도 종사해야 하고 잦은 소송도 용납해야 하는가? 요새 분위기로는 그런 것도 같다. 다음에 꿰맬 일이 있다면 역시 119인가 고민이 깊어지는 밤이었다.

경험 3. 자녀가 태어나 2박 3일을 병원에서 지내고 퇴원하던 날 나는 병원에 한 푼도 내지 않았다. 물론 보건소를 애용하면서 악착같이 아낀 덕이 가장 컸을 수 있지만 감사하게도 고운맘 카드(요새도 이름이 같은지는 모르겠다) 덕분이었다. 정부에서는 출산 장려의 정책으로 50만 원 정도를 병원, 한의원 등에서 사용할 수 있게 해주었는데, 임신 기간 동안 꼭 필요한 진료와 분만, 분만 후 2박 3일의 입원비를 합해 50만 원을 채 쓰지 않았다는 얘기이다. 그 당시 나는 모텔비보다 싼 병원의 입원비가 경이롭기도 하고 당연해야 한다는 생각도 있었던 것 같다. 하지만 애석하게도 나의 자녀가 태어난 산부인과는 폐원되었다. 어디 읍 단위 시골에 사느냐고 묻고 싶겠지만 아니다. 이제 산부인과는 24시간 분만을 대기하고 큰 입원실을 운영하면서 모텔비보다 싸게 운영되지는 않기 때문일 것으로 사료된다. 지금의 나는 모텔비보다 싸다고 좋아했던 그날의 나를 후회한다. 그날의 나들이 모여 필수의료를 감당하는 병원들을 폐원시키고 있기 때문이다. (사족 같지만 그 병원에서 분만한 지인 여성은 분만 후 출혈이 너무 심해 죽을 고비를 넘겼다면서 병원을 고소하기도 했다. 분만 후 출혈은 의사가 막을 수 있을 것 같지 않은데 저것은 고소감인가, 아닌가?)

경험 4. 나의 부모님은 지방에 계신다. 지방이라지만 광역시라 대학병원이 있다. 주변의 지인 중 암에 걸리시는 분들도 적잖이 생기기 시작했는데 그나마 우리 부모님이 병원 없는 도서산간에 살고 계시지 않아 다행이라고 생각했다. 하지만 다행이라고 생각했던 게 무색하게도 암에 걸리신 분들이 다 서울에 올라가 계신다는 사실이다. 암에 걸린 사람 입장에서는 지방 대학병원보다 소위 말하는 빅 5가 아니면 몸을 맡기기 싫었을 것이다. 이 동네에서는 이제 아픈 부모를 서울에 모시지 못하면 불효자이다.

암 환자뿐일까? 사람들은 각 분야별로 저명한 교수님들의 명단을 표로 만들어 공유한다. 대학병원뿐 아니라 동네에서도 자기가 원하는 병원, 원하는 의사의 이름과 스케줄을 꿰고 있다. 특정 증상이 생기면 시간을 들여서라도 명단에 있는 의사 선생님을 찾아간다. 시골에서 감기 환자를 자주 보는 나이 많은 의사 선생님께 내 몸을 맡기기는 불안해서 좀 더 큰 도시의 병원을 방문한다. 대학병원 근처에는 그 병원에 다니기 위해 계약되는 월세가 부지기수이다. 지방에 내과 하나가 더 생기면, 또는 아이도 없고 산모도 없는 시골에 소아과와 산부인과가 생기면 문제가 해결될까? 모르겠다. 2000명은 모든 것을 해결할지도 모른다.

이제 해결 방법을 고민할 차례이다. 사실 해결이라는 단어를 쓰는 데 잠깐 망설였다. 지금 의료에 문제가 없는 것은 아니겠지만 모든 사회적 쟁점에서 문제가 없는 곳은 없기 때문에 해결이라는 단어는 왠지 모르게 무색하다. 의료 '개혁'이라는 단어 또한 마찬가지이다. 나무위키에 '개혁'을 쳐본다. '……좋게 바꾼다는 뜻의 개선과 달리 그저 새롭게 바꾼다는 뜻만 있다'라고 쓰여 있다. 아! 그래서 의료개혁이구나.

그렇다. 어쨌든 해결 방법을 고민할 차례이다.

내가 복잡한 의료계의 현실을 알지 못하니 우스운 해결 방법을 제시하는 것은 아닌가 싶기도 하지만 각 경험마다 해결책을 세 가지씩 간추려 적어보겠다.

경험 1에 대한 해결: 나의 전문의! 1차 병원을 활용하라

무릎 반월연골판이 완전히 찢어져 병원에 갔던 날 구급차를 타고 들어오지 않았기 때문에 수술이 바로 불가하고 4개월 뒤 외래를 오겠냐는 질문을 받았을 때는 이런 말 같지 않은 응대를 하는 간호사한테 잠깐 화가 났었던 것도 사실이다. 하지만 잠시 생각해 보면 이는 2차, 3차 병원을 이용할 필요가 없는 많은 환자들은 거를 수 있는 시스템이 그들에게 허락되지 않았음을 의미한다. 식당을 하더라도 노키즈존으로 운영할 자유가 있지만 병원은 노꾀병존으로 운영할 수 없다. 환자의 자유가 커질수록 3차 병원이 겪어야 할 노고 또한 덩달아 커진다.

우리나라는 의사나 병원에 대한 선택이 자유롭다. 이른바 병원 쇼핑이라는 단어가 나온 것도 이런 시류에 의한 것이다. 맘에 드는 병원이나 의사를 선택해서 다니는 정도가 지나쳐 별것 아닌 진료에도 2차, 3차 병원을 이용하려 한다. 현실적으로 3차 병원에서의 진료가 필요치 않아 진료의뢰서를 받지 못하는 경우 옆 의원에 가서 진료를 받으면 그만이다. 이런 사람이 늘어날수록 당장의 치료가 시급한 사람에게 가야 할 손이 부족해진다.

다행인지 불행인지 도서산간을 제외한 웬만한 도시에서는 병원이 넘쳐난다. 건물마다 병원 간판이 빼곡히 들어서 있다. 그 빼곡한 간판 아래 있는 선생님들도 대부분 3차 병원에서 수련을 마친 분들이다.

1) 진료의뢰서 주치의 제도

보통의 진료는 자유롭게 받을 수 있지만 진료의뢰서는 본인이 지정한 1차 병원에서만 받을 수 있는 제도이다. 지정된 1차 병원에서 판단이 어려울 경우 다른

1차 병원으로의 연계가 가능하다.

2) 진료의뢰서 없이 3차 병원을 이용할 수 있지만 다소 비싼 비용 지불

응급 사고나 심근경색과 같이 진료의뢰서를 받을 수 없는 경우를 포함하여 진료의뢰서 없이 3차 병원에서 진료를 받는 경우로, 소정의 진료행위나 기간 등을 정해 진료비에 차등을 두는 제도이다.

3) 3차 병원에서 진료할 필요가 없을 시 진료 거부 후 가능한 1차 병원으로 연계하는 제도

진료의뢰서를 통한 진료라 하더라도 3차 병원에서 진료하지 않아도 되는 질환이나 질병에 대해 다른 2차 병원이나 1차 병원으로 인계할 수 있는 제도이다. 3차 진료급은 아니더라도 어느 정도의 질환을 진료하기 위한 장비나 인력에 대한 정부의 투자가 선행되면 더 좋을 것 같다.

경험 2에 대한 해결: 여러분의 의료보험은 안전한가요?

경험을 이야기하면서 서술했듯이, 피부과에서 피부 질환에 대한 진료를 하지 않고 성형외과에서는 상처를 꿰매주지 않는 것이 상식이 되었다. 이유는 무엇일까? 돈이 되지 않기 때문이다. 의료보험을 통한 진료가 돈이 되지 않는 기형적인 의료 환경이 이 같은 현상을 만든다. 진료를 받더라도 다른 여러 가지 추가 진료에 대한 제안을 받다보면 자동차 정비소에 가서 눈탱이 맞는 것은 아닌가 하는 기분이 들 때랑 비슷한 기분이 든다(모든 자동차 정비소가 그렇지는 않다). 그렇다면 병원에서 제안하는 진료 중 의료보험 보장을 받지 못하는 진료는 정당한 치료 범주에서 벗어나고 심지어 비싼가? 내가 그나마 경험해 본 수액 값이나 덤핑으로 싸게 받은 피부 관리 상품들(참고로 최근에 점을 개당 300원에 뺀 적이 있다)을 미용실 펌이나 염색 한 번 하는 가격, 또는 기분 좀 내려고 들어간 식당의 밥값을 비교하면 그렇게 비싸다는 생각이 들지 않는다. 그런데 돈 때문에 필수의료를 기피하는 병원이 많다는 것은 약간만 비틀어 생각해도 필수의료를 해서 받는 돈이 아주 적다는 뜻이 된다. 그렇다면 이 시점에서 진료를 하고 병원들이 받는 수가에 대해 심도 있게 고민해야 한다. 이미 많이 벌고 있는데 왜 그렇게 생각해 줘야 하는가 하고 묻는다면 필수의료를 고사시킬 것이냐고 반문하고 싶다. 필수의료를 살리고 싶은데 의료보험료가 인상되는 게 싫은 사람도 많을 것이다. 나 또한 이들 중 한 명인 것 같다. 그렇다면 얼마 안 되는 의료보험료가 어디로 줄줄 새는지 이제 우리 모두 감시해야 할 때가 된 것이다.

얼마 전 교통사고로 한의원에 간 적이 있다. 사실 이것도 우스운 사회의 일면인데, 경미한 교통사고를 당하면 일반 정형외과에서는 내가 원하는 진료가 사실상 불가능하고 한의원에서만 가능하다. 그때 한의원에 크게 붙은 광고지를 보았다. '의료보험으로 보약을 먹을 수 있습니다.' 한약을 의료보험으로 먹을 수 있다는 사실을 처음 알았다. 논란의 여지가 있을 줄 알지만 나는 의료보험료가 새는 느낌을 받았다. 한쪽에서는 치료약이 의료보험 적용이 되지 않아 죽어가는데 다른 한쪽에서는 의료보험으로 한약을 먹을 수 있다. 물론 한약을 의료보험으로 먹으면 안 되는 것은 아니지만 의료보험 재정을 가장 합리적으로 쓰는 데 어떤 과정을 거치는지 어떤 사람들이 모여 결정하는지 그 광고지를 보고 문득 궁금해졌다.

의료보험이 가장 적재적소에 쓰여야 하는데도 그것을 결정하는 과정에 의아한 구석이 있다면 국민이 들여다봐야 하는 것 아닌가? 검은 머리 외국인들이 쓰는 의료보험은 어디까지 정당한지, 필수의료를 이유로 해서가 아니라 정치적인 이유로 결정되는 의료보험료의 영역은 없는지 이제 관심을 가질 때이다.

1) 필수의료수가를 올려라

필수의료수가를 올려야 한다. 모든 의료비의 수가를 올리기 어렵다면 가장 필요하고 불가피한 치료 영역을 구분해서라도 수가를 올려야 한다. 수가를 올리는 일은 의사에게만 좋은 일이 아니다. 내가 받아야 할 치료를 가까운 병원 어디에서든 진료할 가능성을 높이고 필수적인 의료를 행하는 의사의 수를 늘리는 가장 확실한 방법이다.

2) 의료보험료 인상이 필요하다면 해야 한다

의료보험료를 인상하지 않아도 해결될 수 있다면 가장 좋은 방법이겠지만 앞서 말한 수가 문제를 해결하는 데 다른 방법이 없다면 고려해야 할 사항이다. 정치인 누구도 앞서서 말하지 않겠지만!

3) 정치가 아닌 의료! 재정이 새는 곳부터 점검하자. 의료보험 재정은 누가 어떻게 관리하는가?

의료보험 재정이나 수가를 결정하는 주최가 누구인지 정확히 알지 못하지만 이제 국민의 대다수가 재정이 새고 있지는 않은지, 결정의 주최가 누구이고 올바른 결정을 내리고 있는지 감시하고 들여다볼 수 있는 제도와 공개가 필요하다.

경험 3에 대한 해결: 필수의료 종사 의료인을 벼랑으로 내몰 건가요?

사회생활에서는 이익이 되는 쪽으로 부서를 이동하거나 이직을 하는 등의 선택이 필수적이다. 좋은 대기업을 그만두고서라도 좀 더 전망 좋은 사업을 시작한다면 그게 누구더라도 서로 박수를 쳐준다. 하지만 의사는 필수의료를 담당하는 과를 선택하지 않거나 그런 과를 선택했더라도 그런 과에 종사하지 않거나 이익이 되는 형태로 개원을 하면 손가락질을 받고 있는 듯하다. 그러한 사회적 인식은 이미 필수의료가 희생의 영역에 들어서고 있다는 것을 반증한다. 필수의료에 종사하는 것에 대한 선택을 더 이상 희생이 아닌 선택의 영역으로 돌리지 않으면 사실상 의료개혁이라는 이름이 실패하리라는 것은 자명한 사실이다.

이번 의료개혁 사태를 단순히 현상적으로 들여다보면 의문시되는 점들이 있다. 전공의들은 그렇다 치지만 함께 일할 의사가 많을수록 좋은 의대 교수님들은 왜 찬성하지 않는가? 대학병원에서는 매해 비슷한 수의 레지던트를 양성하는데 산부인과가 폐업하고 소아과가 사라지는 것은 정말 의사가 부족해서인가? 그리고 쏟아지는 소송 사례는 문제가 없는가?

1) 필수의료를 옭매는 실체가 무엇인지에 대한 사회적 인식이 필요하다

기레기라는 표현을 좋아하지는 않지만 사람들은 언론에서 보여주는 사회의 단면을 대부분 있는 그대로 받아들이게 된다. 하지만 언론에서 진짜 의료의 문제를 보여주지는 않는다. 실제로 필수의료를 돌아가게 하는 동력은 무엇인지, 저변에 숨어 있는 진짜 문제는 무엇인지를 사회와 국민의 편에서 보는 시각이 필요하고 이를 직면하는 인식이 필요하다.

2) 정당한 의료 행위에 제기되는 소송 문제를 해결하라

실제로 일어나는 의료사고에 대해서는 소송이 필요하다. 하지만 의료 행위를 하다가 어쩔 수 없이 발생하는 결과에 대한 소송도 자주 이어지고 있는 실정이다. 필수의료 중 특히 생명을 담보로 의료를 행하는 의사들로서는 소송에 대한 위험 부담이 치료를 소극적으로 만들고 기피하게 만드는 것이 사실이다. 그러한 위험 부담 때문에 과잉 진료 또한 이루어질 수 있다. 자칫 소송으로 직결된다는 두려움이 있다면 당신은 할 수 있는 모든 방법으로 진료해서 확인하지 않을 자신이 있는가?

3) 필수의료 종사자에게 정당한 혜택을 주어야 한다

필수의료를 선택한 의사는 존경해야 하고 그렇지 않은 의사는 의새인지에 대한 논의는 차치하더라도, 필수의료에 종사하는 의사들에게는 또는 그런 치료에 대해서는 적당한 보상이 필요하다. 의사를 위해서가 아니라 그래야 의료 문제가 정상화될 것이기 때문이다. 이것은 의사들 가운데 더 뛰어난 사람이 필수의료에 종사하게 만드는 방법이고 그들이 지금처럼 세계적인 반열에 드는 의료를 구현하도록 하는 원동력이 될 것이기 때문이다.

경험 4에 대한 해결: 지방 의료의 해법은 수에 있지 않고 정책에 있다

대부분 아는 사실이지만 최근 서남대 의대가 폐과되고 진주의료원이 폐원되었다. 지방에 의대가 부족하고 병원이 부족한데 왜 서남의대가 폐과되고 진주의료원이 폐원되었는가! 왜 정부는 멀쩡히 있던 의대가 폐과되고 의료원이 폐원되도록 간과한 후 의사만 더 뽑으면 모든 문제가 해결되는 것처럼 호도하는가!

앞서 기술했듯이 이제 사람들은 내가 사는 곳에 있는 병원에 가지 않는다. 좀 더 시간을 들여서라도 더 큰 도시에 있는 병원으로 향한다. 그렇다고 해서 큰 도시에만 병원을 만든다고 문제가 해결되지는 않는다. 병원을 국유화하기 전에는 돈이 안 되는 시골에 병원을 지어놓고 적자인 병원을 운영하면서 살라고 의사하게 강요할 수도 없다. 지하철이나 하다못해 버스도 나라 돈으로 다니지 못하는 시골에서 의사한테는 의무적으로 돈 벌어먹고 살라니 코미디가 아닐 수 없다.

1) 지방 의료의 우선과제

의사 수만 얘기하지 말고 정부에서 직접 투자한 의료시설을 확보해야 한다.

2) 지방 의료의 질 개선

의사 몇 명이 동네를 지키고 있다고 지방의 필수의료가 개선되지 않는다. 감기나 관절염 진료를 빠르게 받지 못해서 지방 의료에 대한 문제점을 이야기하는 것이 아니기 때문이다. 지방에 절실하게 필요한 것은 개인 의사도 중요하지만 대학병원급 시설일 것이다. 하지만 사람이 별로 살지 않은 시골에까지 그런 시설을 유지하는 것 또한 쉽지 않을 것이다. 이때 필요한 게 가장 합리적인 시스템과 정부 투자일 것이다. 지금의 인구절벽 상황에서 가장 합리적인 형태의 의료서비스는 어떤 형태여야 하는가? 역시 2000명인가? 어려운 문제이다.

3) 하지만 결론은 의사이다. 지방에 의사가 있으려면

대학병원급 시설이나 시스템도 중요하지만 복무하는 의사가 없으면 아무 소용이 없다. 지방에 병원이 없더라도 인구수 대비 매출이 가능한 시골 병원이 지금도 있을 것이고, 돈이 될 것 같으면 그 옆에 병원이 들어섰을 것이라는 예상도 어느 정도 가능하다. 하지만 시골에 지금보다 다양한 과의 병원이 들어서려면 그곳에 개원하는 병원들의 매출이 보장되어야 할 것이다. 왜 의사들은 지방에 가서 헌신하지 않느냐고 제발 묻지 마라. 나는 월급 10만 원만 깎여도 이직을 고민할 것이다. 인구 절벽인 지금 상황에서 지방 병원에 매출을 담보하려면 인구수 몇 명 이하인 소도시 의원의 수가를 도시에 비해 많이 준다거나 국가 주도의 새로운 병원 형태 등 현실적인 방법을 고민해야 할 것이다.

지금까지 어설프지만 해결 방법에 대해 이야기해 보았다. 뉴스를 보면서 답답했던 마음이 왜 그랬는지를 이 글을 쓰면서 스스로 어느 정도 알 것도 같다.

어느 날 예능 방송을 보다가 의사인 패널에게 다른 패널이 질문을 했다. "친절하게 질문 받아주고 천천히 진료해도 되는데 의사들은 왜 이렇게 빨리빨리 진료해서 환자들을 불편하게 하나요?" 그 질문에 의사인 패널이 대답했다. "대학병원에서는 수많은 사람이 대기하고 있기 때문에 한 사람 한 사람 최대한 정확하게 최대한 빨리 보는 것이 기다리는 모든 환자에게 가장 친절한 진료를 하는 방법입니다." 별것 아닌 대화였지만 그날 생각했던 것 같다. 우리에게 꼭 필요한 의료에서 친절과 개혁은 우리가 상상하지 못한 다른 모습을 띠고 있을 수도 있겠다고.

요즘 사회가 의료개혁으로 시끄럽다. 개혁이 아닌 개선으로 마무리될 수 있도록 그 누구도 지치지 않고 논의를 이어나가기를 바란다. 그리고 국민들도 제대로 된 시각으로 이 문제를 대하는 데 도움이 되었으면 하는 바람으로 글을 마친다.

꧁꧂

정신건강의학과 이용자가 느낀 의료서비스

한상욱(30대, 남성, 취업준비생, 남양주시 거주)

정부가 올해 의대 정원을 2000명 증원하겠다고 발표한 이후, 전공의들과 의대교수들은 사직을 했습니다. 정부는 우리나라의 의사 수가 OECD 평균보다 낮다는 이유로 의대 정원을 2000명씩 5년간 늘려야 한다고 주장했고, 의료계에서는 우리나라의 병원 이용 횟수가 다른 나라보다도 더 많다는 이유로 우리나라의 의사 수는 부족하지 않다고 주장합니다. 결론부터 말씀드리자면, 저는 우리나라의 병원 이용 횟수가 다른 나라에 비해 월등히 많기 때문에 현재 의대 정원 확대는 원점 재검토해야 한다고 생각합니다. 만약 의사 수가 정말로 부족한 것이 맞다면 우리나라의 병원 이용 횟수와 평균 수명이 낮아야 하는데, 오히려 병원 이용 횟수와 평균 수명이 높기 때문입니다.

우선 지금 이 글을 쓰고 있는 저는 3년 전 동네 병원에서 심각한 우울증을 진단받았고, 2년 전에는 대학병원에서 자폐증을 진단받았습니다. 한마디로 저는 의료서비스를 이용하고 있는 환자입니다. 게다가 작년 12월에는 대학병원에 입원할 뻔하기도 했습니다. 다행히도 저는 친구 부모님한테 상담을 받으면서 기적적으로 입원을 피했습니다.

저는 주로 동네 의원인 정신건강의학과를 이용했습니다. 왜냐하면 정신건강의학과의 경우 대학병원은 상담시간이 짧은 데다가 비용도 비싸기 때문에 상담시간도 길고 비용도 적당한 동네 의원이 훨씬 더 좋았습니다. 물론 자폐증을 확인하기 위해 받은 종합심리검사와 A-DOS 검사는 대학병원에서 받았습니다.

3년간 동네의 정신건강의학과를 이용하면서 대기시간이 1시간 정도인 점을 제외하고는 불편한 점이 없었습니다. 다른 과를 다녔을 때에 비하면 대기시간이 좀 길다고 생각하지만, 다른 나라에 비하면 대기시간이 짧았기 때문에 사실상 크게 불편한 점은 없었습니다. 오히려 우리나라의 의료서비스가 다른 나라에 비해 정말 훌륭하다고 느꼈습니다. 게다가 정신건강의학과 주치의 선생님도 친절하셔서서 다행이었습니다. 다만, 정신질환 환자들 모임 카페에서 글을 읽어봤는데, 정신과 의사 선생님들이 친절하지 않으셔서 마음에 안 드는 경우가 적지는 않았다고 합니다. 저도 다른 과에서 진료를 받을 때 날카로운 말투를 쓰는 분을 몇 분 봐서 그런지 어느 정도 공감이 가기는 했습니다.

저는 자폐증 환자이지만 정신건강의학과 특성상 대화를 많이 하는데도 불구하고 소통하는 데에는 지장이 없었습니다. 제 상황이 많이 안 좋아서 제가 원하는 바를 다 들어주시지는 못했지만, 그래도 제 상황이 최악으로 가는 상황을 의사 선생님께서 막아주셨습니다. 정신건강의학과 특성상 제 건강문제를 의사 선생님이 아는 데에는 시간이 많이 걸렸습니다. 우울증은 설문지를 통해 금방 알 수 있었지만, 자폐증이라는 장애를 발견할 때에는 거의 6개월 동안 대화를 통해서 알아야 했기 때문에 제 건강문제를 쉽게 물어보기는 어려웠습니다. 나중에 대학병원에서 종합심리검사와 A-DOS 검사를 받고 나서야 제가 자폐증 장애를 가졌다는 사실이 확인되었기 때문에 보이지 않는 병을 찾기는 상당히 어려웠다고 생각합니다.

정신건강의학과는 자신의 질환을 다른 사람들과 공유하기가 매우 어렵습니다. 왜냐하면 제가 우울증과 자폐증을 앓고 있다고 다른 사람들에게 말하면 다른 사람들이 저를 이상한 사람으로 여기거나 저에게 다가오기 어려울 것이기 때문입니다. 그래서 제가 가진 병이 무엇인지 비밀로 지켜지는 것이 나아서 의료기관은 제가 꾸준히 다니고 있는 한 곳이 적당하다고 생각합니다. 다만, 정신건강의학과 특성상 상담시간이 그렇게 길지는 않아서, 의료기관은 한 곳만 다니되 따로 제 이야기를 들어주고 이해할 수 있는 정신건강사회복지사 선생님도 한 분 필요한 것 같습니다.

제가 원하는 병원에 등록하고 저의 주 의료진을 배정받는다면 저의 의료진 선생님이 저하고 잘 맞을 경우에는 가장 이상적인 시스템이라고 생각합니다. 하지만 만약 의료진 선생님이 저하고 잘 안 맞을 경우 정신건강의학과는 증세가 더 악화될 가능성이 높습니다. 그래서 정신건강의학과의 경우 의료진 몇 분과 상담해서 가장 낫다고 생각하는 의료진을 선택하는 방식이 좋다고 생각합니다.

현재 저는 정신건강의학과 동네 병원을 다니면서 주치의 선생님께 상담을 받고 약물을 처방받고 있습니다. 사실 제가 겪고 있는 우울증과 자폐증은 죽을 때까지 낫지 않을 가능성이 높아서 제 증상이 악화되는 것을 의사 선생님께서 약물과 상담을 통해 막아주는 역할을 하고 있습니다. 다만, 이것만으로는 우울증이 낫는 데 한계가 있다고 생각해서 올해 서울을 돌아다니면서 우울증 악화를 막아서 입원을 하지 않게 되었습니다. 그래서 정신적으로도 재활치료를 받을 수 있는 서비스, 즉 예를 들면 우울증 환자들에게 간단한 일자리를 제공한다든지, 아니면 간단한 운동(요가, 걷기 등) 프로그램을 진행하는 등의 서비스를 제공해 주셨으면 좋겠습니다.

주치의나 주 의료기관을 지정한다면, 의사 선생님이나 병원이 환자하고 잘 맞을 경우에는 편리하겠지만, 잘 맞지 않을 경우에는 증상이 낫지 않을 가능성이 높습니다. 특히 정신건강의학과의 경우 상담할 때 자기와 맞지 않는 선생님을 만나면 스트레스를 많이 받아서 정신병이 더 악화될 가능성이 높으며, 심지어는 상처를 받고 자살하는 경우도 있어서 잘 맞지 않은 주치의나 주 의료기관을 배정받을 경우에는 다른 의료기관을 방문해야 합니다. 그래서 정신건강의학과의 경우에는 현재와 같이 어느 의료기관이나 자유롭게 가는 것이 낫다고 생각합니다.

정신건강의학과의 경우 오히려 주치의 선생님이 두 명 이상이면 선생님마다 상담치료를 하는 스타일이 달라서 조언이 다를 수가 있습니다. 그렇기 때문에 자신에게 맞는 주치의 선생님은 한 명이면 충분하다고 생각합니다. 다만, 상담 치료를 위해서 정신건강사회복지사나 상담치료사 같은 의사 외 다른 직종의 선생님이 필요하다고 생각합니다.

정신건강의학과는 나와 의사의 비밀공간이라고 생각합니다. 왜냐하면 정신 병의 경우 현실에서 아직도 안 좋게 보는 인식이 있기 때문입니다. 그래서 정신 건강의학과는 동네 의원처럼 내 이야기를 많이 들어줄 수 있는 동네 의원을 선호 합니다. 다만, 주치의 선생님 말고 의사 외에 제 이야기를 들어줄 수 있는 간호사 나 상담 선생님이 동네 의원에 있었으면 좋겠습니다. 그래서 1주나 2주에 한 번 씩 병원을 방문해서 지속적으로 상담 치료를 받았으면 좋겠습니다.

정신건강의학과는 고급 술기가 필요하지 않고 특수한 약물이 필요하지 않습 니다. 그래서 굳이 대학병원과 같은 3차 의료기관에 다닐 필요는 없다고 생각합 니다. 오히려 대학병원에는 환자가 너무 많아서 상담시간이 짧기 때문에 가까운 동네 의원이 낫다고 생각합니다. 제가 다니는 동네 의원은 대학병원과 협력하고 있는데, 종합심리검사와 A-DOS 검사를 대학병원에서 받을 수 있게 연계해 줘 서 편리했습니다. 그래서 동네 의원과 대학병원이 협력하면 상당히 좋은 시너지 가 난다고 생각합니다.

우리나라는 높은 의료접근성 덕분에 어느 의료기관이나 자유롭게 이용할 수 있고, 대학병원 진료를 위한 의뢰서를 받는 데에도 큰 제약이 없어서 너무 만족 합니다. 그래서 방식 자체에는 변화가 필요하지 않다고 생각합니다.

다른 과들은 수술이 필요해서 비대면 의료서비스를 하면 안 된다고 생각합니 다. 수술은 직접 가까이서만 할 수 있기 때문입니다. 다만, 정신건강의학과의 경 우 상담치료는 영상을 통해 할 수 있기 때문에 비대면 의료서비스의 효과가 좋다 고 생각합니다. 그래서 움직일 수 없을 정도로 아프게 되면 정신건강의학과의 경우에는 비대면 의료서비스도 이용하고 싶습니다. 다만, 우리나라의 경우 의료 접근성이 매우 좋기 때문에 의사나 간호사가 집으로 방문하는 서비스를 제공하는 의료기관은 필요하지 않다고 생각합니다.

인공지능을 활용한다면 수술할 때 어려운 술기도 할 수 있기 때문에 더 편리할 수 있을 것이라고 생각합니다. 하지만 정신건강의학과의 경우 내담자마다 겪은 상황이 다르고 수술로 해결할 수 있는 문제가 아니라서 상담치료가 더 중요합니다. 그렇기 때문에 상담 측면에서 인공지능은 효과가 크지 않다고 생각합니다. 그래서 저의 경우에는 인공지능을 활용한 의료서비스가 크게 도움이 될 것 같지 않습니다.

건강보험공단에서 의료기관에 부담금을 지불할 때에는 현재는 의료서비스의 양에 따라 결정된다고 합니다. 대체로 맞는 것 같다고 생각합니다. 하지만 그것뿐만 아니라 노동 강도도 반영해야 한다고 생각합니다. 예를 들면, 흉부외과의 경우 심장, 폐 등 생명과 직결된 기관을 다루기 때문에 노동 강도가 상당히 높은 반면, 낮은 의료수가와 소송 리스크 때문에 흉부외과 전문의 대부분은 전공과 관련 없는 일을 한다고 합니다. 따라서 흉부외과의 경우에는 노동 강도가 높기 때문에 건강보험공단에서 부담금을 많이 지불해야 한다고 생각합니다. 거기에 더해 필수의료과들의 경우에는 소송 리스크를 대폭 완화시켜야 한다고 생각합니다. 예를 들면, 치사량 이상의 약물을 쓰거나 수술하고 나서 수술용 가위가 몸에서 발견되는 등 고의적이거나 매우 명백한 실수인 경우를 제외하고 나머지 의료사고들은 처벌을 면제해야 한다고 생각합니다. 그렇게 해야 필수과 의료진들이 마음껏 고난이도 수술을 할 수 있을 것입니다.

주치의와 전담 의료기관이 있고 그곳에 등록을 한다면 환자가 내는 본인부담금은 지금 정도가 적당하고 생각합니다. 전담 의료진과 전담 의료기관이 있다는 것은 자기가 제공받는 의료서비스에 만족한다는 뜻이기 때문에 그곳을 더 이용하게 하는 것이 바람직하다고 생각합니다. 이 상황에서 만약 본인부담금이 더 높아지면 아마 다른 의료기관이나 다른 의료진을 알아보게 될 것 같아서 바람직하지 않다고 생각합니다. 다만, 주치의나 전담 의료기관이 정해졌다면, 그 외의 다른 의료기관을 이용할 경우 환자가 내는 본인부담금을 대폭 올려야 한다고 생

건강보험 재정수지 및 준비금 전망(2023~2032년)(단위: 조원)

	2023	2024	2025	2026	2027	2028	2029	2030	2031	2032	연평균 증가율
수입	93.3	98.8	106.5	114.9	123.9	133.7	144.3	155.6	165.0	175.2	7.2%
지출	92.0	100.2	109.7	121.6	132.7	144.4	154.8	166.1	180.1	195.1	8.7%
재정수지	1.3	-1.4	-3.2	-6.7	-8.8	-10.7	-10.5	-10.5	-15.2	-20.0	
누적 준비금	25.2	23.8	20.6	13.9	5.2	-5.5	-16.0	-26.5	-41.6	-61.6	

주: 1. 누적 준비금은 결산상 잉여금을 뜻하며, 음수로 표기된 준비금은 준비금 소진 후 발생한 누적 적자액을 뜻함

2. 2023~2024년 건강보험료율은 기결정된 7.09%, 2025~2032년은 매년 2.06%(최근 3년 평균)씩 인상하는 것으로 가정하되, 2030년부터 8% 상한 유지를 가정

자료: 국회예산정책처

각합니다. 그렇지 않으면 환자가 의료쇼핑을 하게 되고 건강보험료가 남용될 수 있기 때문에 전담 의료기관을 지속적으로 이용하도록 유도해야 한다고 생각합니다.

우리나라의 건강보험은 2024년부터 적자로 전환된다고 합니다. 당장 올해부터 누적 적립금이 감소하기 시작하며, 2028년에는 누적 적립금이 고갈된다고 합니다. 그렇기 때문에 미래의 의료서비스를 위해 환자가 부담하는 본인부담금은 필수과, 정신건강의학과, 취약계층을 제외하고 반드시 늘려야 한다고 생각합니다. 정신건강의학과의 경우, 우리나라의 자살률이 압도적으로 1위리서 본인부담금이 늘어날 경우 우울증을 제때에 치료받지 못하고 죽을 가능성이 너무 높습니다. 이것은 저도 예외가 아니었습니다. 그래서 정신건강의학과의 경우에는 본인부담금을 현재 정도로 유지하는 것이 맞다고 생각합니다.

건강보험료 또한 반드시 올려야 한다고 생각합니다. 건강보험료를 올리면 우리나라 국민들이 병원을 이용하는 횟수도 건강보험료를 올리기 전에 비해 줄어들 것이고, 그렇게 되면 의사의 진료횟수가 낮아져서 의료의 질도 높아질 수 있기 때문입니다. 게다가 인상한 건강보험료로 현재 원가 이하의 의료수가를 원가 이상으로 보장한다면 필수과에서도 수익을 올릴 수 있을 것이고, 그렇게 되면 장례식장이나 편의점 등의 수익에 의존하지 않아도 될 것입니다.

이제 제 결론을 말씀드리겠습니다. 정부의 의대 증원과 필수의료 패키지로는 절대로 우리나라의 의료서비스를 살릴 수 없다고 생각합니다. 미래의 아이들에게 우리나라의 훌륭한 의료 시스템을 물려주기 위해서라도 환자가 부담하는 본인부담금은 필수과(내과, 외과, 산부인과, 소아청소년과, 흉부외과)와 정신건강의학과를 제외하고 반드시 많이 올려야 한다고 생각합니다. 그리고 필수과는 반드시 원가 이상의 수가를 보장해 줘야 합니다. 예를 들면, 감기 같은 경증을 치료할 경우 본인부담금을 지금의 2배 이상으로 올리고, 인상한 돈으로 소아암을 치료하는 의사들의 수가를 올리는 방식으로 가야 한다고 생각합니다. 그래서 병원들이 지금처럼 적자를 감수하고 필수과 의사를 최소한으로 고용하는 방식으로 가는 것이 아니라, 본인부담금과 공단부담금, 건강보험료를 많이 올려 필수과 의사들에게 원가 이상의 수가를 보장함으로써 병원들이 더 많은 필수과 의사들을 고용하게 만들어야 합니다.

또한 의대 정원을 결정할 때는 우리나라 의료 시스템과 가장 유사한 일본의 사례를 참고하는 것이 좋다고 생각합니다. 일본의 의사수급분과회의 경우 대부분의 구성원이 의사라고 합니다. 대부분이 전문가이기 때문에 과학적인 의사 수급 추계를 내릴 수 있습니다. 반면, 우리나라의 보건의료정책심의위원회에는 의사가 한 명뿐이라고 합니다. 그렇기 때문에 과학적인 의사 수급 추계를 내기가 어렵습니다. 그러므로 우리나라의 보건의료정책심의위원회도 대부분 의사로 구성해야 합니다. 개인적인 생각으로는 각 분과별 교수 한 명씩과 대한의사협회장, 대한전공의협의회장을 포함하는 것이 가장 좋다고 봅니다. 그리고 의대 증원은 대부분 의사로 구성된 협의체가 연구를 완료할 때까지 시행하면 안 된다고 생각합니다. 그리고 이 협의체에서 내린 결론을 정부가 받아들여서 의대생 수를 늘리거나 줄여야 한다고 생각합니다. 다만, 의대생 수를 늘리거나 줄일 때 급격하게 진행하는 것이 아니라 점진적으로 진행해야 한다고 생각합니다.

저는 의사도 아니고 가족 중에 의사도 없습니다. 그렇지만 이 글을 쓴 이유는 의대생이나 의사들도 우리나라 국민이기 때문입니다. 특히 전공의들은 저와 같은 MZ세대라서 비슷한 아픔을 겪었기 때문에 외면할 수가 없었습니다. 이번 의료대란 이후에 전공의들의 근무 시간도 일반 국민들과 같이 주 52시간으로 줄어들었으면 좋겠습니다. 또 정부는 의대 정원을 원점 재검토했으면 좋겠습니다. 카데바(해부학 시신)를 구하기도 어렵고 건물을 갑자기 늘리는 것도 현실적으로 불가능하기 때문입니다. 다만, 전공의와 의대생들도 의대 정원을 원점 재검토로 확정한 후에는 현장으로 복귀하셨으면 좋겠습니다. 그리고 나서 정부와 대화를 하셨으면 좋겠습니다.

마지막으로, 아이들과 제 또래들만큼은 행복했으면 좋겠습니다. 저는 18년 전부터 극심한 경쟁 때문에 우울증이 심해서 중고등학교 생활이 악몽이었고, 작년에는 자살 시도를 했습니다. 사실 지금도 저는 18년 전에 죽는 것이 맞았다고 생각합니다. 그때 죽었다면 괴로운 삶을 더 살지 않아도 되었기 때문입니다. 하지만 아이들이나 제 또래들은 저와는 다르게 불행하지 않았으면 좋겠습니다. 왜냐하면 그들은 미래의 우리나라를 이끌 사람들이기 때문입니다. 이번 의료대란을 기점으로 제 또래인 전공의들의 열악한 근무환경이 반드시 개선되기를 바랍니다.

참고문헌

백영경. 2020. 『다른 의료는 가능하다』. 창비.
양광모. 2020. 『혼자서도 병원비 걱정 없습니다』. 다른.
임슬기. 2023. 「2023~2032년 건강보험 재정전망」. 국회예산정책처. 2023. 10.
조운. 2024. 2. 6. "적자 규모 늘어나는 '건강보험'에 의존?…재정지원 불명확한 필수의료 지원대책 '공염불'". 《메디게이트뉴스》(medigatenews.com).
_____. 2024. 4. 16. "의대 정원, 민·의·당·정 4자 협의체에서 논의하자… '보정심·건정심 보고도?'". 《메디게이트뉴스》(medigatenews.com).
조한경. 2017. 『환자 혁명』. 에디터. 77~83쪽.

내가 꿈꾸는 대한민국 의료

아이린(30대, 여성, 직장인, 서울 강남구 거주)

우리나라 의료체계는 전 세계적으로 세 손가락 안에 들 정도로 우수하지만 (https://www.internationalinsurance.com/health/systems/south-korea/) 이용에 만족스럽지 못한 부분이 일부 있다. 개선되기 바라는 점을 적어본다.

건강 내비게이션이 필요해

한번은 어린 조카가 머리가 아프다고 해서 조카를 안고 가까운 소아과에 갔다. 운 나쁘게도 그 소아과는 지하철 출근길처럼 북적거렸다. 칭얼대는 조카를 달래며 차례가 오길 무작정 기다리는 수밖에 없었다. 지친 조카 손을 잡고 집으로 돌아오는 중 젊은 아기엄마가 내가 간 병원에서 두 블록 거리의 다른 병원이 한산하다고 알려줬다. 우리는 내비게이션 어플을 통해 예상 시간, 총 거리, 교통상황 등의 정보를 얻을 수 있다. 내비게이션이 거리의 교통상황을 알려주듯 병원마다의 혼잡도도 알려주는 시스템이 있다면 얼마나 좋을까? 그러면 나도 조카도 고생을 덜 했을 텐데.

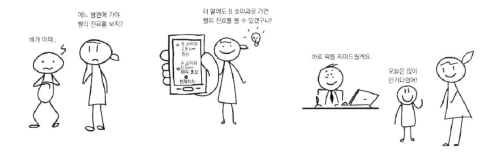

응급실의 불청객들

나에게는 크게 아픈 가족이 있어 보호자 신분으로 응급실을 자주 간다. 야간 응급실의 풍경은 참담하다. 술에 취해 집에 가겠다며 주사를 뽑으려는 중년 남성, 왜 빨리 의사를 볼 수 없느냐며 아우성인 젊은이. 그 사람들을 상대하는 의료진들이 너무 피로해 보인다. 이런 생떼를 부리는 사람들 때문에 정말 아파보이는 사람들의 응급 처치 시간이 지체된다. 행패를 부리는 주취자들을 엄중히 처벌하고 추가비용을 징수해야 한다. 또 올바르게 응급실을 이용하는 방법을 효과적으로 홍보해야 한다. 응급실은 돈을 더 내고 24시간 이용하는 편의점이 아니며 은행과 달리 번호표대로 차례가 오는 것도 아니라고 말이다.

커피 한 잔의 진료비

고등학교 때 미국으로 유학을 갔지만 여름 방학 때마다 한국에서 지냈다. 우리나라에서 지내는 동안 장염에 걸려 동네 병원을 자주 드나들었다. 한 번 진찰받을 때 몇 분밖에 안 될 정도로 짧았지만 정말 필요한 설명을 듣고 한두 가지 질문을 하기에 충분했다. 뒤에 기다리는 환자가 많아 가족의 건강이나 사담까지 얘기할 시간은 없지만 별 불만은 없었다. 미국 학교 친구들에 비해 수십 배 저렴한 '아메리카노 값'에 진료를 볼 수 있었으니까. 다만 미국처럼 진료시간별로 금액을 다르게 내는 선택지가 있었으면 좋겠다. 환자가 본인부담금을 늘려 더 오래 진료를 보길 원한다면 허용해 주는 방식으로. 더불어 미국처럼 환자가 가진 질병이나 건강 상태에 따라 진료비를 차등 적용하면 더욱 좋겠다. 더 아픈 사람은 의사 선생님께 하고 싶은 말도 듣고 싶은 말도 많을 테니.

청년들에게 주치의와 전담병원

미국에서는 감기에 걸리거나 복통이 있을 때 전담 주치의 선생님을 찾아간다. 개인 사정으로 먼 곳에 있더라도 주치의 선생님이 있는 병원에 찾아가 예약하고 길게 기다리는 게 여간 부담스럽지 않다. 이런 제도가 없었다면 대기시간이 적거나 가까운 병원을 방문했을 텐데. 이럴 때는 우리나라에서 아무 병원이나 골라갈 수 있었던 게 그립다. 미국은 주치의 배정 과정도 번거로우며 주치의의 개인 사정이나 휴가로 부재중이면 어차피 새로운 선생님이 진료를 봐야 한다. 그럴 때는 나를 잘 아는 선생님이라는 생각이 들지 않는다. 주치의 제도나 전담병원 시스템은 비효율적이다. 경증 환자에겐 의료기관의 접근성과 자유로운 선택권이 가장 중요하다.

젊고 건강한 나는 병을 치료하는 것보다 예방하는 게 더 중요하다. 주치의 선생님이 전담병원에서 받은 건강검진을 바탕으로 건강관리를 해주시면 좋겠다. 검진 결과를 들을 때 하는 말 "살 빼세요", "술을 줄이세요", "충분히 숙면을 취하세요", "짠 것과 단것을 줄이세요" 등은 너무 막연하다. 결과를 보고 반성해도 그 순간뿐이다. 나는 MZ세대답게 식습관과 수면 습관이 좋지 못하다. 술과 자극적인 음식으로 스트레스를 풀고 식사 후 달짝지근한 디저트로 마무리하며 불규칙한 시간에 자고 일어난다. 가끔 젊은 고혈압 환자나 당뇨 환자가 늘고 있다는 뉴스를 접하면 '지금은 건강하지만 언제까지 건강할까?'라는 생각에 아주 두렵다. 하지만 평생 살아온 생활 습관을 하루아침에 바꾸기란 쉽지 않다. 주치의 선생님이 영양사와 상담사와 협업해서 환자의 생활 습관과 수면 패턴과 식단을 제대로 파악한 뒤 개선점을 제안해 주면 좋겠다. 나의 키, 체중, 체성분, 피검사, 불면 점수, 우울 점수 등 건강검진 검사 결과 트렌드를 보여주며 불량한 습관에 대해 따끔하게 경각심을 일깨워 큰 병이 생기기 전에 조절해 주는 것이다. 전담병원에서 건강 상담을 쉽게 받을 수 있는 사회를 조성해 큰 병이 생길 법한 사람들을 선별하여 늦기 전에 치료 기회를 제공해 주었으면 한다. 그래서 병원이 아픈 사람만 가는 곳이 아니라 미래에 아프고 싶지 않은 사람들을 위한 곳이기도 했으면 좋겠다. 건강은 건강할 때 지켜야 하니 말이다.

고령 및 중증 환자에게 주치의와 전담병원

현재 대한민국 국민에게는 원하는 병원을 고르고 필요할 때 병원을 옮겨 다니는 일이 너무나 당연하다. 대부분의 환자는 자주 가는 병원을 자연스레 자신의 전담병원이라고 생각한다. 그렇기에 전담병원 등록 시스템이 생긴다면 환자의 선택권을 줄이며 번거롭다고 생각할 것이다. 국민들의 거부감을 줄이기 위해 ① 진료비를 감면해 주거나, ② 환자의 차트 기록을 가지고 있는 만큼 응급 상황에 해당 병원에 우선적 및 적극적으로 수용 및 치료를 해주거나, ③ 수용이 어려운 경우 환자 차트를 다른 병원으로 전산싱으로 공유해 주어 타 병원 등록을 용이하게 해주거나, ④ 예방접종이나 생활 습관 변경 등 주기적인 건강 상담을 제공하는 등 현실적인 혜택을 주는 것을 고려해 볼 수 있다.

하지만 앓는 병이 많은 환자에게 한 명의 주치의 선생님만 배정되는 것은 현실적으로 어렵다. 할아버지가 당뇨로 입원했을 때 돌봐주신 내분비 교수님, 허리가 아파 수술해 준 정형외과 선생님 모두 다 '우리 주치의 선생님'이셨다. 할아버지가 입원했을 때 가래가 끓고 열이 난 적이 있었다. 담당 교수님이 폐렴이 걸린 걸 알아채고 호흡기내과 교수님을 불러 같이 치료해 주었다. 섬망이 와서 소리를 고래고래 질렀을 때는 정신과 교수님과 연계해 케어해 주었다. 영양사 선생님은 영양 상담으로 식사 칼로리 계산을 알려주었다. 의료진과 병원 관계자가 협업해서 환자를 케어해 준 것은 할아버지의 병세 악화를 늦춘 일등공신이었다.

또한 할아버지는 드시는 약이 많은데 의사 선생님들끼리 정보를 공유하니 약을 중복해서 처방받지 않아도 되었다. 합병증이 많은 중증 환자는 주치의 한 명에게 맡기기보다는 지금의 대학병원 시스템처럼 다양한 분야의 의료진이 팀이 되어 치료해 주었으면 좋겠다.

모니터 너머로 보는 진료

코로나19가 한창 유행할 때 처음 비대면 진료를 접해보았다. 하지만 실제 의료진을 대면하는 것보다 진단에 대한 신뢰가 덜 가고 의료진이 하는 말을 대면 진료처럼 집중해서 듣기가 어려웠다. 더군다나 비대면으로는 검사를 받을 수 없어 의사가 오진할까 불안했다. 약을 받는 건 또 어찌나 번거롭던지. 약국 배정부터 퀵기사가 수령해서 출발하기까지의 절차도 상당히 소요되어 실제로 약국 가서 수령하는 것보다 더 오래 걸렸다. 하도 답답해서 약국을 직접 방문했으나 비대면 진료 후 약국에 방문해서 약을 수령하는 것은 불법이라고 해서 어쩔 수 없이 약이 집으로 배달될 때까지 기다려야만 했다.

물론 환자가 늘 먹던 약을 타가거나, 단순히 인공눈물, 탈모약, 여드름약 등을 처방받는 경우와 같이 어느 병원을 가도 의사 선생님이 진찰할 일이 없을 경우에는 비대면 진료가 더 낫다. 하지만 제도적 개선 없이는 비대면 진료가 대면 진료의 대안이 될 수 없을 것이다. 민간 업체들이 진료 진행과 처방약 배달을 담당하고 멋대로 수수료를 매기면 환자 입장에서는 진료비, 약값, 약 배달비를 징수하는 과정을 신뢰하기 어렵다. 또 환자들은 자신의 병력과 신상정보가 유출될까봐 불안에 떨어야 한다. 비대면 진료가 활성화되면 정부가 나서서 공적 비대면 진료 플랫폼을 만들고 편의성보다 안전성을 우선으로 투명하게 관리해 주었으면 좋겠다. '배달의 민족 의료 버전'이 생기는 것만은 막아주었으면 한다.

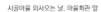
시골마을 의사오는 날, 마을회관 앞

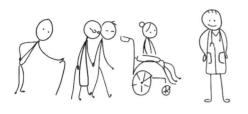

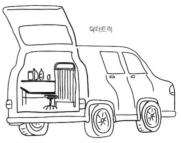
닥터트럭

미니진료실과 환자에게 필요한 약품들

시골 마을의 '의사 선생님 보는 날'

경주시 현곡면에는 고모할머니가 살고 계신다. 나이 들수록 여기저기 아픈 데가 늘어나지만 사시는 지역 근처에 큰 병원이 없다. 80대 노인에겐 교통수단도 만만치 않다. 약이 떨어지면 이른 아침부터 친척들이 자가용을 몰고 할머니를 모시고 병원으로 출동한다. 마을의 다른 어르신들도 사정이 어려운 건 마찬가지이다. 이런 의료 사각지대인 시골 마을에 병원이 생길 수 없다면 '의사 보는 날'이라도 만들어지면 어떨까? 현실적으로 의사 선생님이 모든 집을 드나들면서 왕진을 다닐 순 없으니 날짜를 정해 마을회관에 사람들이 모여 진료를 봐주는 형식으로.

방문 진료가 지금 당장 시급하게 필요한 사람들도 존재한다. 거동이 불편한 장애인이나 낙도에 있는 노인들은 돌봐줄 가족이 없다면 이동이 거의 불가능하다. 그들에게 필요 등급을 매기고 그에 따라 선별적으로 방문 진료를 제공할 필요가 있다. 방문 진료는 단순히 환자 편의가 아닌 환자의 장애등급이나 질병의 위중함, 거주환경에 따라 시행되어야 한다.

의료급여제도, 고마워요

어느 날 미국에서 알고 지내던 친구가 3일 동안 입원하고 외제차 한 대 값이 날아가게 되었다며 통곡했다. 그 친구는 평소 가슴이 자주 두근거리고 쥐어짜듯 아프다고 호소하곤 했다. 하지만 미국 병원은 병원비가 비싸 치료받을 엄두를 내지 못했다. 직장을 잃으면 직장을 통해 가입한 건강보험이 해지되어 무보험자가 되기 때문이다. 결국 의식을 잃고 쓰러져 구급차를 타고 응급실에 이송되어 병원에 입원하게 되었다. 하지만 병원에서는 몇 가지 정밀 검사 후 당장 입원할 이유가 없다며 퇴원시켰다. 응급 심장약을 처방해 주면서 나중에 심장내과 전문의를 찾아가라는 말만 남기고. 친구는 돈과 보험이 없어서 여전히 심장병에 대한 치료는 못 받고 있다. 설상가상으로 구급차 이송과 입원비용으로 억대의 돈이 청구되었다. 본인의 의지로 병원을 간 것도 아니니 억울할 만하다.

다행히 우리나라는 정부에서 관리하는 건강보험 덕택에 미국에 비해 의료접근성이 월등히 높다. 우리 할아버지께서는 위독할 때마다 대학병원에 입원하고 대학병원 내 교수님들과도 수월하게 면담하신다. 입원한 동안 받아야 하는 검사가 많지만 검사 비용을 지원받기 때문에 전체 비용이 그렇게 많이 들지는 않는다. 국민건강보험과 의료급여제도가 아니었다면 금전적인 부담으로 미국인 지인처럼 아파도 치료받을 엄두를 못 냈을 것이다. 오죽하면 할아버지 입원비보다 간병비가 더 비쌌을 정도니까.

더도 말고 덜도 말고

우연의 일치인지 나와 내 친구가 비슷한 시기에 맹장이 터져 수술을 받은 적이 있었다. 담당 선생님은 복강경 수술이라 많이 아프지 않다고 했지만 남보다 엄살이 심한 편인 나는 무통 주사도 신청했다. 비위도 약한지라 수술 후에는 빈번히 약을 달라고 했었다. 반면 친구는 무덤덤해서 무통 주사는 신청조차 하지 않았고 추가 약도 맞지 않았다. 후에 서로의 병원비가 10만 원 정도 차이 난다는 것을 알게 되었다. 그때 우리나라는 내가 받은 서비스만큼 지불하는 방식이라는 걸 어렴풋하게 깨달았다. 친구보다 더 많은 서비스를 받은 내가 더 많이 내는 것은 당연한 결과라고 생각한다. 진료비를 징수하는 기준은 현 방식이 가장 이상적이다.

만약 진료비가 고정되면 병원은 단가를 아끼기 위해 좋은 약을 쓸 수 없을 것이다. 환자의 선택권이 좁아지는 것이다. 또한 환자 만족에 따라 지불 금액을 결정하는 것은 주관적이고 악용의 여지가 많다. 환자가 의료비를 내고 싶지 않으면 불만족스럽다면서 일명 '배 째라' 식의 무임 취식이 많아질 것이다. 환자의 만족은 의사가 제공하는 의료의 질과 늘 비례하지는 않는다. 우리는 의료를 '서비스'로 받아들인다. 식사가 맛있어도 화장실이 지저분하면 식당의 평점이 낮은 것과 비슷하다. 나만 해도 의사 선생님께서 치료를 잘해주더라도 원무과 직원이 짜증 섞인 말투로 응대하면 집에 가는 길 내내 찝찝한 마음이 들고 의료기관 이용의 만족도가 떨어진다.

속는 기분이 드는 사인 용지, 비급여

다만 건강보험공단에서 부담해 주는 급여 항목은 선택이 아닌 필수적인 치료가 되었으면 좋겠다. 아버지가 담이 막힌 적이 있다. 부랴부랴 달려간 병원에서 당장 내시경을 하지 않으면 생명이 위독해질 수도 있다면서 비급여 사인용지를 내밀었다. 이해가 안 갔다. 어떻게 위독한 환자의 치료에 필요한 내시경이 '환자 부담 100%'란 말인가. 단순 건강검진 위내시경도 아닌데. 내시경은 한 번에 끝나지 않았다. 병원에서는 제대로 돌이 빠지지 않았다면서, 확인을 해야 한다면서 내시경을 계속 반복했고 이해가 가지 않는 서류를 계속 내밀었다. 울며 겨자 먹기로 서명할 수밖에 없었다.

비급여 가격도 병원마다 천차만별이다. 형편이 어렵던 시절에는 가격을 미리 비교하고 병원에 가고 싶어서 심평원 웹사이트에 들어가 봤었다. 하지만 내가 어떤 검사나 치료를 받을지 잘 모르고 단순 가격만 나열해 놓으니 별 도움이 되지 않았다. 같은 치료를 받았는데 지인이 간 병원은 의료보험 처리를 해준 반면, 내가 몸이 아픈 가족과 함께 간 병원은 설명도 충분히 해주지 않으면서 비급여로 처리한 적이 있었다. 급하니 억울해도 종이에 서명할 수밖에 없었다. 국가에서 비급여 항목의 조건을 객관화해서 병원 간 비급여 항목을 처리하는 과정이 통일되었으면 좋겠다. 시설이나 규모에 따라 가격 차이가 불가피할 수도 있지만 비슷한 검사나 치료인 경우 병원 간 가격의 차이를 환자가 보기 쉽고 투명하게 공개한다면 가격차도 줄어들고 환자들이 병원을 선택하는 폭도 넓어질 것이다.

우리 국민의 건강 지갑, 건보료

건강보험공단에서 돈을 걷어가는 게 아까울 때도 있었다. 하지만 국민건강보험 덕택에 우리나라는 보험도 없는 상태에서 암에 걸려도 전체 치료비의 5%만 부담하고 치료를 받을 수 있다. 다만 고령화로 인한 재정 고갈로 이 좋은 제도가 언젠가는 사라질까 걱정이다. 하루가 다르게 발전하는 의료 기술에 비해 사람들의 의료기관 이용 의식은 아직 걸음마 단계이다.

병원은 백화점이 아니야

가장 예쁘고 싼 옷을 쇼핑하듯 가벼운 병으로 '의료쇼핑'하는 사람들을 보면 건강보험 재정 고갈이 가속화될까 봐 걱정이다. "병원은 기본 세 군데는 둘러봐야 해. 다들 이렇게 하잖아. 이 정도는 괜찮아." 허리가 아파 병원을 다녀온 지인이 당당하게 한 말이었다. 병원에서 처방해 준 진통제가 마음에 들지 않아 어쩔 수 없었다고 했다. 예방약이랍시고 아프지도 않은데 여행을 가면서 약을 한 보따리 챙겨가는 사람도 있다. 이런 식으로 경중 환자들에게 보험 재정이 낭비되면 정작 경제력이 부족한 난치환자들은 재정 부족으로 죽음을 기다려야만 하는 날이 오지 않을까 염려된다.

최근 의료쇼핑족의 부담금을 높이고 병원을 덜 가면 건보료를 환급해 준다는 기사를 봤다. 이런 변화는 긍정적인 시선으로 바라본다. 다만 '의료쇼핑족' 잡겠다면서 병원 이용 횟수가 높다는 이유만으로 부담금을 대폭 늘리는 것은 반대한다. 가뜩이나 소득 불균형이 심한 빈곤층 환자들이 아파도 병원을 가지 못하고 의료 혜택에서 더 소외될 수 있기 때문이다.

대학병원 지상주의

현재 우리나라는 누구나 의뢰서를 쉽게 얻어 대학병원을 이용할 수 있다. 금전적으로 큰 부담이 되지 않아 어려운 사람들도 상급 진료를 볼 수 있다는 것은 큰 장점이지만, 가벼운 증상으로 대학병원을 찾는 사람들 때문에 응급 환자, 중환자, 희귀 난치 환자의 처치 순서가 밀린다는 치명적인 단점이 있다.

사람들은 왜 대학병원을 좋아할까? 가장 큰 이유는 동네 병원과 지방 병원에 대한 불신 때문이다. 전립선비대증인 줄 알고 10년 동안 동네 병원에 다녔는데 대학병원에 갔더니 전립선암이 상당히 진전되었다고 진단받은 사람이 있다고 들은 적이 있다. 위염으로 한참을 동네에서 치료받았는데, 알고 보니 오래된 췌장염이었던 사람도 있다. 극단적인 사례이지만 작은 동네 병원은 정밀 검사기기가 없어 정확한 진단이 힘든 경우가 많고 의사 선생님마다 판단에 차이가 있을 수 있다. 오진을 내릴까 불안해하는 사람들을 보면서 무작정 '의료쇼핑족'이라고 비난할 수만은 없다.

동네 의원 선생님 중에는 뛰어난 분도 있지만 대학병원에 비해 실력도 의욕도 많이 떨어져 보이는 경우가 더 많다. 오죽하면 대학병원만 믿을 만하다면서 동네 병원은 '대학병원 진료의뢰서 출력기' 정도로 여기는 사람도 있을까. 의사 선생님들끼리 활발한 피드백을 주고받아 동네 의원 및 지방 의원과 대학병원 간의

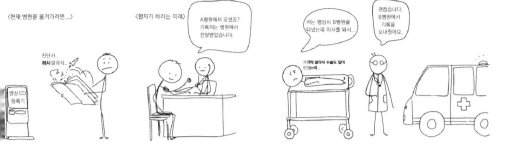

의료의 질 격차를 줄여야 한다. 또한 지방 병원도 훌륭히 환자를 치료해 준다는 성과를 미디어에서 조명해 환자들의 대학병원 선호 현상을 줄여야 한다.

대학병원을 선호하는 마지막 이유는 동네 의원에서 큰 병원으로 옮겨가는 과정이 너무나도 번거롭기 때문이다. 의뢰서를 받으면 진단서, 검사결과지, 타약 기록지, CD 카피 등이 병원끼리 이어지는 게 아니라 환자나 보호자가 손에서 손으로 넘겨야 한다. 이미 했던 검사 결과가 오래되었거나 화질이 안 좋거나 누락 되었으니 다시 검사하고 오라는 말을 들으면 환자는 눈앞이 깜깜해진다. CD 값 과 종이 값도 내야 하니 대부분의 사람은 차라리 처음부터 대학병원을 가는 게 싸고 간편해서 손해가 적다고 여긴다. 정부에서 환자기록 관리 서버를 구축해서 환자가 동의하는 의료 기록은 병원이나 의사들끼리 편리하게 전산상으로 주고 받는 게 가능하다면 어떨까? 그에 대한 수수료를 환자에게 부담하게 한다면 병 원 입장에서 재정적으로 큰 문제가 되지 않을 것이다. 그리고 응급으로 다른 병 원으로 이동해서 급하게 이전 기록이 필요할 때에도 활용할 수 있어 응급환자의 건강을 지키는 데 도움이 될 것이다.

지금처럼 대학병원이 포화 상태인 경우 경증 환자는 대학병원에서 동네 의원 으로 분산시키는 시스템이 필요하다. 다만 무작정 서로 환자를 받을 수 없다면 서 떠넘기지 않았으면 좋겠다. 환자 진료 기록도 병원끼리 잘 공유하고 환자들 에게 굳이 비싼 상급병원을 이용할 필요가 없다는 설명과 함께 병세가 심각해질 경우 다시 진료를 보러 오라고 설득한다면 대부분의 국민은 납득하고 따를 거라 믿는다.

제도와 인식이 조금만 개선되면 우리나라는 누가 봐도 만족할 만한 의료체계를 갖출 수 있다. 전문가를 포함한 공청회를 통해 제도를 고쳐나갈 수 있고 광고를 통해 국민 인식을 바꿔나갈 수 있다. 엘리베이터, 전광판, 영화관 공익광고, 유튜브 쇼츠나 틱톡 등 플랫폼을 효율적으로 활용한다면 젊은 세대부터 중년, 고령까지 겨냥해 재밌으면서도 인상에 남는 교육 광고를 할 수 있다.

한마음 한뜻으로 지켜야 하는 우리 의료

최근 뉴스를 보면 우리나라 의료 현실은 날이 갈수록 꼬여만 가고 건강보험 재정이 불투명한 상황이 지속되고 있다. 입장과 생각은 서로 다르지만 우리 의료를 지키고 싶다는 마음만은 하나일 것이다. 이 순간도 지친 하루를 보내면서 의료 현장을 지키는 모든 이에게 정말로 고맙다는 말을 전하고 싶다. 내가 대한민국 국민으로서 우리 의료를 지킬 수 있는 일에 보탬이 된다면 뭐든 동참하리라 다시 한번 다짐해 본다. 또 이 땅의 어린이들도 지금의 우리처럼 아프면 맘 편히 병원을 찾아갈 수 있는 미래를 누리길 소원해 본다.

1차, 2차, 3차 병원의 역할을 구분해야

페퍼(30대, 여성, 연구직, 서울 성북구 거주)

저는 대학병원에서 직접 진료받거나 치료받은 경험은 없지만 가족이 대학병원 및 종합병원에서 진단 및 수술을 받은 경험이 몇 번 있습니다. 이에 저와 가족의 경험을 토대로 원고를 작성했습니다.

먼저 우리나라의 의료 시스템은 세계 어느 곳보다 효율적이고 체계적이며, 국민에게 부담이 되지 않으면서도 효과적인 진료를 제공한다고 생각합니다. 이에 대해 의료진께 깊은 감사의 말씀 드립니다.

1. 1차 선별 진료 시스템을 적극 활용

환자는 자신의 증상과 증상으로 인해 진단될 수 있는 질병의 종류가 무엇인지 정확하게 파악하기 어렵습니다. 두드러지게 나타나는 증상으로 가늠하여 어느 의원에 갈지 정하는 경우가 대다수이지만, 막상 환자가 선택한 병원이 명확하게 증상을 치료할 수 없는 병원인 경우도 있을 것입니다. 물론 일반의를 비롯한 모든 의사 선생님이 기초적인 의학 지식을 가지고 있음은 알고 있지만, 진료과에 따라 증상과 치료에 접근하는 방법이 다를 수 있기에 환자에게 보다 효과적인 진료와 치료를 제공할 수 있도록 노력해야 한다고 생각합니다. 이를 위해 1차 선별 진료 시스템을 도입할 것을 제안하는 바입니다.

1차 선별 진료 시스템과 비슷한 제도는 몇 개의 국가에서 이미 시행되고 있습니다. 환자들이 증상을 느낄 때 일반의 또는 가정의학과 전문의, 혹은 몇몇 필수 의료 전문의를 통해 선별 진료를 받고, 더 심화적인 진료가 필요할 경우 특정 전문의에게 리퍼되는 방식으로 운영한다면 환자들의 혼란을 줄이고 진료의 정확성을 제고할 수 있을 것으로 생각합니다.

다만, 이렇게 하면 긴급한 진료가 필요하거나 증상이 확실한 환자들이 피해를 볼 수 있으므로 원할 때나 꼭 필요한 때에만 선별 진료를 받을 수 있도록 하면 좋겠습니다.

2. 처방에 대한 더 자세한 설명

저는 의료진이 아니지만, 하나의 증상이나 질병에 반드시 하나의 처방만 있을 것이라고 생각하지 않습니다. 그러나 현재의 신료 체계에서는 환자는 의사가 처방하는 것이 무엇이든 믿고 따르는 수밖에 없습니다. 예를 들어 똑같이 경미한 증상의 감기로 내원하더라도 어떤 의사는 감기약을 먹으며 기다려보자고 하고 어떤 의사는 주사를 통해 항생제를 투여하자고 할 것입니다. 즉, 환자는 내원하는 곳에 있는 의사가 누군지에 따라 다른 처방을 받는 것입니다.

환자 또한 정보를 다각도로 풍부하게 얻고 싶은 욕구가 있습니다. 물론 환자는 전문가가 아니기 때문에 너무 많은 정보에 압도될 때도 있을 것입니다. 그러나 의료 지식을 예전보다 더욱 쉽게 얻을 수 있게 되면서 환자들도 여러 선택지 중에서 주체적으로 선택하기를 원하고 있습니다. 따라서 어떤 처방이나 치료가 가능한지, 그중에서 환자가 어떤 것을 선택할 수 있는지, 그러한 선택을 할 때의 장단점이나 효능과 부작용은 무엇인지 알고 싶어 할 것입니다.

　일례로 제가 십수년 전 여드름 증상으로 고생할 때 다수의 피부과의원과 일반 의원을 방문한 적이 있습니다. 여드름으로 7년 가까이 고생하면서 그 어떤 병원에서도 먼저 항생제나 로아큐탄 같은 성분의 약물, 혹은 바르는 항생제를 사용해보자고 권하지 않았습니다. 2주간 사용할 수 있는 연고를 처방해 주거나 기계를 사용해 값비싼 치료를 해야 한다고 설명할 뿐이었습니다. 그때는 지금과 같이 개인 방송이 활발하기 전이기 때문에 저는 여드름을 치료할 수 있는 별다른 방법이 없거나 여드름을 치료하기 위해서는 많은 돈이 필요하다고 생각했습니다.

　그리고 7년 가까운 시간이 지난 후에 유튜브와 같은 플랫폼에서 의학 정보를 얻기가 수월해졌을 때 저는 처음으로 약물을 통해 여드름 치료가 가능하다는 정보를 유튜브를 통해 접하게 되었습니다. 그래서 항생제로 치료를 시작했고 이후 로아큐탄 계열의 약물을 복용하기 시작했습니다. 그리고 약물을 복용하고 1년이 채 되지 않아 여드름이 완치되는 경험을 했습니다. 제가 여드름을 약물로 치료할 수 있다는 사실을 처음부터 알았다면, 단 한 병원이라도 그런 사실을 알려주었더라면 7년 가까운 세월 동안 이 증상으로 고통 받지 않았을 것이고 피부가 상하도록 방치하지 않았을 것입니다. 로아큐탄 계열의 약물을 사용할 수 있음을 안 이후에도 피부과의원에 방문하면 레이저 시술을 꼭 먼저 권유받았고, 제가 먼저 약물로 치료를 받고 싶다고 분명히 밝힌 후에만 처방을 받을 수 있었습니다.

　또한 한 병원에서 로아큐탄류의 약을 처방하면서 바르는 스테로이드 계열의 약을 함께 처방해 준 적이 있는데, 이것을 약국에 도착해서 알게 되었습니다. 저는 당시에 여드름이 얼굴에 한두 개밖에 나지 않는 경미한 증상을 보이는 상황이었으므로 스테로이드 계열의 연고를 바르는 것이 과하다고 생각했습니다. 약국의 약사도 여기에 동의하는 상황이었습니다. 다시 병원으로 돌아가 처방을 취소해달라고 했을 때 저는 의사를 만나지 못했고 데스크에 있는 직원으로부터 "치료하고 싶으신 거 아니에요?" 같은 퉁명스러운 말을 들어야 했습니다.

진료시간에는 이런 약에 대한 설명을 듣지 못했고 이후 바로잡아주길 원하는 상황에서도 의사가 아닌 직원을 통해 핀잔을 들어야 했던 일은 저에게 불쾌한 경험으로 남아 있습니다. 그리고 그날 이후에 처방전을 받고 나면 검색창에 약물을 하나하나 검색해 보는 습관을 들였습니다. 따라서 진료실에서 환자에게 처방할 약물에 대해 충분히 설명해 주어야 하며 제한적인 범위에서는 환자도 어떤 치료를 받을 것인지 선택할 수 있어야 한다고 생각합니다.

3. 코디네이터의 활용

의사가 많은 업무를 감당하기 어려운 현실이므로 진료 코디네이터, 의료 코디네이터 등의 인력을 더욱 활발하게 활용하면 좋을 것 같습니다. 환자 입장에서는 의사의 말을 알아듣기 어려울 때가 많고 의사 또한 환자와 직접적으로 소통할 때 어려움이 있을 것으로 예상됩니다. 이에 의료진과 환자의 언어를 통역해 주고 중간에서 필요한 서비스를 제공해 줄 수 있는 코디네이터를 더 적극적으로 활용하면 좋겠습니다.

저는 가족의 일로 대학병원에서 장기 입원하는 것을 옆에서 지켜본 적이 있습니다. 그때 저의 가족은 의사의 설명을 온전히 이해하기 힘들었습니다. 간호사 선생님들께 물어보려 해도 바빠 보일 때가 많았고 회진 때 병동 간호사가 함께 있는 것이 아니므로 환자가 이해해서 간호사 선생님들께 물어보는 데에도 한계가 있었습니다.

최근에는 친구의 가족이 암으로 진단받아 대학병원을 이용하는 것을 옆에서 지켜보고 있습니다. 친구는 과거의 건강검진 기록을 찾아보다가 추가 검진을 권하는 듯한 소견이 적힌 문서를 발견하게 되었다고 합니다. 그런데 문서만 봐서는 쉽게 이해할 수 없는 문구였습니다. 검색해 봤을 때도 마찬가지였습니다. 혹은 오타라는 생각까지 들 정도였습니다. 친구는 그 소견을 진작 명확하게 해석해서 미리 검진을 받았더라면 좋았을 것이라고 회한 섞인 말을 했습니다. 환자들이 이러한 어려움을 겪을 때 의료진의 언어를 해석해 줄 수 있는 코디네이터가 도움이 될 수 있을 것이라고 생각합니다.

저는 의료진이 아니지만 가끔 환자들을 만날 일이 있는데, 진료실에서 들은 설명에 대해 저에게 물어보는 경우가 왕왕 있습니다. 저는 우선 아무런 도움을 드릴 수 없음이 안타깝게 느껴지고, 속으로는 '왜 진료실에서 의사 선생님에게 묻지 않고 진료 다 끝나고 나와서 다른 사람에게 물어볼까?'라는 생각이 들기도 했습니다. 그리고 그들에게 어디로 가서 도움을 받으라고 안내해 드리기도 어렵기에 더욱 답답한 심정을 느꼈습니다. 환자들은 때로 의사 선생님들의 권위에 대해 부담을 느끼는 것 같습니다. 그리고 대개 의사 선생님들이 바빠 보이기 때문에 환자도 덩달아 묻고 싶었던 질문들을 마음에 묻고 진료실을 빠져나오게 되는 것 같습니다. 물론 의사를 통해 직접 설명을 듣는 것이 필수적이겠지만, 환자가 추가적인 질문을 편하게 할 수 있도록 코디네이터 제도를 활용하면 좋겠습니다.

4. 의사에 관한 정보를 투명하게 공개

환자들은 자신들을 진료하고 치료하는 의사의 정보를 알고 싶어 하지만, 대학병원이 아닌 경우 그 정보를 알기가 매우 어렵습니다. 공개하는 경우에도 일부만 공개하는 의사들이 많습니다. 환자들이 하나의 소비자임을 감안할 때, 또 의사가 전문적인 지식을 기반으로 하는 직업임을 고려할 때, 의사에 대한 투명한 정보 공개는 필수적이라고 생각합니다.

예를 들어, 여성 환자들은 방광염이나 요도 질환 같은 비뇨기 질환이 생겨도 비뇨기과를 방문하지 않고 산부인과를 방문합니다. 비뇨기과 의사는 전부 남성이라는 인식이 있기 때문일 것입니다. 산부인과에서 효과적인 치료를 받는 경우도 있겠지만, 일부의 경우 더 심각한 질환을 발견하지 못해 오랫동안 고통 받기도 합니다. 따라서 지역 의원에 방문하고자 할 때 어떤 병원에 어떤 성별의 의사가 있는지, 그 의사가 어디에서 교육을 받고 어디에서 어떻게 수련받았는지를 환자가 투명하게 알 수 있으면 좋겠습니다. 이를 통해 환자가 진료받을 의사를 더 주체적으로 선택할 수 있기를 희망합니다.

5. 1차, 2차, 3차 병원 간의 차별화

우리나라에서는 3차 병원, 즉 대학병원급 병원에서 진료 및 치료를 받기가 쉬운 편입니다. 그리고 매우 위중한 상황에서 대학병원을 찾는 경우도 있지만 그렇지 않은 경우도 다수 있습니다. 이는 환자의 선택권을 존중한다는 측면에서 긍정적인 기능을 하지만, 더 위급하게 치료받아야 할 환자가 대기로 인해 치료받지 못하는 경우를 볼 때 안타까움을 금할 길이 없습니다.

그럼에도 저 역시 가족이 수술 받을 일이 있을 때나 제가 고려하고 있는 수술에 대해 생각할 때는 대학병원에 가야겠다고 생각하곤 합니다. 한편으로는 동네 일선에 계시는 의사 선생님들이야말로 수련과 심화 과정을 모두 마친 진정한 전문가라는 걸 알면서도 대학병원을 신뢰하게 되는 이유를 생각해 보았습니다.

첫째, 대학병원과 교수라는 이름이 갖는 무게감이 있는 것 같습니다. 그리고 그 무게감으로 인해 병원과 의료진이 환자를 더 책임감 있게 대할 것이라는 모종의 기대가 있는 것 같습니다. 즉, 어처구니없는 실수로 환자를 잘못 치료할 확률이 낮을 것이고 치명적인 실수가 발생할 경우에도 정해진 절차에 따라 해결할 것이라는 믿음이 있습니다.

둘째, 대학병원과 대학병원에 속해 있는 교수들은 자신의 이익을 위해 진료나 치료를 하지 않을 것이라는 믿음이 있습니다. 대학병원에서는 환자 한 사람으로부터 발생하는 수익이 의료진과 병원에 직접적으로 돌아가는 것이 아니므로 환자를 수익을 창출하는 도구로 대하지 않을 것이라는 신뢰가 있습니다. 따라서 어떤 선택을 할 때 돈 때문에 환자에게 불이익이 되는 선택을 하는 일은 없을 것이라는 기대, 환자를 위해 최선을 다할 것이라는 기대가 있습니다.

셋째, 대학병원에서는 의사뿐 아니라 다른 의료진이나 직원들도 더 전문적일 것이라는 기대가 있습니다. 다양한 환자를 끊임없이 접하는 대학병원의 특성상 다양한 환자군을 만날 것이고, 대학병원에 종사하는 의료진과 직원들의 전문성도 그와 함께 발전할 것입니다. 또한 옛날 방식의 치료법에 집착하지 않고 신의료기술을 더 적극적으로 받아들이며, 최신의 연구 결과를 빠르게 적용할 것이라는 믿음이 있습니다. 환자들은 하루가 다르게 발전하는 신의료기술을 빠르게 그러나 안전하게 적용받고 싶어 합니다. 그리고 그런 적용이 이루어지는 곳이 대학병원이라고 믿고 있습니다.

그러나 경미한 진료까지 대학병원에서 받는 것은 의료보험 부담을 가중시키고 중증 환자들의 치료 기회를 박탈하는 결과를 낳을 수 있습니다. 또한 3차 병원과 1차, 2차 병원이 상생하지 못하는 결과를 낳을 수도 있습니다. 따라서 환자들이 대학병원에 대해 갖는 신뢰와 믿음을 1차, 2차 병원에서도 가질 수 있도록 대학병원의 일부 시스템을 1차, 2차 병원에 적용할 필요가 있습니다. 또한 끊임없는 재교육을 통해 신의료기술을 1차, 2차 병원에서도 경험할 수 있도록 해주어야 합니다.

6. 여러 전문가와의 협업

외국의 병원이나 진료에 대해 들을 때 가장 부러운 점은 의사뿐 아니라 여러 전문가가 한 명의 환자를 위해 심도 있는 고민을 함께하고 나눈다는 것입니다. 그리고 환자를 위한 최적의 개입방법을 고민하고 적용한다는 것입니다. 그러나 우리나라에서는 그러한 장면을 목격하기가 어렵습니다. 심지어 의사의 처방과 관계없는 처치가 이루어지는 것도 종종 목격합니다.

　서로 다른 진료과끼리의 협진도 더욱 긴밀히 이루어져야 합니다. 진료과마다 치료 방향이 다를 수 있지만, 환자를 위해 더 나은 방법을 함께 고민해야 합니다. 이를 위해 환자의 증상이 여러 과와 연관된 경우 관련된 과의 의사가 함께 협의해서 진단적 결정을 내릴 수 있는 시스템이 구축되어야 한다고 생각합니다. 치료 방향을 설정하는 것 또한 마찬가지일 것입니다. 이와 더불어 각 분야의 전문가가 다각도로 접근하고 치료할 수 있도록 해야 할 것입니다.

❧

의료 공백을 마주한 어느 환자의 생각

최지이(50대, 여성, 회사원, 서울 관악구 거주)

1. 환자는 이런 의료서비스를 원합니다

1) 저는 서울 소재 ○○○병원에서 치료받고 있는 희귀난치병 환자입니다

희귀질환 치료는 7년째이지만 20대 때 척추질환을 앓은 이후 병이 끊이지 않아서 입원, 외래, 수술, 시술을 반복한 것은 30년이 넘었습니다.

자신이 앓는 병의 종류와 중증도, 치료 효과, 이용한 병원 등에 따라 환자들이 가진 의견은 모두 다를 것입니다. 저는 저의 건강 상태와 질병 특성상 동네 의원과 대학병원을 수없이 많이 이용했습니다. 저의 투병 경험이 남다른 부분이 많아서 저의 의견이 환자들의 보편적인 의견과는 차이가 있겠지만, 평생을 환자로 살아오면서 느낀 점, 그리고 제가 이번 의료 공백 사태를 보면서 느낀 점에 대해 말하고 싶었습니다.

'시민 공모형 원고 모집 안내'에서 참고하라고 한 질문들과는 관계없는 내용들이지만 이번에 너무 답답하고 안타까운 점이 많아 이 원고를 제출합니다.

2) 지금까지 경험한 바로는 수보다 질이 더 중요하다고 생각합니다

저는 긴 투병 기간에 4회 정도 오진과 잘못된 치료를 받아서 정말 고생을 많이 했습니다. 끔찍한 고통의 시간이었다고 해도 과하지 않을 만큼 힘들었습니다. 의사의 오진 때문에 시간 버리고 돈 버리고 몸고생, 마음고생을 했지만, 더 큰 문제는 그렇게 시간을 낭비하다 치료 적기를 놓친다는 것이었습니다. 의사의 오진은 단순히 건강에만 영향을 주는 것이 아니라 저의 직장생활에까지 영향을 줘서 결국은 삶의 방향까지 바꿔놓았습니다.

저는 요통으로 고생을 많이 해서 저를 치료해 줄 수 있는 의사가 간절했습니다. 그런데 1990년대에는 강남에 있는 ○○병원의 신경외과 김○○교수가 허리 수술 권위자로 유명했습니다. 진료 대기가 6개월이었는데 급한 환자를 위해 하루에 선착순으로 10명의 환자를 진료했습니다. 그래서 그 병원 로비에는 진료가 끝나가는 시간이 되면 요통 환자들이 하나둘씩 모여들었습니다. 저도 그 로비에서 밤새 자리를 지키고 있다가 다음 날 아침에 진료를 본 기억이 있습니다. 실제 그 교수님이 명의였는지와는 별개로 제가 말하고 싶은 것은 환자의 절실한 마음입니다. 건물 하나 건너 병원일 정도로 서울은 의료기관 접근성이 좋습니다. 그러나 아무리 의사가 많아도 내 병을 치료해 줄 수 있는 의사가 없으면 아무 소용이 없습니다.

3) 이재명 대표에게 묻고 싶습니다

이재명 대표 피습사건 때 그가 보인 행보에 대해 비난하는 사람이 많았습니다. 그러나 저는 같은 환자 입장에서 이재명 대표를 이해할 수 있었습니다. 자신을 가장 잘 치료할 수 있다고 믿는 의사를 찾는 것이라고 해석했습니다.

당시 이재명 대표가 보여준 행보는 결코 '의사 수 부족'이라는 말로는 설명이 안 됩니다. 그래서 저는 영수회담에서 이재명 대표가 이렇게 말해줄 것으로 기대했습니다. "환자에게는 나를 정말 잘 치료할 수 있다고 믿는 의사가 절실하다. 그래서 의대 증원 문제는 매우 과학적이고 치밀하게 계획되어야 하며 정책을 추진할 때도 완급을 조절하여 환자들의 피해가 없게 해야 한다. 무엇보다도 무리한 증원 정책 때문에 의대 교육의 질이 떨어지는 일은 없어야 한다."

그러나 영수회담 후 "의대 증원 문제는 야당도 정부를 지지한다"라는 발표를 듣고 저는 매우 실망했습니다. 자신이 환자일 때는 무리하게 헬기를 동원해 멀리 있는 병원으로 가서 수술 받았던 그의 행동과 영수회담 후 발표한 내용은 너무 거리가 멀어서 어떻게 해석해야 할지 모르겠습니다.

4) 직업과 봉사

이번에 많은 사람이 의사의 사명감을 강조했고 또 이를 이유로 의사들을 비난했습니다. 저는 오랜 기간 투병하면서 얻은 생각 중의 하나가 "의사는 환자를 잘 치료하면 그것으로 의사의 사명은 충분히 수행한 것이다"라는 것입니다. 환자 상태가 위중할수록 치료는 어려워지므로 그런 상황에서는 치료만 잘해주면 더 바랄 것이 없다고 느끼게 됩니다. 그러기 위해 의사에게 필요한 것은 전문적인 지식과 기술, 그리고 환자를 대하는 진심이라고 봅니다. 의사가 치료를 잘하면 환자에게는 놀라운 변화가 생깁니다. 죽어가던 사람이 목숨을 구하기도 하고, 장애가 될 뻔한 사람이 장애를 면하기도 하고, 만성통증에서 벗어나 삶의 질이 달라지기도 합니다. 이 모든 변화는 돈으로 환산할 수 없을 만큼 큰 가치가 있습니다. 의사의 치료가 불러오는 이런 결과들은 개인의 삶에 지대한 영향을 미치기 때문에 의사에게 사명감을 강조하는 것 같은데, 그렇다고 해서 의사 개인이 환자를 위해 불이익을 감수하면서까지 일하는 것은 의사의 사명이라고 생각하지 않습니다.

자신이 불이익을 받더라도 다른 사람을 위해 일하는 것은 봉사와 희생입니다. 그리고 봉사와 희생은 스스로 선택하는 것이지 타인이 강요할 수 없으며, 희생과 봉사를 하지 않는다는 이유로 비난할 수는 없습니다. 의사는 직업입니다. 직업과 봉사를 혼동해서는 안 됩니다.

2. 의대 증원 정책에 담겨야 하는 것들

의대 증원 정책은 10년 후 변화된 우리나라 모습을 기준으로 그에 걸맞게 마련되어야 합니다. 전문가가 아닌 제가 생각해도 다섯 가지 변화는 설명할 수 있습니다.

1) AI 발전입니다

2040년이면 우리가 피부로 느낄 수 있을 만큼 AI가 우리 생활 깊숙이 들어올 것이라고 합니다. 의료도 예외가 아닐 것입니다. 현재 AI의 발전 속도도 과거 전문가들이 예측한 것을 훨씬 앞질렀다고 들었습니다. 당장 한번에 10년 후까지 예상하기 어렵다면 3년, 5년 이렇게 시점을 정해서라도 AI가 의료에 미칠 영향을 증원 정책에 반영해야 한다고 생각합니다.

2) 인구 특성입니다

10년 후 우리나라는 전체적으로 인구가 감소하면서 노령인구가 크게 증가할 것이라고 합니다. 10년 후 노년층은 1958년 베이비부머 세대와 1960년대생들이 주류를 이룰 것입니다. 이 인구집단은 규모가 매우 크며, 현재 노인들에 비해 건강상태가 좋고 건강관리 능력(지식, 정보, 비용 지불 능력)도 훨씬 뛰어납니다. 또 이 인구집단은 직장에서 IT를 경험한 첫 세대이기도 합니다. 그래서 이 인구집단이 필요로 할 의료서비스 특성을 먼저 파악해야 한다고 생각합니다.

3) 가장 중요한 밑그림은 지방 발전에 대한 정부 계획입니다

요즘 우리 사회의 가장 큰 이슈는 저출산 지방 소멸입니다. 통계수치상 지방은 출산율이 1이 넘는다고 하지만 지방의 실질 출산율은 0.2 정도 될 것이라고 일부 전문가는 말합니다. 20대가 되면 지방 청년들이 대거 수도권으로 이동하는 효과 때문이라고 합니다. 부울경 메가시티 구상도 주춤한 상태이고, 현재로서는 지방 소멸에 대한 대책이 보이지 않습니다. 사람들이 지방 거주를 기피하는 사례를 두 가지만 들어보겠습니다.

첫째, 세종시로 정부 청사가 이전했을 때의 일입니다. 세종시는 계획된 신도시이고 공무원들은 공무원아파트까지 분양받았지만 정부는 세종~수도권 간 통근버스를 2012년부터 약 10년간 운행했습니다.

둘째, 2019년 구미시에서 SK하이닉스 반도체클러스터를 유치하기 위해 정말 많이 노력했지만 실패했습니다. 결국 용인으로 결정되었는데 SK가 그렇게 결정한 큰 이유는 지방으로 내려가면 인재를 영입하기 어렵다는 것이었습니다. 수도권에서 먼 지역에서 근무하면 가족과 떨어져 혼자 살아야 하는 문제 때문에 사람들이 취업을 꺼린다고 합니다.

비슷한 사례는 찾아보면 많을 것입니다. 그런데 위에서 말한 공무원과 SK하이닉스 직원들은 고용된 신분이기 때문에 적어도 망할 걱정은 안 해도 됩니다. 단지 거주하기 불편할 뿐입니다. 그리고 근무하는 지역의 인구 규모가 작더라도 업무 자체에는 문제될 것이 없습니다. 그런데 의사 입장에서는 거주 불편보다 더 근본적이고 중요한 문제가 있습니다. 의사는 사람을 치료하는 것이 직업이기 때문에 일정 규모 이상의 인구가 있어야만 일을 계속할 수 있습니다. 거기다가 의사는 개원을 하면 개인사업자로 등록된다고 들었습니다. 인구가 뒷받침되지 않는 지역에서 개원하면 개인파산을 할 수도 있다는 얘기입니다.

지방 의료를 살리기 위해서는 지방 발전 계획이 반드시 선행되어야 합니다. 그런데 지금 정부는 일을 거꾸로 하고 있습니다. 여당은 김포를 서울에 편입하는 것과 같은 지방 살리기와 반대되는 공약을 남발해서 지방을 살리려는 의지가 있는지 의심스러우며, 지방 메가시티 구상은 진척도 없는 상태에서 지방 의료를 살린다는 명분으로 의대 증원 정책을 들고 나왔습니다.

정부는 의대 증원을 논하기 전에 지방 발전을 위해 정부가 어떤 계획과 추진 방법, 구체적인 비용 조달 계획을 가지고 있는지, 10년 후에는 그 지역 인구가 몇 명으로 추산되는지, 거기에 필요한 1차 의료기관과 2차 의료기관이 얼마인지, 따라서 의사가 얼마나 더 필요하므로 몇 명을 증원해야 하는지에 대해 주장하는 것이 합리적입니다. 지방이 살아나면 지방 의료 문제는 훨씬 해결하기 쉬워질 텐데 일의 순서가 바뀐 것 같아서 정말 답답합니다.

4) 현대 의료에서 좋은 시설과 첨단 장비는 필수입니다

정부는 의사 수만 늘어나면 지방 의료 문제가 모두 해결될 것처럼 주장합니다. 정부는 현재 지방 의료기관 실태에 대해 더 자세히 알려주면 좋겠습니다. "지방에 좋은 시설과 첨단 장비는 충분한데 단지 의사가 없어서 환자들이 치료를 못 받고 있다. 그래서 의대 증원이 필요하다." 이런 사실을 알리면 추진 과정이 한결 수월해질 텐데 그런 설명이 빠져 있어 아쉬운 마음입니다.

요즘 보건복지부에서 하는 광고가 있습니다(그림 참조). 그런데 현대 의료에 대해 아는 바가 없는 사람들이 의료 정책을 기획하고 있는 것인가, 그들이 목표하는 의료서비스가 겨우 저것인가 하는 생각이 들어 몹시 허탈했습니다. 한마디로 2000명 의대 증원을 하면 10년 뒤 우리나라 의료서비스가 저렇게 좋아진다는 것을 보여주는 그림인데, 저는 그 광고를 보는 순간 1981년에 도입된 보건 진료 전담 공무원제도가 떠올랐습니다. 벽지에서 간호사들이 의사를 대신해서 활동하던 것입니다.

현대 의료는 첨단 과학 기술이 의료에 접목되어 진단과 치료를 위한 첨단 의료장비들이 수두룩합니다. 그래서 단순히 의사 수만 늘려 지방으로 등 떠민다고

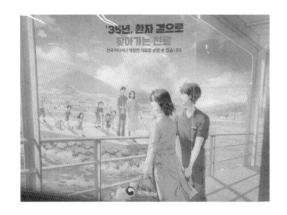

해서 지방에 질 좋은 의료서비스를 제공할 수 있는 것이 아니라고 생각합니다. 현대는 의사 = 의료서비스가 아닙니다. 시설과 첨단 의료장비가 없으면 아무리 명의라 하더라도 할 수 있는 의료행위가 매우 제한적일 것입니다. 저 광고 속 의사는 환자에게 찾아가 어떤 의료행위들을 할 수 있을까요? 결국 의사는 환자에게 "병원으로 오세요" 이렇게 말해야 할 것입니다.

5) 의학교육의 질이 보장되어야 합니다

그런데 지금 의대 증원 정책에는 의학교육의 질을 보장할 수 있는 내용이 담겨 있지 않아 환자인 저로서는 매우 불안합니다. 특성화고 보건간호과에서는 간호조무사 양성 교육과정을 운영합니다. 이 보건간호과들은 3년마다 한 번씩 간호교육평가원의 평가를 받아야 하며, 그 평가에서 탈락하면 다음해 신입생을 모집할 수 없습니다. 아마 간호대나 의대도 이와 비슷한 제도가 있을 것입니다.

한번 둘러보십시오. 특성화고나 대학에서 정기적으로 교육의 질을 평가받고 일정 수준에 이르지 못하면 이처럼 큰 타격을 받는 학과가 또 있나요? 간호조무사 교육을 이렇게 엄격하게 관리하는 것은 환자의 생명이나 건강과 직결되기 때문입니다. 의사는 두말할 필요도 없습니다. 앞서 언급한 것처럼 저는 실력 없는 의사가 두렵습니다. 오진과 잘못된 치료는 환자에게 너무 큰 고통과 절망, 혼란을 주기 때문입니다. 의사도 인간이므로 오진을 할 수 있겠지만 의학 교육의 질을 보장해야 오진 확률을 낮출 수 있다고 생각합니다. 어떤 분야에서나 일시에 양적으로 급속히 증가하면 질이 낮아지는 것은 당연한 현상입니다.

사람들은 앞으로 남은 기간에 의대 증원에 따른 시설을 확충하면 된다고 주장합니다. 그러나 저는 안철수 의원이 했던 "의대 교수는 10년은 지나야 제대로 가르칠 수 있다"라는 말에 크게 공감합니다. 물리적 시설은 준비한다 하더라도 유능한 의대 교수를 단기간에 많이 만들어내는 것은 불가능하며 의대 교육의 질은 의대 교수의 질을 뛰어넘을 수 없다고 생각합니다.

3. 제안

1) 지방 의료 문제는 일본의 지역의사제를 참고하면 도움이 될 것입니다

2) 필수의료기금 조성을 제안합니다

현재 정부는 의사단체의 요구대로 하면 건강보험 재정에 문제가 생겨 받아들일 수 없다면서 의대 증원을 주장하고 있습니다. 그래서 건강보험 재정에 부담을 주지 않으면서 필수의료를 지원하는 방안을 몇 가지 제안합니다.

(1) 현재 건강보험공단에서 비용을 부담하는 전 국민 건강검진을 폐지하고 그 비용을 전액 기금으로 돌리는 것입니다

과거에는 소득과 건강에 대한 지식이 낮아 이 제도가 필요했습니다. 그러나 이제는 방식을 좀 바꿔도 될 것 같습니다. 더구나 국가 암검진은 암 사망률을 낮추는 효과가 별로 없다는 연구 결과도 있다고 들었습니다. 그렇다고 건강검진을

폐지하거나 일시에 개인이 부담하게 하는 것은 저항이 너무 커서 현실적으로 어려울 것이므로 다음과 같은 방법을 제안합니다.

현재 학교 교직원 건강검진은 아래 세 가지 법에 근거해 실시되고 있습니다.

① '국민건강보험법' 제52조 1항에 의거해 건강보험공단은 건강검진을 실시하고 있는데, 2항에 따르면 건강검진의 대상, 횟수, 절차와 그밖에 필요한 사항은 대통령령으로 정한다고 되어 있습니다.

② '산업안전보건법' 제129조(일반건강진단)에 보면, 사업주는 상시 사용하는 근로자의 건강관리를 위하여 건강진단(이하 "일반건강진단"이라 한다)을 실시해야 한다고 되어 있습니다. 다만, 사업주가 고용 노동부령으로 정하는 건강진단을 실시한 경우에는 그 건강진단을 받은 근로자에 대하여 일반건강진단을 실시한 것으로 본다고 규정하고 있습니다.

③ '학교보건법' 제7조 1항에 보면, 다만 교직원에 대한 건강검사는 '국민건강보험법' 제52조에 따른 건강검진으로 갈음할 수 있다고 되어 있습니다.

근로자(교직원)에 대한 건강검진 책임은 기관장(학교장)에게 있는데, ①과 ③에 의해 공단에서 검진을 주관하고 비용도 공단에서 부담하므로 학교 입장에서는 무료입니다. 이 비용을 건강보험 재정에서 부담하지 않고 검진방식은 지금처럼 공단에서 주관하되 비용은 각 사업자(학교는 학교예산)가 부담하게 하는 것입니다.

다른 직종도 학교 사례와 같은지는 제가 미처 알아보지 못했습니다. 만약 다른 직종도 학교와 비슷하다면 이 검진 비용을 건강보험 재정에서 부담하지 말고 사업주가 부담하도록 하면 필수의료기금을 조성하는 데 도움이 될 수 있을 것 같아 제안합니다. 이것을 학교로만 국한하면 별로 도움이 안 되겠지만 100인 이상 사업장, 아니면 공무원과 정부 산하기관 등으로 확대한다면 금액이 좀 커질 것 같습니다.

지역보험 가입자들도 2년마다 하는 검진을 3년마다 받는 방식으로 변경해 건강보험 재정에서 건강검진으로 지출되는 비용을 최대한 줄였으면 하는 것이 제 제안의 주된 내용입니다. 또한 2024~2025년에 걸쳐 모든 학생 건강검진을 공단

위탁 방식으로 전환할 예정이라고 합니다. 이렇게 전환될 때 비용을 학교가 부담하는지 공단이 부담하는지도 체크할 필요가 있다고 생각합니다. 당연히 학교에서 부담해야 한다고 생각합니다. 필수의료는 현재의 환자를 치료하는 것이고 건강검진은 건강이상자를 찾아내는 것이니 건강보험 재정은 당연히 필수의료를 지원하는 데 더 많이 지출하는 것이 옳다고 생각합니다.

(2) 피부과와 성형외과의 미용성형에 부가가치세 같은 세금을 추가로 부과하고 그 세금을 모두 기금으로 활용하는 것입니다

이렇게 하면 결국 시술 비용이 오르겠지만 이 시술을 원하는 사람들에게는 문제가 되지 않을 것입니다. 기대하는 효과는 다음과 같습니다.

첫째, 피부과나 성형외과 때문에 의사는 편하게 고수익을 올린다고 생각하는 사람들이 많아지고 이 때문에 의사 전체에 대해 돈만 밝힌다는 편견을 갖게 되었다고 봅니다. 필수의료를 기피하는 문제는 의료계 내부의 문제이기도 하므로 이 문제를 해결하기 위해 의료계 스스로 노력하는 모습을 보이면 의사들의 대국민 설득력을 높일 수 있을 것입니다.

둘째, 자본주의 기본 원칙 중 하나는 하이 리스크 하이 리턴, 로 리스크 로 리턴입니다. 그런데 현재 의료계 내부에서는 이 원칙이 역전된 상황이며, 외부에서 보기에도 상식에 어긋나 보입니다. 로 리스크 하이 리턴 현상이 계속되면 필수의료 기피 현상은 막을 수 없다고 봅니다. 인간의 본성을 거스르는 일은 지속될 수 없으므로 신경외과, 흉부외과 등은 그 중요성과 위험 부담에 맞는 보상을 받아야 하고, 의료 발전의 가장 큰 수혜자인 피부과와 성형외과에서 일부나마 그 역할을 해야 한다고 생각합니다. 정부 정책대로 갑자기 의사 수가 많아지면 피부 미용 시술로 많은 의사가 몰릴 것으로 예상되기 때문에 피부과와 성형외과에도 도움이 될 것입니다.

(3) 건강에 나쁜 영향을 주는 과자류, 담배 등에 건강세를 부과하고 그 세금

은 무조건 기금으로 활용하도록 법제화하는 것입니다

과자류에 건강세를 부과하는 것은 인플레이션 때문에 시행하기 어려울 것이고 담뱃값을 인상하면 좋은데 그마저도 정부가 시행하기 부담스럽다면 담배회사의 매출액 가운데 일정 부분을 필수의료기금으로 내도록 법으로 정하는 방안을 제안합니다. 담배에 건강세를 부과하는 정책의 당위성에 대해서는 추가 설명이 필요 없을 것 같습니다.

3) 신대방동에 있는 서울시○○○병원을 성공 사례로 생각합니다

그 병원이 성공한 비결을 찾으면 환자들이 어떤 의료서비스를 원하는지 답을 찾을 수 있을 것이며 이를 새로운 의료 정책에 반영할 필요가 있다고 생각합니다.

그 병원은 1980년대 후반 서울 ○○병원에서 위탁 운영하기 전까지는 행여 환자들을 주로 치료한다고 인식되어 환자들이 선호하지 않던 병원이었습니다. 현재 그 병원에서 멀지 않은 거리에 4~5개의 2차 의료기관이 있지만 막상 가보면 모두 한산한 분위기이고 유독 그 병원만 환자가 많습니다. 이런 현상 역시 "의사 수 부족"이라는 말로는 설명할 수 없습니다. 많은 환자가 신뢰하는 병원으로 변모한 지금 모습을 보면 지방에 저런 병원이 생긴다면 지방 거주자들도 만족할 것 같다는 생각이 듭니다.

제가 아플 때 저를 힘들게 했던 사람도 의사였고, 저를 절망 속에서 구해준 사람도 역시 의사였습니다. 인생을 생로병사라고 표현하곤 하는데, 그 모든 순간에 없어서는 안 되는 것이 의료서비스입니다. 또 저 같은 환자에게는 질 좋은 의료서비스가 삶의 마지막 버팀목이기도 합니다. 보다 나은 의료서비스 체계를 만들기 위한 노력을 지지하는 것이 바로 저 자신을 위하는 길이라고 생각하면서 이 글을 썼습니다.

인구 고령화에 대비한 의료-복지 지원체계 마련

시민K(50대, 여성, 공무원, 서울 도봉구 거주)

올해도 어김없이 어버이날을 맞았습니다. 이제는 카네이션도 못 달아드리는 아버지를 생각하니 살아계실 때 왜 좀 더 잘해드리지 못했을까 하는 아쉬움과 죄송스러운 마음에 절로 눈물이 납니다. 아버지는 생전에 여름을 무척 싫어하셨어요. 3년 전 8월 무더위가 한창일 때 유명을 달리하셨지요.

1937년생인 저희 아버지는 8살에 광복을, 13살에 6·25 한국전쟁을 겪었고, 20대에 4·19 혁명을 경험하셨어요. 그 엄혹한 세월을 다 견뎌내셨지요. 늘 새벽 4시에 일어나 빗자루를 들고 골목길을 쓸며 하루 일과를 시작할 만큼 부지런함과 성실함은 타고 나셨답니다.

생전에 고비가 없었던 것은 아니에요. 60대 중반에 뇌출혈로 한 번, 70대 초반에 뇌종양으로 한 번, 이렇게 두 번의 죽을 고비를 넘긴 것은 모두 다 의사 선생님 덕분입니다. 20년 전 한밤중에 뇌출혈로 쓰러져 부산 A대학병원 응급실로 실려 간 아버지를 살려주신 것은 신경외과 B교수님입니다. 밤 10시에 한달음에 달려와 수술을 집도해 주시지 않았다면 아버지는 진즉에 고인이 되셨을 거예요. 70대 초반에는 10cm 크기의 뇌종양을 발견해 두 번째 뇌수술을 받아야 했습니다. B교수님께 아버지 수술을 부탁하려 했지만 애석하게도 2006년에 돌아가셨다는 소식을 접했지요. 당시 가족 중에 간병할 사람이 저밖에 없었기에 서울로 모셔왔고, 시에서 운영하는 C병원에 입원했습니다. 마침 대학병원에서 정년하시고 C병원으로 막 부임한 D박사님이 집도를 맡으셨습니다. 6시간의 대수술 끝에 뇌종양을 모두 떼어낼 수 있었답니다.

20년 전에 응급 뇌출혈 수술로 겨우 생명을 구하고 10년 전에는 뇌종양 수술을 받아 10년 넘게 더 사시면서 칠순 잔치까지 할 수 있었던 것은 두 분 의사 선생님과 함께 도움을 주신 의료진 덕분이지요.

친정어머께서도 뼈 건강이 좋은 편이 아니라 허리, 다리, 어깨까지 세 번 정형외과 수술을 받으셨답니다. 허리는 지역 대학병원에서, 다리와 어깨는 지역 종합병원에서 수술을 받고 건강을 되찾았습니다. 그전에는 거동이 불편해 지팡이를 짚어야 해서 멀리 다니는 것을 꺼리셨는데 요즘은 하루도 빠짐없이 경로당이나 복지관, 시민공원을 찾아다니며 소일하고 계십니다.

시댁 어른들도 늘 병원 신세를 지고 있습니다. 시아버지께서는 5년 전 전립선암 판정을 받고 서울 E대학병원에서 복강경 수술을 받으셨습니다. 시아버지 또한 간병인 문제로 서울로 모셨지만 여건이 되었더라면 원주 대학병원에서 수술을 받으셨을 겁니다. 시어머니께서도 얼마 전에 폐에 곰팡이와 염증이 퍼져 원주 F대학병원에서 폐를 잘라내는 수술을 받으셨습니다. 시동생 또한 뇌출혈과 뇌경색이 동시에 와서 경기도 G대학병원에서 수술을 받고 H요양병원에서 치료를 받고 있습니다.

남편도 협심증으로 집에서 가장 가까운 H대학병원에서 정기적으로 외래 진료를 받으면서 약을 먹으며 관리하고 있습니다.

한밤중에 수술해 주신 선생님이 계셨기에, 수술할 때마다 항생제 부작용으로 고생하는 어머니의 걱정을 덜어주며 손잡아 주시던 선생님이 계셨기에, 수술 후 열이 오르지는 않는지 밤새도록 걱정해 주시던 선생님이 계셨기에 저희 가족이 건강을 되찾았다고 생각합니다.

평소 감기나 관절염은 가까운 동네 의원에서 진료를 받고 있습니다. 돌이켜

보면 저희 가족은 절차도 복잡하고 오래 기다려야 하는 빅5 대학병원보다는 가까운 동네 의원이나 종합병원, 대학병원을 찾았던 것 같습니다. 빅5 대학병원은 아주 어렵고 힘든 수술과 연구를 하는 최종 병원 역할을 하는 게 맞지 않나 싶습니다. 위중하지 않은 질환도 빅5 대학병원 교수님께 진료를 받으려고 몇 년씩 대기한다는 얘기를 들었는데 저로서는 이해할 수 없는 부분입니다. 다함께 사는 사회를 만들기보다 나만 살면 된다는 인간의 이기심을 보는 것 같기에 더욱 그렇습니다.

요즘 어렵고 힘든 수술을 하는 필수의료 분야 선생님들이 병원을 그만두고 있다는 얘기가 들립니다. 어렵고 힘든 수술을 하고 있다는 전문가로서의 보람과 기쁨과 사명감을 인정하지 않기 때문이겠지요. 말을 듣지 않으면 법적 처벌을 하겠다며 윽박지르고 협박하는 모습은 자유민주사회가 맞나 의심스럽습니다.

'국민과 환자가 원하는 개선된 우리나라 의료서비스의 모습'은 다음과 같아야 한다고 생각합니다.

먼저 건강보험은 보험제도의 본래 취지와 목적에 맞게 '어려울 때 도움이 되는 제도'로 제대로 재편했으면 합니다. 희귀·난치·중증질환은 가정 경제가 어려움에 처하지 않을 정도로 건강보험 보장성을 넓히고, 가벼운 질환은 제외하는 방안입니다. 동네 의원을 이용할 때 500~1000원을 내고 진료받기보다는 중병에 걸렸을 때 가계가 흔들리지 않을 정도로 보장을 받는 게 보험의 본래 취지와 목적에 부합한다고 생각합니다.

아이를 낳지 않는 경향으로 인해 건강보험료를 내야 하는 생산 가능 인구는 줄어들고 고령화로 인해 건강보험 재정을 많이 써야 하는 미래 고령사회에 대비하기 위해서라도 가벼운 질환은 제외하거나 본인부담을 높여야 한다고 생각합니다.

지금 건강보험 재정에 여유가 있다고 해서 보장성을 강화하겠다며 쓰고 보자는 식의 공유지의 비극을 목격한 바 있습니다. 이래서야 건강보험제도를 유지할 수 있을까요? 현재의 기성세대가 미래의 자식 세대에게 보험료 부담을 떠넘겨서는 안 됩니다. 조금이라도 여유가 있을 때 저축해야 미래 세대의 허리가 휘는 것을 막을 수 있습니다. 국민연금도 마찬가지이겠지요. 여유 있는 세대가 더 내고 미래 세대를 위해 덜 받는 구조로 바꿔나가야 합니다.

아울러 건강보험료를 더 내거나 정부 세금을 더 지원해서라도 비급여 항목을 급여 항목으로 더 많이 전환했으면 합니다. 민간기업이 운영하는 실손보험료 대신 건강보험료를 더 내서라도 큰 병으로 아플 때 많은 부담을 하지 않고 보험 혜택을 더 받을 수 있으면 좋겠습니다. 실손보험이 필요 없을 정도로 건강보험에서 튼튼히 보장해 주는 구조로 바꾸었으면 합니다.

골든타임을 기준으로 지역 거점병원을 지정하고 정부 예산에서 건축비, 의료장비, 인건비 등을 지원해 중증질환과 필수의료를 커버할 수 있도록 하면 어떨까요? 공공의료기관의 공무원 임금 및 지원 체계도 민간의료기관 수준에 맞도록 개정해야 합니다. 공공의료기관의 의료인 직군은 2~3년 단위의 계약직으로 알고 있습니다. 민간의료기관 의사가 앞 다퉈 지원할 수 있도록 임금 체계를 정규직으로 바꿔야 한다고 봅니다.

불가피하게 의료사고가 발생했을 때에는 형사처벌 대신 배상 또는 화해제도를 통해 적절한 보상으로 받도록 함으로써 의료진이 법률 위험으로부터 벗어날 수 있도록 하면 어떨까요? 의료배상보험은 자동차보험과 마찬가지로 모든 의료진이 의무 가입하는 종합보험과 의료사고 발생률이 높은 진료과를 위한 특약으로 운영하되, 보험료는 정부, 보험자, 의료진, 환자가 공평하게 부담하는 방식을 도입했으면 합니다.

권역 의료기관제도도 도입했으면 좋겠습니다. 권역 의료기관을 설정하고 권역 외 의료기관을 이용할 때에는 권역 의료자원으로는 진료가 어렵다는 권역 책임 의료기관의 주치의 소견서가 있어야 다른 권역 의료기관을 이용할 수 있도록 해야 합니다. 소견서 없이 다른 권역 의료기관을 이용할 때에는 건강보험 급여를 제한하고 여기에 덧붙여 의료자원 이용세를 추가로 부과해 한정적인 의료자원을 소비한 책임을 지도록 해야 할 것입니다.

필수의료 분야의 수술 수가도 적정한 수준으로 올렸으면 합니다. 심혈관 스텐트 수술이 200만 원대이고, 뇌동맥류 수술 수가가 300만 원에 못 미친다고 합니다. 다른 위험한 수술도 비슷한 수준이라고 들었습니다. 수술을 하면 할수록 손해가 나서 비급여나 장례식장, 주차장, 매점 등의 수익 사업을 통해 벌충한다고 하니 비정상적인 상황인 것은 틀림없는 것 같습니다.

필수의료 분야를 외면하지 않고 경쟁적으로 지원할 수 있도록 이런 비정상적인 것부터 바로잡아야 하지 않을까요?

응급실 뺑뺑이 문제는 권역 의료기관제도를 보완해 해결했으면 합니다. 현재 119에는 응급환자의 상태를 판단하고 지역 및 권역 의료기관의 필수의료진 상황을 정확히 파악할 수 있는 전문가가 부재한 것으로 알고 있습니다. 지역 및 권역 의료기관 의료진이 응급환자 관제탑 역할을 맡을 수 있는 제도를 만들면 응급실 뺑뺑이 문제는 대부분 해소할 수 있다고 생각합니다.

시골 산간벽지 지역의 환자 문제를 해결하는 방안입니다. 시골 산간벽지에까지 종합병원을 짓고 의료장비와 의료장비를 갖추어 운영하기에는 너무나 많은 재정이 필요합니다. 저출산 고령화로 시골 산간벽지에 인구가 줄어드는 상황까지 고려해야 합니다. 장래 인구 추계까지 고려해서 거점도시를 정하고 그 이하 산간벽지에는 헬기, 공기부양정 등 신속한 이송 수단을 지원하는 것이 지속가능하고 현실적인 대안이라고 생각합니다.

마지막으로 인구 고령화에 대비한 의료-복지 지원체계입니다. 생애 고령기를 요양병원이나 요양원이 아닌 사는 곳에서 마무리할 수 있는 의료체계를 만들어야 합니다. 보건소에서도 대사증후군관리사업, 모바일 헬스케어사업, 심뇌혈관질환관리, 재활간호, 방문보건, 모자보건 등 다양한 건강관리사업을 펼치고 있습니다. 의료계에서는 동네 병의원 중심의 만성질환관리체계도 시범사업을 추진하는 것으로 알고 있습니다. 평소에 건강생활을 실천하고 관리해 건강한 노년을 오래도록 유지하자는 취지입니다.

또한 동네 병의원 중심의 만성질환관리 시범사업(커뮤니티케어)을 추진하는 것으로 알고 있습니다. 이러한 배경에는 고령화 말기에 병원 입원과 임종, 불필요한 의료자원에 막대한 건강보험 재정이 투입되는 문제가 자리하고 있습니다. 병원 병상이 아닌 재택의료로, 의료시설 요양이 아닌 지역과 가정 요양으로 변화하지 않으면 재정을 감당하지 못하기 때문이겠지요.

의료개혁의 초점은 의과대학 신증설이나 의과대학생 증원이 아니라 당장의 필수의료와 지역 의료 부재 문제, 간병비 지원, 그리고 고령사회에 대비한 의료-복지 지원체계 구축에 맞춰져야 한다고 생각합니다. 건강보험 및 의료급여와 장기요양보험 및 복지제도를 연계하는 방안도 고민해야 할 의료개혁 과제입니다. 노인 및 장애인용 복지용구, 가정 내 안전시설, 이동 수단 등 고려해야 할 과제도 많습니다. 가급적 노인이나 장애인이 입원하지 않고 가정에서 생애를 마무리할 수 있도록 정책과 제도를 준비해야 하는 상황입니다.

의대 정원을 2000명 증원하는 문제로 갈등하고 고민하면서 고통 받는 요즘입니다. 이 또한 지나가겠지만 여러 의사 선생님의 고민이 한때의 고민으로 그치지 않기를 바랍니다. 의료계와 의학계 최고 전문가들이 계신 의사단체에서 대한민국 의료의 10년, 20년, 30년 후의 올바른 미래 방향과 실천적인 대안을 담은 '보건의료 발전 중장기 계획서'로 빛을 발하길 바랍니다.

다시 한 번 저희 가족의 생명과 건강을 지켜주신 여러 선생님께 고맙고 감사한 마음을 전합니다. 몇 번의 죽음을 경험하고 평생 장애를 안고 살아야 하는 가족이 있는 평범한 시민의 고민과 고언을 들어주셔서 감사합니다.

주치의 지정의 장단점

남성(20대, 남성, 교직원, 서울 종로구 거주)

주로 이용하는 의료기관

저는 어렸을 때 아토피, 위용종 등으로 대학병원을 꾸준히 다녔으며 현재는
감기나 비염 증상이 있을 때 동네 의원을 주로 이용하고 있습니다. 저희 가족 중
할머니는 당뇨가 있으셔서 동네 의원을 주로 이용하시며, 아버지는 허리디스크
가 있어 지금도 지속적으로 종합병원에 다니고 있습니다.

진료 중 의료진과의 소통에 대한 생각

진료를 볼 때면 의사 선생님들의 설명이 불충분한 경우는 적었으며, 불충분한
경우가 있더라도 궁금한 점을 질문하면 친절하게 설명해 주셨습니다.

의료기관, 주치의, 또는 전담 의료팀을 지정하는 방식에 대한 생각

한국의 진료 수준은 접근성이 좋으며 체계적이고 선진국 수준이라고 생각합

니다. 의료기관과 주치의를 지정할 수 있다면 우리나라 의료체계가 더욱 발달할 수 있다고 생각합니다.

다만 만약 주치의를 지정할 수 있도록 한다면 미국, 영국 등의 선진국과 같이 국내의 1차 의료 개념과 범위를 정립해야 하며 이에 대한 법과 제도가 명확하고 체계적이어야 합니다. 또한 이러한 제도를 시행하기 위해서는 전문의를 수련하는 과정에서나 주치의가 의료기관을 개설할 때 국가의 일부 재정 및 시설 지원이 필요하다고 생각합니다.

주치의 지정 방식의 장단점

주치의 지정은 환자 맞춤형 의료서비스를 제공해 환자의 의료 경험을 개선하고 최적화하기 위한 방법입니다.

이러한 등록 방식의 장점은 첫째, 환자 본인의 건강에 대해 누구보다 잘 알고 있는 주치의에게 지속성을 갖추고 일관된 진료와 치료를 제공받을 수 있다는 것입니다. 둘째, 환자가 여러 병원을 다님으로써 발생할 수 있는 과잉 처방, 과소 진료, 약물 과다 복용을 예방할 수 있습니다. 동시에 굳이 여러 병원을 다니면서 의료재정을 낭비하는 일도 줄어들 수 있습니다. 셋째, 의료비 증가속도 감소로 국가와 국민의 의료비 부담이 감소할 수 있습니다. 넷째, 의료진 간의 정보 공유와 협력을 증대시킬 수 있습니다.

단점은 첫째, 유명한 주치의를 지정하려는 경쟁과 편중 현상이 일어날 수 있으며 주치의에 대한 선택의 폭이 제한될 수 있습니다. 둘째, 의료수가 및 보험료 인상의 문제가 있습니다. 셋째, 대부분의 환자는 의료장비가 다양한 대학병원에 가는 것을 선호하는데 주치의 제도가 도입되면 큰 병원을 가기가 어려워지는 등 환자들의 자유로운 의료 이용이 제한될 수 있다는 우려가 있습니다.

이러한 단점에 대해서는 이미 주치의 제도를 도입한 선진국의 법과 제도를 국내 의료 상황에 맞게 도입해 적용해야 하며 국민들에게 제도의 장점을 적극적으로 홍보해야 한다고 생각합니다.

주치의, 주 의료기관을 통해 받고 싶은 의료서비스

거동이 어려운 환자에 대한 왕진과 전화 상담 같은 의료서비스를 받을 수 있으면 좋겠다고 생각했습니다. 다만 주치의의 근무 시간 중 왕진과 전화 상담은 예약 제도를 마련하거나 특정한 시간대에만 가능하도록 해야 하며, 전체 근무 시간에 포함되도록 하는 것을 전제로 해야 합니다. 또한 근처 보건소나 공공의료기관과 협력해 도움을 받을 수 있도록 해서 주치의가 추가업무로 과로를 느끼지 않도록 업무량을 조절하는 것은 매우 중요하다고 생각합니다.

주치의, 주 의료기관 지정 시 환자가 다른 의료기관을 방문하는 방식

아까 언급한 단점과 동일한 내용이 있습니다. 환자 본인이 대학병원과 같은 다른 의료기관에 가고 싶다면 현재와 같이 자유롭게 갈 수 있어야 한다고 생각합니다.

환자의 자유로운 선택권 없이 주치의 판단으로 의뢰를 해야만 대학병원에 갈 수 있다면 이에 대해 환자가 이의를 제기하는 절차에 대한 문제, 이러한 불만을 피하기 위해 주치의가 대학병원에 가고 싶어 하는 환자 모두를 의뢰할 가능성, 주치의가 환자를 의뢰하지 않았는데 환자의 상태가 나빠질 경우의 법적 책임 등과 같은 중대한 문제가 발생할 수 있기 때문입니다.

주 의료진을 주치의 1인, 다수의 의사, 다양한 직종으로 구성된 의료팀 중 선택한다면 무엇이 좋을 것인가?

환자 입장에서 본다면 다양한 직종으로 구성된 의료팀이 좋다고 생각합니다.

주치의의 업무 과중도 생각해야 하며 다양한 직종으로 구성된다면 전문성도 높일 수 있기 때문입니다.

주 의료기관 또는 전담 의료기관의 규모와 방식은 어떠하면 좋을 것인가?

규모로는 1차 의료기관이 우선적으로 주 의료기관 및 전담 의료기관이 되어야 한다고 생각합니다. 그 후 과도기를 거쳐 발달된 1차 의료를 통해 국내 보건의료 시스템이 체계적으로 유지되면 더 나아가 종합병원에도 적용할 수 있는 환경 및 시스템을 만들어야 한다고 생각합니다.

선진국을 모델로 하여 1년 단위로 주치의를 정할 수 있도록 해야 하며, 국민 선택권을 넓혀 주치의 변경에 큰 어려움이 없도록 해야 합니다. 또한 1차 의료는 주치의가 담당하고 전문 의료는 종합병원 이상의 전문의가 담당하도록 해야 하고, 주치의 개원은 많은 부분 공동 개원 형태가 되어야 한다고 생각합니다.

가까운 곳의 1차 의료기관과 먼 곳의 3차 의료기관 중 어디서 건강관리를 하고 싶은가?

가까운 의료기관에서 지속적인 건강관리를 할 수 있도록 하되, 환자가 대학병원에서 건강관리를 하기 원하거나 1차 의료에서 진료 및 치료하기 어려운 환자의 건강 문제가 발견되면 협력해서 같이 건강관리를 할 수 있도록 서로 도움을 주는 것이 좋다고 생각합니다.

인공지능을 활용한 의료서비스에 대한 생각

의료영상진단 분야 중 인공지능 영상분석 시스템은 이미 방대한 의료 데이터를 기반으로 질병을 예측해서 효과적인 진단 및 치료 방안을 선택하는 데 크게 기여하고 있는 것으로 알고 있습니다. 인구 고령화로 인한 의료비 증가를 축소하고 의료서비스의 양적·질적 향상을 위해 인공지능은 꼭 필요하다고 생각합니다. 의료편의성, 진단 및 치료 정확성 등을 더욱 향상하기 위해 인공지능을 활용한 의료서비스를 많이 이용하고 싶습니다.

다만 인공지능이 의료서비스에 도움을 제공하는 동시에 의사-환자 간 소통에 영향을 미치지 않는 균형 있는 시스템이 필요하며 인공지능의 법적 책임과 규제, 개인정보 보호 등이 해결해야 할 주요한 문제로 대두되고 있어 이에 대한 명확한 법적 규정을 만드는 것은 국민 입장에서 필수적으로 보입니다.

진료비, 의료수가에 대한 생각

개인적으로 우리나라의 의료접근성은 경증진료 및 치료에 대해서는 세계 최고라고 생각하며 의료 기술력은 이미 선진국 반열에 들어서 있습니다. 그럼에도 불구하고 의료수가는 다른 나라와 비교해 많이 열악합니다.

저는 사람의 생명과 직결되는 의료서비스에 대해 양보다 질적 가치가 더 우선이라고 생각하기 때문에 의료수가를 올려 현행 건강보험제도에서 행위별 수가제가 지닌 문제인 과잉 진료 및 치료를 최소화하는 동시에 수익이 보전되도록 수가를 정상화함으로써 전문의 고용을 늘리고 기피과 전문의를 고용할 수 있는 환경을 만드는 것이 우선이라고 생각합니다. 예를 들어 기피과 수술의 수가를 올리거나 지방에서 기피과를 운영하는 병원에는 국가에서 지원을 해주는 방법이 있습니다.

필수의료를 중심으로 의료수가를 정상화하고 불필요한 부분에 지출되는 건강보험공단의 재정을 지키는 등 수가 문제를 먼저 개선한다면 현재 큰 문제로 다가온 의대 정원 문제나 기피과의 의료 공백이 개선될 것입니다. 의료수가를 올리는 것만이 답이라는 것은 아닙니다. 의료수가를 올려야 근본적인 문제 해결을 시작할 수 있다고 생각합니다.

현재의 방식에 변화가 필요한가에 대한 생각

저수가 문제를 먼저 해결하지 않고 의료 행위량을 통제해 의료비를 조절하려고 한다면 결국 병원난이 가속화되어 극단적인 상황에서는 대부분의 병원이 폐업하게 될 수 있습니다. 행위별 수가제, 포괄수가제, 신포괄수가제 등 현재의 지불제를 먼저 개편하는 것은 국내 의료 상황의 근본적인 문제를 해결하는 순서에 맞지 않다고 생각합니다.

주치의, 전담 의료진, 전담 의료기관을 등록할 때 환자가 내는 본인부담금에 대한 생각

의료서비스의 양적·질적 향상을 보장하고 건강보험료 인상 문제 등을 조금이나마 해결하기 위해서는 환자의 본인부담금이 지금보다 더 증가해야 합니다. 다만 중증질환이 아니라 경증질환으로 한정해 본인부담금을 60% 정도 올려야 된다고 생각합니다. 이에 따라 환자의 본인부담금이 올라가더라도 환자 본인이 받는 의료서비스에 대한 만족도가 높아진다면 더 좋을 것 같습니다. 다만 저소득층의 본인부담금에 대해서는 비교적 낮게 지정하거나 국가에서 일부 지원하는 것이 필요하다고 생각합니다.

그 외에 주치의와 전담 의료기관이 지정되었지만 다른 의료기관을 이용하는 경우에는 본인부담금도 달라져야 한다고 생각합니다.

건강보험료에 변화가 필요하다고 생각하는가?

우선 우리나라에 단기 체류하는 일부 외국인의 의료쇼핑 등 건강보험 무임승

차로 건보 재정이 매년 무의미하게 소비되고 있다고 들었습니다. 2024년 4월 3일부터 국내에 6개월 이상 체류해야만 피부양자가 될 수 있는 것으로 개정되었다고는 하지만 이것만으로 재정 누수를 원천 차단하는 것은 불가능하다고 생각합니다. 건강보험의 지속성을 위해 이에 대한 부분은 더욱 논의가 필요하며 가장 먼저 해결해야 할 큰 문제입니다.

또한 의료수가를 조정한 후 건강보험료도 어느 정도 인상하는 등의 조정이 필요하다고 생각합니다. 환자의 본인부담금이 올라가면 어느 정도 유지할 수 있겠지만 결국 인상이 불가피하다고 생각합니다.

끝으로

많은 의견이 오고가며 대립하고 있습니다. 국내 의료 상황이 좋지 않은 만큼 서로 싸우는 것이 아니라 서로 협력해서 하루빨리 대화의 장이 마련되었으면 좋겠습니다. 또한 이 글은 시민 한 명이 단순히 의견을 피력하는 것에 지나지 않겠지만, 이번 시민 공모를 시작으로 하나씩하나씩 시민들의 많은 의견을 모아 다같이 어려운 상황을 타개해 나갔으면 합니다.

긴 글 읽어주서서 감사드립니다.

제2부

응모작

기존 정원의 65% 확대, 과연 가능한가

제이(30대, 여성, 간호사, 서울 관악구 거주)

내가 막 대학을 졸업하던 해 아버지가 위암 4기 판정을 받았다. 이미 췌장과 간, 림프전이가 있는 상태였고 기대여명은 2~3년 남짓이었다. 이제 막 환갑을 맞은 나이, 아직 시집, 장가도 안 간 앳된 네 명의 자식들. 교수님은 짝이 있는 자녀는 누구라도 어서 결혼을 서두르는 게 어떻겠냐고 말씀하셨다.

몇날 며칠을 울고 나서 우리 가족은 아빠를 위해 정신을 차리기로 했다. 가능한 한 빠르게 수술하기로 하고 입원수속을 했다. 위는 물론 간과 췌장 일부까지 절제하고 나온 아빠는 너무 마르고 힘들어보였다. 그때부터 시작이었다. 엄마는 아빠의 간병을 위해 함께 운영하던 식당을 접었고, 이제 직장에 다니기 시작한 지 3년차에 접어든 언니와 이제 막 졸업해서 일을 시작한 나는 한순간에 집안의 가장이 되었다.

언니와 나는 아빠의 치료비와 가족의 생활비로 월급의 대부분을 썼다. 그래도 들어둔 보험이 있어 얼마간의 돈이 나왔고, 실비보험으로 일정 부분 치료비를 충당하기는 했지만 아빠의 치료기간 동안 언니는 8000만 원, 나는 5000만 원의 대출까지 냈다.

세 번에 걸친 수술과 수없이 많은 항암과 방사선치료, 아빠도 우리도 너무나 힘든 시간이었지만, 그래도 아빠의 의지와 가족들의 정성, 좋은 교수님을 만나 아빠는 너무 감사하게도 6년을 사셨다. 그러는 동안 언니는 결혼을 하고 아이도 낳았다. 남동생은 대학을 졸업하고 취직했고, 막둥이 여동생은 스무 살 대학생이 되었다. 아빠는 눈에 넣어도 아프지 않을 첫손주의 백일잔치를 치르고 얼마 뒤 우리 곁을 떠나셨다.

아빠의 암투병과 죽음을 지나오며 많은 생각이 들었다. 가족 중 누군가가 아프면 치료비만 드는 게 아니다. 일을 하던 가족이라면 그 사람이 벌어오던 수입이 없어지거나 줄어들고, 간병이 필요하면 그를 위해 가족 중 누군가가 생업을 포기해야 할 수도 있다. 간병인을 쓴대도 간병비가 추가로 든다. 질병이라는 것은 굳건할 것 같았던 가족을 무너뜨리기에 너무나도 충분한 놈이다.

그래도 다행인 것은 우리나라의 의료 시스템이 전 세계 그 어느 나라보다 아픈 이에게 관대하다는 것이다. 오바마도 부러워한 의료 시스템이라고 하지 않았던가.

암환자는 산정특례가 적용되어 기존 의료비의 1/4만 내면 되었다. 그 덕에 언니와 나의 월급과 아빠의 보험금, 대출금으로 6년 투병기간 동안 할 수 있는 최선의 치료를 할 수 있었다. 누군가는 그럼 몇 억인데 병원비가 너무 비싼 것 아니냐고 할 수도 있겠지만 일하는 나와 대학을 다니는 남동생이 각자 다른 지역에 있었고 남은 가족들의 생활비에 아빠 치료비까지 더해진 것이니 6년 동안 그 정도면 나는 정말 감사한 일이라고 생각한다.

아빠가 돌아가시고 난 뒤 남은 건 갚아야 할 빚뿐이기는 했지만, 적어도 돈 때문에 치료를 못 받은 것은 없었기에 후회와 죄책감은 남지 않았다. 우리는 할 수 있는 최선을 다했으므로 아빠도 알아주실 것이라고, 이제 남은 우리는 그저 열심히 살면 된다고 생각했다.

다른 나라였다면 언감생심 가능한 일이었을까. 아니, 불가능했을 것이다. 대한민국의 건강보험 시스템과 유수의 병원, 그리고 훌륭한 의료진이 있었기에 우리 가족의 고난은 견딜 만했다. 절대적인 관점에서 보면 치료를 위한 비용이 많이 들었지만 상대적인 관점에서는 합리적이었고 의료진은 믿음직스러웠다. 그것 외에 무엇이 더 필요하랴. 그 말은 곧 암환자와 같은 장기적이고 고도의 치료가 필요한 중증 환자들은 지금처럼 합리적인 치료비용과 믿음직스러운 의료진, 그리고 그것이 이루어지는 병원이 필요하다는 것이다.

아빠가 떠나신 지 어느덧 6년이 더 흘렀다. 어느 날 의대 정원을 2000명 늘린다는 이야기가 들려왔다. 의사들이 그것에 반대한다는 소식도 들려왔다. 그저 지나가는 뉴스로 치부하고 크게 고민하지 않았다. 그러나 상황은 나쁘게만 흘러갔다. 뉴스에서는 연일 의사들이 밥그릇 싸움을 하느라 환자를 내팽개쳤다고 했다.

6년 동안 아빠와 함께 의사와 병원을 경험해 본 나로서는 과연 정말 그럴까 하는 의문이 들었다. 그 의문은 꼬리에 꼬리를 물어 대체 한 해에 배출되는 의사 수가 몇이기에 2000명을 증원한다는 걸까 궁금해졌다. 네이버에 검색하니 한 해 의대 정원이 3058명이라고 나왔다. 기존 정원의 65% 확대, 당장 내년. '가능한가'라는 질문이 먼저 떠올랐다.

의대가 아니더라도 세상의 어떤 학과가 기존 정원의 65% 확대를 당장 내년에 해낼 수 있단 말인가? 이를 위해서 정부 차원에서 전폭적인 지원이라도 이루어지는 것일까? 그렇다는 말은 없었다. 그럼 결국 증원을 위해 추가로 고용하는 교수, 학습을 위한 시설, 그리고 뉴스에도 계속 나오는 해부학실습을 위한 카데바, 그런 모든 비용을 대학이 감당하는 것인가. 만일 대학이 감당한다면 등록금으로 충당할 것 같다는 생각이 들었다.

그렇다면 증원을 해야 하는 이유는 무엇인가? 지역 의료의 약화, 비인기 진료과의 의사 부족이랬다. 지역 의료의 약화라는 게 비단 의료계만의 문제인가. 비인기 진료과의 의사 부족은 과연 한 해에 배출되는 의사 수가 부족해서인가. 정말 그런가, 정말?

나는 작년에 수많은 소아과가 문을 닫는다는 기사를 봤다. 다섯 살짜리 아이를 키우는 엄마인 나는 한 달에도 몇 번씩 소아과를 갈 일이 생긴다. 며칠 전부터 예약을 하고 가도 1시간은 기다린다. 예약을 안 하고 간 날은 3시간도 기다린다. 아이는 주로 감기로 가는데 감기가 뭐 예약하고 걸리던가. 전광판에 나오는 대기자 50명. 저출산 시대라더니 애가 정말 많네 싶다. 이렇게 호떡집에 불난 것 같은데 운영이 어려워 소아과가 문을 닫는다니? 그런 의문이 들어 그 기사를 유심히 봤던 기억이 난다.

소아과와 관련된 진료비와 수가가 30년째 동결이란다. 공장 돌리듯이 진료를 봐도 운영이 어렵겠구나 싶었다. 소아과 수가를 왜 개선해 주지 않는 걸까? 소아 진료와 관련된 수가를 올리면 큰일이라도 나는 걸까? 기본적으로 진료비의 80%는 건강보험공단이 내고 20%를 환자가 낸다. 1000원이던 것을 2000원으로 올리면 엄마 아빠는 200원 내던 것을 400원 내게 되지만, 건강보험공단은 1600원을 내게 되는 것이다.

설마 이것이 수가를 개선해 주지 않은 이유라고 생각하지는 않겠다. 부모는 기본적으로 아이를 위해 지갑을 열 준비가 되어 있는 자들이다. 그 말인즉슨 소아과 수가가 오른다고 해서 집안 경제가 휘청거린다든지 아이 병원비가 아까워 죽는다든지 그렇지는 않다는 것이다. 소아과 진료비에도 가계부가 휘청거릴 수 있는 취약계층에 대한 의료비 지원이나 중증질환자, 희귀질환 등에 대한 의료비 지원도 추가적으로 이루어지고 있다. 이런 지원은 유지하고 그 외의 부분에서는 수가를 개선하면 좋겠다. 돈을 조금 더 내더라도 진료받을 소아과가 없어 전전긍긍 걱정하지 않고 싶다.

비싸서 진료를 못 볼까 봐 수가를 올리지 않고 아낀 거라면, 이제는 병원이 없어 진료를 못 볼 지경이니 유관 부서에서 여러 방안을 연구해 수가를 개선할 때가 되었다고 생각한다. 정말로 필수과에 의사가 부족하다면 수가를 운영 가능한 수준으로 올려 의사가 충분해지도록 해야 한다. 우리나라는 자유경제국가 아닌가. 시장이 굴러가는 생리에 맞춰 필수과에 의사가 지원할 수 있도록 유도하려면 응당 이 방법이 맞다고 생각한다.

수가를 인상하면 안 그래도 적자(라는 표현이 맞는지는 모르겠지만)인 건보 재정이 흔들리게 되고 그렇다면 건보료 인상이 되겠구나 싶다. 하지만 건보료가 쓰이는 곳이 타당하고 이에 따라 건보료를 인상하는 것이라면 이는 국민들도 받아들여야 하는 부분이라고 생각한다.

만약 정부가 개입해서 필수과에 의사를 충원시키겠다고 한다면, 나의 짧은 식견으로는 본인의 전공을 필수과로 미리 선택하는 의대생들에게 장학금을 지원하고 향후 월급의 일부를 지원해 필수과에 인력이 돌도록 하는 정도가 정부가 개입할 수 있는 수준이 아닐까? 수가 개선이 이른바 동네 소아과 의원들의 존립을 위한 것이라면, 이것은 종합병원 이상의 솔루션이 아닐까?

정말 똑똑한 사람 다 모여 있다는 곳에서 이 사태를 해결할 '의료개혁'으로 단순히 2000명씩 5년 동안 1만 명의 의사를 추가로 배출한다는 계획을 낸 게 맞다면 우리나라의 미래가 참 어둡다는 생각이 든다. 그게 아니라면 그 똑똑한 사람들이 그저 건강보험 재정과 정부 예산을 한푼도 안 들이고 코 풀 방법을 찾아낸 게 아닌가 하는 의문도 든다(하지만 시원하게 코가 풀릴 것 같지도 않다).

사실 더 나아가서는 그렇게 마구잡이로 배출된 의사들이 필수과가 아니라 일명 돈 되는 과로 몰려들어 불필요한 의료비 지출을 만들어내고 결과적으로는 건보 재정 파탄의 주범이 되어서, 결국 나라가 '나는 손 쓸 도리가 없소' 하고 건보를 포기할 명분이 되어주지는 않을까 하는 걱정도 든다.

난 위암 환자의 딸이기 때문에 암에 걸릴 확률이 남들보다 높다. 암에 걸리지 않도록 건강관리를 열심히 하지만 만약 아빠와 같은 상황에 놓였을 때 적어도 아빠만큼은 치료를 받고 싶다. 그런데 지금 그냥 가만히 있으면 그럴 수 없을 것 같아 펜을 들었다.

사람들은 기득권층인 의사들이, 그리고 환자를 돌봐야 하는 의사들이 환자 목숨을 담보로 자기 밥그릇을 지키는 짓은 하면 안 된다고 한다. 세상에 자기 밥그릇을 지키려고 하지 않는 멍청이도 있나? 왜 의사만 그러면 안 되는가. 그건 너무 이기적인 생각 아닌가('내가 바람 펴도 너는 절대 피지 마'라는 노래 가사가 생각난다).

그리고 무엇보다도 나는 전공의와 의사들의 결정이 개인적인 밥그릇에 대한 불안감이기보다는 조금 더 대의를 위한 것이라 생각한다. 그리고 정부의 의도가 옳다고 해서 이렇게 밀어붙이는 것이 정말 정당한 일인가? 그건 민주주의의 사망이 아닌가? 정부는 2000명 증원이라는 계획으로 작금의 사태가 발생할 수 있다는 사실을 몰랐을까? 몰랐어도 문제이지만, 알았다면 국민의 생명을 담보로 하는 싸움에 불을 붙인 것이다.

뉴스는 연일 의사를 비판하고 어느 건물 전광판에는 의대 정원 2000명 증원은 의료개혁의 숙명이기에 국민을 위해 완수해야만 한다고 번쩍번쩍 광고가 나온다. 이런 상황을 보면 마치 정부와 국민 모두가 힘을 합쳐 못된 의사집단을 이겨야 하는 것 같다. 그러나 국민의 한 사람으로서 정말로 의대 정원 2000명 증원이 답일까라는 의문이 들었고 다른 답지가 있을 수 있다는 생각을 했기에, 나와 같은 생각을 하는 국민도 있다는 것을 알리고 싶어 펜을 들었다.

아이를 낳고 병원비를 계산하고 나오던 날 생각했다. '우리나라는 참 좋은 나라구나, 사람들이 다 '헬조선 헬조선' 해도 의료에서만큼은 정말 좋은 나라구나' 그렇게 생각했다. 나도 내 아이도 그런 좋은 나라에서 그런 좋은 의료 시스템을 계속 누리며 살 수 있기를 바라는 마음이다.

지금의 사태를 잘 풀어서 더 좋은 그리고 더 안전한 의료 시스템 안에서 환자들이 마음 편히 치료받을 수 있기를 바라본다.

국민이 피부로 느끼는 대한민국의 의료를 알고 있는가

K의료의 힘(40대, 남성, 회사원, 고양시 거주)

　캐나다로 이민 가서 살고 있던 절친한 친구 부부가 10년 만에 한국에 들어와 만났다. "너무 반갑네. 무슨 일 있어서 온 건 아니지?"라고 묻자, 친구는 큰일은 아니고 아내가 하지정맥류가 너무 심해져 수술을 하기 위해 들어왔다고 했다. 문득 의아한 생각이 들었다. 의료 전문가는 아니지만 내가 아는 상식으로는 하지정맥류 수술이 암과 같은 중대 질환은 아니기에 선진국인 캐나다에서 굳이 머나먼 모국까지 온다는 게, 이민자라서 건강보험이 없는데도 불구하고 한국에서 비용을 들여 수술을 한다는 게 선뜻 이해가 되지 않았다. 하지만 내심 '이게 세계에서 알아주는 K의료인 것인가' 하는 뿌듯한 생각까지 들었다.

　친구에게 들어보니 캐나다는 모든 의료가 무료라고 한다. 하지만 의사 수가 많지 않아서 본인에 대한 주치의가 정해져 있고 예약을 하면 긴급하고 중대한 의료사항부터 의사를 만나볼 수 있으며, 일상적인 질환이나 개인이 기왕에 갖고 있는 질병들은 언제 의사를 만날 수 있을지 기약은 없지만, 상당한 시간이 지나 본인의 대기 순서가 되면 그제야 의사를 만나서 진료를 받을 수 있다고 한다. 친구를 만나기 전날 내 아들이 감기 기운이 있어 동네 소아과 의원을 방문해서 진료를 보고 약을 처방받았었기에, 감기와 같은 일상적인 질병에 걸리면 어른은 괜찮지만 아이들은 어떻게 하느냐고 묻자 집에 가서 약 먹고 쉬는 방법밖에 없다는 대답이 돌아왔다.

외국에 사는 친구를 10년 만에 만나보고서야 대한민국의 촘촘한 의료서비스가 당연한 것이 아니었음을 알 수 있었다. 물론 캐나다의 의료서비스가 지닌 장점도 있다. 암과 같은 중대 질병은 상대적으로 조속한 진료를 받을 수 있는 편이며 비용도 무료이기에 큰 병이 걸려도 병원비 걱정이 없다는 점이다. 일상적인 의료 부분에서는 불편함을 감수하더라도 정말 다급하고 절실한 의료 부분에 의료 역량을 집중하는 것이 나름 선진국답다는 생각이 들기도 했다. 하지만 대한민국의 의료서비스를 너무나도 풍족하게 체감하고 있는 나로서는 자녀와 가족을 생각하면 캐나다의 의료를 과연 감수할 수 있을지 큰 의문이 들었다. 그리고 누가 봐도 의사 수가 부족해 보이는 캐나다도 의사를 증원하지 않는데 거리 어디에서나 수개의 병원 간판을 확인할 수 있는 대한민국에서 의사 증원 문제로 의료 사태가 발생하는 것이 의아했다.

나의 아버지는 뇌출혈로 쓰러지셨는데, 쓰러진 당일 대학병원 응급실로 후송되어 바로 중환자실에 입원해서 각종 검사를 진행한 후 적절한 치료를 받으셨고 지금은 재활병원에서 재활하고 계신다. 어머니는 20년 전 즈음 갑상선암을 진단받고 대학병원에서 수술을 받았으며, 5년 넘게 추적관찰을 받아 완치되었다. 나의 부모님뿐만 아니라 장모님, 장인어른 등 가족 중 크고 작은 질병이 걸린 경우가 제법 있었지만 훌륭한 K의료 덕분에 지금은 모두 건강히 지내고 있다.

정부에서는 여러 가지 수치를 제시하면서 의사의 수가 적어 대한민국의 의료서비스가 부족한 상태라고 주장한다. 의료 전문가가 아닌 일반적인 사람에게는 수치를 내세운 근거의 영향력이 절대적이다. 수치가 어떻게 분석되고 어떤 의도로 수집되었는지, 어떤 방식으로 계산되었는지 이런 부분에는 관심이 없다. 아니 관심을 가져도 그 본질을 알아보기 어렵다. 그래서 그저 적다는 결과가 수치로 눈에 들어오면 그렇구나 하고 만다.

그런데 이상하다. 내가 피부로 느끼기에 의사가 부족해서 불편함을 느꼈던 적은 없다. 아니 분명 의사는 아주 많다. 길거리에 나서면 여기도 병원, 저기도 병원이다. 요즘에는 병원 간 입점 경쟁이 치열해지다 보니 1층 상가에 입점한 병원도 눈에 띈다. 참으로 낯설다. 건물 전체가 병원인 대형 병원을 제외하고는 항상 개인 의원급의 병원을 가려면 계단을 오르거나 엘리베이터를 타고 갔었다. 걸어서 1층에 바로 들어간 적이 있었는지 아무리 생각해 봐도 그런 경험은 떠오르지 않는다.

주변 지인 의사들이 개업을 한다는 소식을 듣고 같이 얘기해 보면 하나같이 요즘은 동네 의원 간에도 대형화가 일반적이라서 비용이 너무 많이 들고 경쟁도 치열해서 망한 의원도 있다는 얘기를 한다. 의사라는 직업을 동경하는 일반 사람들 사이에서는 우스갯소리로 이제는 병원마저 망하는 데가 있으니 몸 사리고 직장 열심히 다니자고 서로 격려하는 경우도 있다.

이처럼 생활에서 느끼는 의료서비스는 40년 넘는 인생을 살아오면서 지금이 가장 풍요로운데 대체 왜 정부는 의사 수가 적다고, 지방의 의료를 위해서라도 의사 증원이 필요하다고 하는 것일까.

물론 지방의 의료서비스는 수도권보다 부족하다. 아니 부족할 수밖에 없다. 비단 의료서비스만 그런가? 지방이 수도권보다 더 나은 서비스를 누리는 게 있기나 한 것일까? 모로 가도 한양만 가면 된다는 옛말은 21세기인 지금도 통한다. 지금도 모든 건 한양으로 통하고 모든 사람도 한양으로 몰린다. 정부가 세종시 수도권 이전 계획을 발표하고 세종시 개발에 그리 많은 자본과 노력을 쏟아부었음에도 여전히 수도권 집중화는 해소되지 않고 오히려 심각해졌다. 제2의 수도가 되어야 했을 세종시는 '공무원의 도시'가 되어버렸을 뿐이다.

과연 의사 수를 늘리기 위해 의대 증원을 하면 지방의 의료서비스가 보강될 수 있을까? 물론 정부가 증원과 함께 여러 가지 제도를 구상해 지방 의료의 양적 측면을 한시적으로 보강할 수는 있을 것이다. 하지만 정말 사회의 심각한 수도권 집중화를 피해 장기적으로 지방 의료만을 보강할 수 있을까?

지방 의료 문제는 증원으로 해결하기보다는 지방의 한계를 극복하는 도시계획을 수립하는 등 본질적인 구조 개선으로 해결해야 한다. 그러지 않으면 의사뿐만 아니라 젊은 사람들도 끌어들일 수 없다. 지금도 지방 대학을 졸업하는 의사 수가 많은 것으로 안다. 그 의사들 중에 지방에 남는 의사 수를 단 10~20%라도 증가시킬 수 있는 유인을 만든다면 수도권의 의료과잉을 해결하고 지방 의료를 증진시킬 수 있지 않을까?

초등학생 아이 둘을 가진 부모로서 요즈음 대학병원의 소아전문의가 부족해서 응급실에서 환자를 돌려보냈다는 뉴스를 보면 등골이 서늘해진다. 내 주변에 성형외과, 정형외과 같은 인기 높은 병원은 이리도 많은데, "생계가 되지 않아 아이 보는 것이 너무 좋아도 소아전문의가 되는 것을 포기해야 한다"는 인터뷰를 하는 의사들을 보면 왜 이런 현상을 정부가 나서서 해결하지 않는지 혀가 내둘러진다. 저출산의 파고 속에 자녀를 가진 부모들이 진정한 애국자라 불리는 상황인데도 왜 부모들은 소중한 아이들의 응급의료를 걱정해야 하는 것인가. 주말에 가까운 소아과를 가면 아이들과 부모로 항상 문전성시이다. 두 시간을 기다리는 건 기본이다. 진료만 볼 수 있다면 개원 30분 전부터 소아과 문 앞에서 '소아과 오픈런'을 한다. 소아과 의사는 끊임없이 진료를 한다. 내심 생각한다. '의사 선생님은 돈 많이 벌겠네.' 그런데 아니란다. 이렇게 문전성시를 이루는 소아과마저 다른 과에 비하면 자괴감을 느낄 만큼 수익이 적은 경우가 태반이란다.

소아과 전문의가 만든 유튜브 채널에서 소아과 의사의 보험수가를 솔직하게 녹화한 영상을 보니 내가 만약 의사여도 소아과를 선택하기가 쉽지 않겠다는 생각이 든다. 아무리 건강보험의 재정문제가 있다고 하더라도 소아과 전문의를 포기할 만큼 소아과 전문의가 부족한 상황인데도 비용만 생각하고 보험수가를 개선하지 않는 건강보험공단을 보면 참으로 답답하다. 내 아이들이, 국가의 미래들이 어떠한 응급 상황에서도 응급처치를 받을 수 있는 나라가 진정 미래가 있는 나라가 아닐까? 선진국인 캐나다에서는 병원비를 한 푼도 내지 않지만 그 비싼 암수술까지 다 무료로 받는다. 우리나라는 수술비도 내고 보험도 세계 최고 수준이라는데, 대체 왜 소아과 부분의 보험수가를 개선하지 못하는 것인가? 아니

안 하는 것인가?

그러면 앞으로 우리나라의 의료방향을 어떻게 되어야 할까? 의료 전문가가 아니고 의료 정책 전문가도 아닌 일개 국민이 이를 제시할 수 있을지 모르겠지만, 역설적으로 어떤 이권에도 개입되어 있지 않은 일반 국민이 만족하는 의료로 개선된다면 그게 진정한 정답은 아닐까 하여 몇 가지 의견을 첨언해 본다.

우선 첫째, K의료의 강점을 보존해야 한다. 전 세계적으로 K의료서비스를 받기 위해 한국으로 의료쇼핑을 오고, 질병의 난도와 관계없이 어떠한 질병도 모두 진료를 볼 수 있고, 각종 과목 부분에서 전문의가 즐비한 현재의 의료 시스템을 보존하는 것에 초점을 두고 디테일한 부분에서 개선점을 파악하고 모색해야 한다.

예를 들어 코로나 시대를 맞아 원격의료를 처음으로 접하면서 새로운 차원의 의료서비스를 대한민국 사람 모두가 경험할 수 있었다. 대면뿐 아니라 비대면, AI, 각종 생활 밀착형 의료기기 등을 활용해 스마트폰처럼 보다 쉬운 '스마트 의료'로 진화할 수 있도록 장기간 여러 가지 제도와 장치를 만들어야 한다.

둘째, 요즈음 의료를 제외한 대한민국의 모든 서비스는 배달 또는 인터넷을 활용해 간편하게 받을 수 있다. 다만, 모든 국민에게 이런 의료서비스를 제공하는 것은 너무 많은 비용이 들 수 있으므로 노인이나 장애인 같은 거동이 쉽지 않은 소외 인력에 대해 많은 예산을 투입해서 헌법에서 보장하는 기본권인 '건강하게 사람답게 살 수 있는' 기본적인 서비스를 강화해야 한다.

셋째, 건강보험공단의 적극적인 보험수가 개선이 필요하다. 소아과와 같은 열악한 분야의 보험수가를 인상하고 중대질환, 희소질병, 난치병을 앓고 있는 환자에 대한 의료비 부담은 낮추도록 국민에 대한 의료보험료를 적정히 조정해서 보험수가를 개선해야 한다.

넷째, 의료진의 양보다 질에 집중해야 한다. 이를 위해 인턴, 레지던트부터 개업의, 고용의까지 다양한 의료진이 다양한 의학논문이나 해외 의료사례를 공유할 수 있도록 정보·교육 시스템을 마련해 교육 이수를 의무화해야 한다. 만약 이러한 제도가 있다면 이를 더욱 강화·개선해야 할 것이다.

마지막으로, 현재의 의료 사태를 하루 속히 진정시켜야 한다. 의사 증원이 정말 필요하다면 의사협회나 병원협회 등의 전문가들과 면밀히 협의해 과학적이고 지속가능한 토대 아래 모든 구성원과 국민이 만족할 수 있는 결과를 도출해야한다. 지금처럼 어느 한쪽이 두 손 들고 항복할 때까지 싸우는 강대강 구도로는 모든 피해를 고스란히 국민이 입게 된다.

정책의 묘미는 강고하게 밀어붙이는 데 있는 것이 아니라 유연하면서도 꺾이지 않는 안정적인 밸런스를 유지하는 데 있다고 생각한다. 의사를 비롯한 의료인들 역시 정부와 긴밀히 논의해 이 길고 소모적인 의료 사태를 해결해서 어서 빨리 예전과 같이 국민 모두가 만족하는 의료서비스를 제공해 주기를 간곡이 부탁한다.

집에서 평화롭게 노년을 보낼 수 있었으면

한성주(20대, 여성, 기자, 안산시 거주)

동네 의원 수백 곳, '허수'를 거르다가 지친다

우리나라는 동네 사거리만 나와도 종합병원이 따로 없다는 이야기를 자주 들었다. 어떤 번화가에는 신경과부터 정형외과, 성형외과, 이비인후과, 안과, 소아과, 피부과까지 모두 있는 빌딩도 있으니 틀린 말이 아니라고 생각했다.

하지만 내가 직접 아파보니 실상은 달랐다. 아프면 고민 없이 달려갈 수 있는 의원은 손에 꼽는 실정이다. 길거리에 병원 간판이 많다고 의료접근성이 좋은 것은 아니었다. 진료 예약을 문의하면 놀랍게도 "그 병은 안 봐요. 다른 병원 찾아보세요"라는 거부 답변이 돌아올 때가 많았다. 거리에 즐비한 수많은 의원 중 환자가 '허수'를 가려내고 나를 제대로 도와줄 수 있는 곳을 찾아야 하는 상황이다. 의원을 찾아 나서면 '절대적 허수'와 '상대적 허수'를 목격하게 된다.

절대적 허수는 건강보험 급여가 적용되는 진료를 보지 않는 의원이다. 동네 피부과가 대표적인 사례이다. 중요한 시험을 앞두고 며칠간 밤을 새웠는데 갑자기 얼굴이 따끔거리고 간지럽더니 이마와 뺨에 발진까지 생겼다. 집에서 가장 가까운 피부과에 갔는데, 도와줄 수 없다고 다른 피부과를 가라고 했다.

그 의원은 건강보험심사평가원이나 네이버 등에 '진료과목 피부과'라고 안내되어 있었고, 피부과 전문의가 한 명 있다는 정보도 등록되어 있었다. 하지만 실제로는 보톡스, 필러, 레이저 시술 등만 하고 아프거나 몸에 이상이 생겨서 치료 목적으로 찾아오는 환자는 받지 않는 듯 보였다. 그간 의사들은 위헌의 소지가 있다며 '요양기관 강제지정제'를 철폐해야 한다고 주장해 왔는데, 이 제도가 이미 개원가에서는 야금야금 어겨지고 있는 모습이다.

상대적 허수는 내게 필요한 도움을 주지 않는 의원이다. 이 경우는 정신과 의원에서 많이 발견된다. 정신과 전문의가 있는 의원이라고 모든 정신질환자를 돕지는 않는다. 전화해서 눈치를 보며 조심스럽게 자신의 상태를 설명하고 물어봐야 한다.

몇 년 전 나는 직장을 옮긴 이후 스트레스와 우울증을 얻어 난생 처음으로 정신과 진료를 받기로 결심했다. 인터넷에서 집 근처 정신과의원을 검색해 전화번호를 찾고 전화를 걸어 예약을 잡았다. 그런데 예약을 도와준 의원 직원이 전화기 너머로 뭐 때문에 오는 거냐고 물었다. 나는 요새 스트레스가 심해서 밥을 못 먹는다고 설명했더니 섭식장애 환자는 안 본다면서 오지 말라고 했다. 나는 스트레스를 받아서 끼니를 자주 걸렀는데, 의사 얼굴도 못 보고 전화만으로 순식간에 '섭식장애 환자' 타이틀을 얻었다. 의사들이 그토록 반대하던 비대면 진료를 의사가 아닌 의원 직원에게 받아버렸다.

게다가 어느 의원에서 어떤 정신질환을 봐주는지 일일이 확인해야 하는 상황이 이해되지 않았다. 의료인이 아닌 일반 국민들은 정신질환의 종류를 모른다. 병식조차 없는 환자도 많을 것이다. 대략적인 질환명을 짐작한다고 해도 일일이 의원에 전화해서 내 상태를 털어놔야 한다는 것은 정신질환 진료에 접근하려는 환자에게 너무나 높은 허들로 느껴진다. 정신과 진료를 단념하게 만드는 요인이라는 생각이 들었다.

'명의 찾아 삼만 리', 환자들도 하기 싫다

살고 싶으면 서울의 큰 대학병원에 가야 한다는 인식이 자리 잡고 있다. 작년 초 아버지의 30년지기 친구 분이 대장암을 진단받으셨다. 아버지는 내게 대장암을 잘 고치는 서울의 큰 병원이 어딘지 알아보라고 부탁하셨다. 어머니는 자궁 경부암에 걸려 수술해야 한다는 진단을 받은 직장 후배한테 동네 병원 말고 꼭 서울 큰 대학병원을 가라고 당부했다. 고등학교 시절 믿고 따랐던 은사님이 최근 뇌졸중으로 휴직하셨다는 소식을 듣자 나와 동문 친구들은 뇌졸중 명의가 어디 있는지 인터넷을 샅샅이 뒤졌다.

아버지의 친구도, 어머니의 회사 후배도, 고등학교 시절 은사님도 서울의 이른바 '빅5'라 불리는 병원으로 갔다. 이들은 모두 경기도에 살고 있었으며, 시내에 대학병원이 한 곳씩 있었다. 집에서 30분 거리의 대학병원을 두고 굳이 편도 1시간에서 2시간 걸리는 서울에 있는 대학병원에 아픈 몸을 이끌고 간 것이다. 환자는 물론이고 보호자도 여간 피곤한 일이 아니다.

명의를 찾아 전국의 환자들이 서울에 있는 대학병원으로 몰린다. 큰 병에 걸리면 무조건 KTX를 타고 서울로 달려간다. 지방에 있는 대학병원 의사들도 다양한 환자를 보고 실력을 쌓고 여러 가지 시도를 해야만 비로소 '명의'로 거듭날 수 있을 것이다. 하지만 지방 대학병원에는 환자들이 가지 않는다. 환자들이 명의를 찾아 동네를 떠나 서울로 갈수록 동네는 명의 불모지가 되는 악순환을 겪는다.

하지만 환자들의 명의 찾기를 비난할 수는 없다. 나도 우리 부모님이 큰 병에 걸린다면 당장 서울의 빅5로 모시고 갈 것이다. 나뿐만 아니라 대한민국 누구라도 같은 마음일 것이다. 서울의 대학병원으로 환자들이 몰리는 이유는 '그냥저냥 치료'가 아니라 '최선의 치료'를 받고 싶은 간절한 마음 때문이다. 환자들은 국내에 최초로 들어왔다는 중입자 치료도 해보고, 외국의 큰 회사가 개발 중이라는 신약 임상시험도 해보고, 우리나라에서 가장 경험이 많다는 교수한테 수술도 받아보고, 할 수 있는 모든 방법을 동원해 목숨을 지키고 싶다.

서울 바깥에 있는 병원에서도 '최선의 치료'를 받을 수 있다는 확신이 들도록 해야 한다. 지방에 단지 시설만 그럴듯하게 지어놓고 의사만 확보해서 '자, 지방에도 이렇게 병원을 확충했으니 상경하지 마세요'라고 한다면 누가 그 말을 따를까. 나는 이런 식으로 지방의 의료 인프라를 살리겠다는 정책 결정자들에게 묻고 싶었다. 그래서 본인이나 본인 부모님이 아프면 지방 의료를 살리기 위해 새롭게 확충한 지방 병원에 갈 거냐고. 서울에 있는 병원만큼 우리 지역의 병원도 뛰어나다는 확신이 들면 누가 설득하지 않아도 환자들은 우리 지역에 있는 병원에 갈 것이다. 환자의 입장에서 한 번이라도 고민해 봤다면 핵심은 양이 아니라 질이라는 기본적인 전제를 파악하기는 어렵지 않다. 지금까지 의료를 개혁하겠다고 나선 정책 결정자들 가운데 진정으로 환자의 입장에서 고민해 본 사람이 있는지 의문이다.

실손보험 가입, 왜 당연하게 생각하죠?

우리나라는 전 국민이 건강보험에 가입해서 혜택을 받는다. 형편이 어려운 사람은 의료급여를 받는다. 이 공보험제도는 한국인이면 무조건 편입되는 의무이자 권리이다. 특히나 유리지갑인 직장인들은 월급에서 보험료를 원천징수하기 때문에 근로를 하면 좋든 싫든 성실하게 보험료를 납부하게 된다.

첫 직장에 취업을 하면 본격적으로 보험에 대해 배우게 된다. 첫 월급을 받았을 때 급여명세서에 각종 사회보험료로 약 40만 원이 징수된 내역을 보고는 놀랐다. 얼마 되지 않는 사회 초년생의 월급에서 사회보험료가 차지하는 비율이 생각보다 크다는 생각이 들어 속이 쓰렸다. 하지만 진짜 문제는 따로 있었다.

"너도 돈을 벌기 시작했으니 실손보험은 무조건 하나 있어야 한다." 부모님과 직장 선배들은 너나 할 것 없이 사회 초년생에게 이렇게 조언한다. 심지어 나를 포함해 내 주변 친구 대부분은 아주 어릴 때부터 부모님이 나도 모르는 사이에 내 앞으로 실손보험을 가입해 두었다. 사회보험료와 별개로 납부해야 할 보험료가 더 있었던 것이다. 나는 취업과 동시에 그간 부모님이 대신 납부해 주셨던 실손보험료 약 4만 원을 스스로 내기 시작했다.

"실손보험으로 다 받을 수 있으니까 아프면 참지 말고 꼭 병원 가라." 엄마는 내게 항상 이렇게 말씀하셨다. 혼자 자취를 하는 딸이 아플 때 돈 때문에 병원에 가지 못할까 봐 노심초사하면서 하시는 말씀이다. 그런데 국민건강보험의 목적이 정확히 이와 같다. 국민들이 아파도 돈 때문에 병원에 가지 못할까 봐 만든 제도이다. 이미 국민건강보험이 있는데 국민 대다수가 당연히 실손보험에 가입하는 상황은 상당히 기형적이라는 생각이 들었다.

위정자들은 득표율 하락이 무서워 건강보험료를 올리자는 말을 안 한다. 국민들 역시 생활비를 한 푼이라도 아껴야 하는 마당에 건강보험료를 더 걷자고 하는 정치인이 나타나면 돌을 던질 것이다. 한 발짝 물러서서 곰곰이 생각해 보면 정치인들도 국민들도 모두 바보같이 자충수를 두고 버티는 형국이다.

이미 대다수 국민은 건강보험료를 내면서 따로 실손보험료도 지출하고 있다. 실손보험료만큼 건강보험료를 올리고 실손보험을 가입하지 않으면 된다. 그래서 건강보험만 있어도 아플 때 참지 않고 병원에 갈 수 있는 환경을 조성하면 되는 것 아닌가. 건강보험료 10만 원에 실손보험료 4만 원을 내는 것과, 건강보험료를 14만 원 내는 것은 가계부에 아무런 차이도 가져오지 않는다. 그렇게 되면 어른들은 갓 사회에 나온 초년생들에게 앵무새처럼 "실손보험 하나쯤은 있어야 한다"라는 말을 더는 하지 않아도 될 것이다.

2030이 늙으면 집에서 베란다정원을 가꿀 수 있을까?

내 친할머니는 치매와 각종 질환으로 4년 동안 요양병원 생활을 하다가 돌아가셨다. 4년간 부모님과 내가 할머니를 병문안 가면서 경험한 생활은 우울 그 자체였다. 할머니를 병원에 모시고 있다는 죄책감이 컸는데, 병원에서는 다른 환자들과 함께 지내야 하니 할머니 마음대로 할 수 있는 게 별로 없었기 때문이다. 게다가 병원비도 몹시 부담이었다. 내 부모님은 맞벌이었는데, 두 분 중 한 분 월급은 고스란히 할머니 병원비로 나갔다.

할머니의 여동생인 이모할머니는 아주 오랫동안 지내온 동네에서 혼자 살고 계신다. 이모할머니는 지금 살고 계신 아파트에서 30년 넘게 지내셨다. 이 집에서 살면서 남편과 사별했고, 뇌종양을 앓던 딸도 먼저 떠나보내셨다. 그래서 집에 혼자 남게 되신 지 5년 정도 되었다.

친할머니의 마지막을 생각하면 이모할머니의 노년기가 부러워진다. 무릎 관절에 문제가 있어 오래 거동하지 못하지만 보호사가 주기적으로 찾아와 도움을 준다. 아파트 내 상가에 있는 슈퍼에서 장을 보기도 하고 부엌에서 마음대로 요리도 하신다. 베란다에는 다육선인장, 행운 복, 금전수, 뱅갈고무나무, 이름 모를 여러 가지 난초가 우거져 작은 비밀의 정원 같다. 이모할머니는 매일 아침 베란다에서 식물을 가꾸면서 3~4시간을 보낸다. 병원에서 지낸 친할머니가 누리지 못한 것들이다.

지금의 20대와 30대가 노인이 되었을 때는 더 비참할지 모른다는 생각에 겁이 난다. 나를 포함해 내 또래 친구들 가운데는 자의든 타의든 결혼과 출산을 하지 않을 것이라는 사람의 비율이 압도적으로 높다. 이는 합계 출산율, 혼인율 등의 통계로도 나타나는 객관적인 사실이다. 그렇다면 앞으로 40~50년 뒤에는 혼자 사는 노인의 수가 지금보다 훨씬 많아질 것이라고 예상할 수 있다. 이들은 자식과 배우자가 없기 때문에 스스로를 돌보면서 지낼 것이며, 이때 가장 의존할 수 있는 기관이 병원일 것이다.

그런데 병원은 내가 찾아가지 않으면 나를 들여다보지 않는다. 젊은 20대의 나는 필요하면 스마트폰으로 병원을 검색하고 진료를 예약하고 지도 앱을 실행해 병원에 찾아간다. 또 병원에서 처방받은 약의 성분을 검색해 보기도 한다. 병원 진료실에서 어떤 정보를 얼마만큼 자세히 설명해야 정확한 진료를 받을 수 있는지도 어느 정도 알고 있다. 하지만 70~80대 노인이 된 내가 20대 때처럼 능동적으로 건강을 관리할 수 있을까? 디지털 기기 사용은 차치하고, 옆 동네까지 이동하기도 버거워서 웬만큼 아프지 않으면 병원에 안 가고 싶어 할 것 같다. 물론 20대에는 없었던 만성질환과 위험 요인을 몇 가지 더 가지고 있는 상태에서 말이다.

병원의 도움을 자주 받겠지만 병원에 들어가서 살고 싶지는 않다. 그런 선택지가 노인이 된 나에게 주어질지 확신할 수 없다. 현재의 20~30대는 대부분 내 집 마련을 하지 못하고 고물가에 돈도 모으지 못하는데, 우리나라의 노인 빈곤율과 노인 자살률은 전 세계 최고라고 한다. 시간이 지난다고 이런 문제가 저절로 해결되지는 않을 것이다. 집에서 행복하고 평화롭게 노년기를 보내다가 마지막을 맞이할 수 있도록 시스템을 마련해야 한다.

제도를 개악하는 것은 쉽지만 개선하는 것은 어렵다

章周(장주)(30대, 남성, 금융계 종사, 해외 거주)

작금의 답답한 상황 속에서 강대강의 의정갈등과 대치가 장기간 이어지고 있습니다. 대다수의 국민은 현장에서 묵묵히 고생하고 감내하면서 일하는 의료진과 관계자들의 노고를 알고 있습니다. 또한 대한민국의 임상의료 수준이 굉장히 우수하다는 것도 알고 있으며, KTX 등의 교통 발달로 응급 상황을 제외하면 시골 사람들의 의료접근성 또한 생각보다 굉장히 좋은 상황입니다.

하지만 대다수의 국민은 현 시국에서 의사들의 입장을 지지하지 않습니다. 왜 그럴까요? 민도가 낮아서 상황이 제대로 파악되지 않아서일까요? 의사라는 고연봉 직종에 대한 질투와 시기심 때문일까요? 저는 이번 의대 증원 상황과 논란에 대해 현 시점의 옳고 그름의 논리로만 따지기보다는 그동안 오랜 기간에 걸쳐 의사와 의료계가 해왔던 것에 대해 스스로를 돌아보고 자정해 나가는 단초로 삼았으면 좋겠습니다.

작금의 사태는 2020년의 파업 혹은 그보다 훨씬 이전의 파업과도 결부되어 이어지며, 의사들이 다른 직종을 대하던 태도 또는 개개인의 환자가 겪은 개인적인 일과도 연결될 것입니다. 과학의 발전 속도가 빠르기 때문에 고령화로 의료 수요가 폭증한다는 것을 감안한다 하더라도 병원 증설이 필요할지언정 의사 수를 충원하는 것은 그다지 필요하지 않을 수 있다고 생각합니다. 오히려 AI를 도입한 진단과 치료가 도입되어 시행되면 외과적 수술과 손으로 시행하는 시술이 결합되지 않는 부분에서는 의사의 수가 지금보다 크게 줄어들 수 있을 것입니다.

그런데 모두가 알고 있는 사실이 한 가지 더 있습니다. 대한민국 의사들은 그러한 절차도 반대할 것이고 또 파업할 것이라는 사실을 말이죠. 간단한 만성적 질환에 대한 비대면 처방도 반대하는 분들이 AI를 도입하는 데 찬성할리가요. 그리고 대한민국 의료 파업의 일선에는 전투병처럼 전공의들이 매번 앞장서고 있습니다. 무슨 일이 생겼을 때 전공의들이 제일 먼저 앞장서서 파업을 하는 이면에는 전공의 스스로 의료 시스템의 취약한 고리를 잘 알고 있거나, 혹은 그들 스스로의 희생(?) 없이는 이 시스템이 절대 유지될 수 없다는 생각을 기본적으로 가지고 있기 때문인 것 같습니다.

현 시스템하에서 완전히 틀린 말이 아니겠지만 전공의들이 본질적으로 간과하는 것은 이 불완전하고 엉성한 시스템 자체도 국가가 설계한 것이고, 개선이든 개악이든 바꾸려고 마음먹으면 얼마든지 할 수 있다는 사실입니다. 물론 개악은 쉽고 개선은 어렵기에 항상 문제가 발생합니다만 그건 논외로 하겠습니다.

다시 본론으로 돌아와 좀 더 직설적으로 말하자면, 전공의들은 수련의 신분이고 현 시스템에서 전공의에게 요구하는 것은 고도로 의학적이고 절대 대체 불가능한 일이라기보다 병원이 단지 그들의 시간과 노동력을 값싸게 부려먹는 것인데, 전공의들은 스스로를 과대평가하는 잘못을 저질렀기 때문에 이제 PA합법화라는 제도를 수면 위로 끌어올리는 것을 가속화하면서 스스로가 대체될 수 있는 새로운 제도를 마련하는 데 기여하는 중입니다.

그리고 전공의들은 아직은 의사가 아닌 그저 의학을 공부하는 의대생일 뿐인 후배들까지 부추겨서 휴학을 하도록 만듭니다. 너희들이 전부 휴학하면 절대로 신입생이 들어올 수 없다는 굉장히 파시스트적인 논리에 기반합니다. 병원의 교수님들은 우리는 일단 지켜보겠지만 제자들을 건드리면 좌시하지 않겠다는 표현을 사용합니다. 국민들의 생명과 건강이 직접적으로 위협받을 때 환자들을 지키겠다는 마음보다는 아끼는 제자들이 더 소중하다는 말처럼 들립니다.

의사들은 그동안 파업을 너무 쉽게 자주 했습니다. 2000명이 답이 아닐 수도 있지만, 400명 증원에도 파업을 했으므로 한 명이더라도 어차피 너네는 파업할 거잖아? 라는 생각이 이어집니다. 그렇기 때문에 국민들은 파업이라는 행위 자체에 대한 거부감이 큰 상황입니다.

또한 의사들의 논리에도 모순이 참 많은 것이 사실입니다. 어느 병원의 저명한 교수님은 회식 중에 급하게 병원으로 돌아와서 성공적으로 끝마친 음주수술을 무용담처럼 말하고 차후 발언에 문제가 될 상황이 발생하자 의사가 부족하기 때문에 어쩔 수 없다는 식으로 항변했습니다. 그런데 지금은 의사가 부족하지 않다고 말합니다.

의사가 늘어나면 건강보험 재정의 파탄이 가속화될 것이라는 말은 국민들이 듣기에는 그동안 의사들이 지식과 정보의 격차를 이용해 스스로가 질병을 만들어왔고 보험 재정을 빼먹을 만큼 빼먹어왔다는 자백에 불과합니다.

한동안 갑상선암 수술이 무슨 유행처럼 번지더니 요즘은 다시 줄었습니다. 그 시기 동안에만 국민들이 대대적으로 원인불명의 방사능에 노출되기라도 했던 것일까요. 허리가 아파서 병원에 가면 비수술적 치료의 끝판왕인 마냥 고가의 신경성형술을 권하지만 8만 원짜리 신경차단술에 비해 가격만큼 30배 더 나은 치료는 아닙니다. 둘 다 약물로 통증을 줄여주는 것이지 본질적인 원인을 해결하지 못한다는 것을 이제는 일반 사람들도 알고 있습니다. 요즘에는 한 집 걸러 한 집의 아이들이 성 조숙증이 의심된다네요. 이것은 과연 무엇을 뜻하는지도 궁금합니다. 이런 것들 말고도 수많은 사례와 1차, 2차 병원 의사들의 사업 아이템이 쏟아져 나온다는 것을 일반 사람들도 알고 있습니다.

대한민국에서 본질적으로 건강보험과 재정을 파탄 내는 것은 가벼운 경증질환에도 쉽게 병원을 왔다 갔다 하는 환자들과 더불어 환자의 불안감을 부추기고 정보를 교란시켜 선택지에 혼란을 주어서 원하는 결과를 얻어내는 의사들에게도 큰 책임이 있지 않을까요.

1차, 2차 병원만 가면 실손보험이 있는지 왜들 그렇게 물어볼까요. 대학병원은 병상이 부족해 암수술을 해도 1주일 이내에 퇴원하는데 왜들 그렇게 1박의 입원과 편안한 휴식을 권할까요. 환자들 지갑에서 바로 돈을 빼가는 것은 미안하지만 보험사를 거쳐서 큰돈을 빼가는 것은 아무런 죄책감이 들지 않기 때문일까요. 하지만 결국 보험료도 환자들의 돈이고 실손보험료의 상승세도 어마어마합니다. 당장 병원에 가서 내는 돈은 적어 보이지만 병원에 한 번도 가지 않아도 내야 하는 건강보험료와 가족들의 실손보험료를 합치면 1년에 1000만 원이 넘는 집이 생각보다 많습니다. 그렇다면 의료비가 그렇게 싼 것인지도 모르겠습니다.

대한민국은 지금 벌써 어느 정도 의료민영화 단계의 시작점에 있는지도 모릅니다. 또한 의사들은 그동안 스스로의 철옹성에 갇혀서 같은 보건의료계에서도 주위의 모든 사람을 적으로 만들어왔습니다. 다른 직종을 공격하고 이용하고 방관하던 시절도 기억해 보길 바랍니다. 국민들이 보기에는 같은 보건계열일 뿐인데 그 안에서 급을 나누고 도대체 왜 저러는 건지 싶을 뿐입니다.

의사들은 한의사들에게는 한의학이 과학적으로 검증되지 않는다는 이유로 한무당이라고 공격하고, 한방대책특별위원회 등에 거액을 투입하면서 조직적으로 깎아내리는 데 열중합니다. 그러면서 한의사들이 과학적 검증을 하기 위해 과학기술의 힘을 빌리려 하면 국민편의를 위해 발전적인 방향으로 나가도록 협력하는 것이 아니라 배척하고 반대합니다.

치과의사는 Dentist이지 의사가 아니라네요. 약사를 대하는 태도에서는 약사는 그저 수능 점수가 부족해 의대에 들어오지 못한 하층민 계급이라는 인식이 물씬 느껴집니다.

간호사들은 어떤가요. 멀리 갈 필요도 없이 간호법 제정을 시도할 당시, 그 법의 옳고 그름과 상관없이 의사들이 어떠한 태도로 간호사들을 대했는지 되돌아보길 바랍니다. 작금의 사태에 간호사들은 의사들을 바라보면서 어떠한 감정을 가지고 있을까요.

　의사들은 자기들끼리도 싸웁니다. 의협과 병협의 입장이 다르고, 교수와 전공의의 입장이 다르고, 각 진료과별로 입장이 다릅니다. 재정은 한정적이기 때문에 배분을 잘해야 하지만 모든 곳에서 수가를 올려달라고만 하지 경중질환이라도 수가가 깎이는 것을 환영하는 곳은 없을 것입니다.

　어쩌면 의사들이 말하는 바가 본질적으로 틀리지 않았다는 사실을 대다수 국민이 알고 있을 것입니다. 그럼에도 절대 다수의 국민적 지지를 받지 못하는 이유에 대해 국민들이 무지하다거나 단지 고연봉의 직업을 질투하고 시기해서라고 생각하지 않으면 좋겠습니다. 그 이유를 스스로에게서도 찾길 바랍니다. 의사들의 집단적 사고와 의식을 한번쯤 되돌아보면서 스스로 정화작용을 시작할 때 국민의 지지도 회복할 수 있을 것이라 생각합니다.

　앞서 말했듯이 제도를 개악하는 것은 너무나도 쉽지만 개선하는 것은 너무 어렵습니다. 그리고 현 상황에 대한 정부의 진단과 방향이 옳다고 생각하는 사람은 많이 없습니다. 하지만 본질적으로 의사들이 지지를 받지 못하는 이유에 대해 개인적으로 생각해 보았습니다.

　서울대병원이 대한민국 의료 집단 지성의 정점에서 가장 적절하고 필요한 결론을 찾아내길 바라는 마음입니다. 그 와중에 한 명의 시민으로서 답답한 마음을 끄적여 본 것이니 짧은 시간에 생각의 흐름에 따라 두서없이 써내려간 이 글로 인해 누군가 또 상처를 받는 일은 없길 바랍니다.

　감사합니다.

선천성 질환을 가진 아이를 키우며

이정수(50대, 여성, 회사원, 서울 영등포구 거주)

　오십 년 넘게 한국에서 살면서 1차, 2차 의료기관이나 3차 의료기관을 이용하고 크고 작은 도움을 받으면서 큰 탈 없이 지내고 있다. 그러나 의료기관을 이용할 때마다 무언가 답답하고 어딘가 마음에 들지 않는 점이 종종 느껴지곤 했다. 내가 의료기관을 이용하면서 이런 의사 선생님이 계셨으면, 이런 병원이 있었으면 하고 생각했던 일들을 돌아보면서 내가 바라는 주 치료팀이나 의료기관에 대한 초상을 그려보고자 한다.

　내가 의료기관을 깊게 알고 많이 경험하게 된 첫 계기는 첫 아이를 낳았을 때이다. 늦은 결혼으로 몇 차례의 유산을 극복하고 어렵게 첫 아이를 낳았는데 아이는 외과적 수술이 필요한 선천적 질환을 가지고 태어났다. 친정이 있는 지방에서 아이를 낳았는데 아이를 낳은 병원에는 소아외과가 없었다. 아이가 태어난 다음 날 아무런 준비도 정보도 없이 그저 아이의 생명을 하나님께 맡기고 그 지역에 소아외과가 있고 수술이 가능한 대학병원에서 아이는 수술대에 올랐다.

　수술에 문제가 있었는지 아이의 상태가 좋지 않아서 재수술을 해야만 했다. 재수술도 응급으로 해야 해서 우리는 간단한 설명을 듣고 동의서에 사인을 할 수밖에 없었다. 우리 집은 서울이었는데 아이를 언제쯤 집으로 데려갈 수 있을지

차마 물어볼 수도 없었다. 그저 아이의 상태가 좋아지기만 기다리며 하루하루 보냈었다. 그러던 중 주치의 선생님 면담을 신청해서 진료실에서 선생님을 뵙고 아이 상태가 어떤지 집이 있는 서울로 가도 되는지 조심스럽게 여쭤보았다. 첫 수술에서 약간의 문제가 있었지만 너무도 작은 아이를 수술하는 것이어서 어쩔 수 없었고 그래서 재수술을 한 것이라고 말씀하셨다. 그리고 재수술로 그 문제를 해결했으며 지금 아이 상태는 수술부위를 빼고는 멀쩡하다고 하셨다. 서울로 데리고 가길 원하면 그렇게 하라고 하셨다.

한 달 가량 지방에 머물면서 아이의 상태가 좋아지기만 기다렸는데 우리가 여쭤보지 않았으면 얼마나 더 기다렸다가 아이를 데리고 갈 수 있었을까? 정말 지방에서 아이를 수술시킨 것이 최선의 선택이었을까? 너무도 답답했다. 아이를 분만한 병원의 산부인과 교수님은 정말 좋은 분이셔서 많은 신경을 써주셨지만 아이를 소아외과가 있는 다른 병원으로 옮기고부터는 마음만 함께 해주셨을 뿐 어떠한 조언도 도움도 주는 것을 조심스러워하셨다.

나는 폭풍검색을 통해 아이와 같은 수술을 받은 환아들의 부모가 모인 인터넷 카페에 가입했고 그 카페의 정보를 바탕으로 서울로 전원할 병원을 찾았다. 그리고 온갖 인맥을 동원해 빨리 전원할 수 있도록 노력했다. 서울로 전원한 후 병원생활을 하면서도 내게 힘이 된 것은 의사 선생님이나 간호사 선생님이 아니라 인터넷카페 회원들의 문자, 전화, 병원에서의 만남 등이었다. 이들을 통해 나는 아이가 아플 때는 누구를 먼저 찾아야 하는지, 수술 후 발생할 수 있는 문제는 무엇이고 앞으로 어떤 상황이 발생할 수 있는지, 어떻게 아이를 케어하면 좋을지 등 수많은 정보를 얻고 도움을 받았다.

한 달 남짓한 서울에서의 병원생활을 마치고 아이가 백일이 거의 다 되었을 때 집으로 돌아올 수 있었다. 집으로 돌아오는 차 안에서 나는 생각했다. 인터넷 카페를 병원보다 신뢰하면서 의지하는 것이 정상인가? 내가 궁금한 아이의 건강상태, 평상시의 케어, 응급 상황 발생 시 대처, 향후 발생할 수 있는 문제들에 대해 편안하게 구체적으로 쉽게 알려주는 그런 의료진은 우리나라에 없을까? 반드시 의사 가족이나 친척, 지인이 있어야만 이러한 것이 가능할까? 설령 의사 가족이나 친지가 있다고 해도 내 아이의 상황을 모두 설명하고 원하는 조언을 얻는 것이 언제나 쉽고 편안하게 이루어지는 것은 아닐 텐데 어떻게 하면 그러한 것이 가능해질까? 아이의 상태에 대해 보다 진지하게 생각해 주고 함께 대안을 찾는 의료진이 있었다면 아이가 태어나서 선천적인 질환이 있다는 사실을 알았을 때 지방에서 그렇게 급하게 바로 수술을 진행했을까? 아이가 해야 하는 수술에 대한 경험과 지식이 풍부한 전문적인 의료진을 찾아 수술을 했다면 재수술까지는 안 해도 되지 않았을까? 서울로 전원하는 과정에서도 아이의 현재 상태와 우리의 상황에 잘 맞는 적절한 의료진이 있는 병원으로 보다 원활하게 전원할 수도 있었을 텐데……

아이가 자라면서도 열이 많이 나거나 배가 아프거나 조금만 상태가 안 좋으면 혹시나 수술한 선천적 질환에 관한 문제가 있는 것인지 불안해서 신생아 때 병원 생활을 했던 대학병원 응급실을 갔다. 만 10세가 되기 전까지는 1년에 평균 서너 번은 응급실을 갔었다. 심지어 집도 그 병원에서 차로 30분 이내 거리에 구했다. 코로나19가 심각했던 시기에 아이가 코로나에 걸렸을 때는 지역보건소나 119에 아무리 전화를 해도 연결이 되지 않고 아이는 고열에 구토와 탈진으로 힘들어하는데 선천적 질환으로 인한 수술병력도 있고 해서 너무 무서웠다. 우리 아이의 병력과 우리 가족의 상황에 대해 잘 아는 의료진이 있고 이 의료진과 원활하게 연락할 수 있었다면 불필요한 응급실 이용, 지나치게 빈도 높은 의료기관 방문, 지나친 걱정과 근심은 조금 덜어낼 수 있었을 것 같다.

우리나라의 의료 시스템과 의료기관의 문제에 대해 진지하게 생각하게 된 둘째 계기는 2년 전 매년 실시하는 건강검진에서 콜레스테롤 수치가 높게 나와 고지혈증 약을 처방받아 복용하라는 결과에 따라 평상시 다니던 동네 의원을 방문했을 때이다. 이십 년 넘게 다니던 동네 의원이었는데 그동안은 감기가 심하게 걸려서 가면 주사를 처방해 주시는 것(나는 대부분 주사를 맞지 않겠다고 거부했다) 말고는 크게 불만이 없었다. 그런데 고지혈증 약을 처방받으라는 건강검진 결과지를 가지고 의사 선생님을 만났을 때 약을 먹는 것에 대해서는 너무도 당연한 순리처럼 말씀하시면서 식단조절이나 운동이나 일상생활에서 주의해야 할 내용에 대해 질문하면 필요 없다는 식으로 답변하셨다. 나이를 먹으면서 발생할 수 있는 상황이면 약을 먹더라도 건강을 좀 더 유지하기 위해 건강한 식단으로 바꾸라거나 어떤 운동을 하라고 말씀해 주시는 것이 일반적인데 그냥 약만 먹으면 다 해결된다고 평생 약을 먹으라고 말씀해 주셨다.

이때 나는 이 의료기관을 지속적으로 다녀야 하나 심각한 고민이 들었다. 그리고 그렇게 오래 그곳을 믿고 다닌 의료 소비자인 나를 그 의료기관은 그저 하나의 수익창출원으로만 보고 있다는 사실에 섭섭함을 넘어 배신감까지 들었다. 나는 의료기관을 이용하면서 과잉 진료를 하지 않거나 지나친 검사나 치료를 권하지 않는 의사 선생님을 만나면 훌륭한 의사 선생님이다, 사명감을 가지고 의사라는 어려운 일을 하고 계신 것 같다며 마음속으로 존경과 감사를 표한다. 그런데 정작 의료기관을 이용할 때는 그런 의료기관과 그런 의사 선생님은 찾기도 어렵고 번거롭기 때문에 그냥 익숙하고 편한 곳을 이용한다. 그러면서 그 의료기관에서 권하는 대로 약을 복용하고 주사제를 처방받고 검사를 한다. 의료서비스를 제공받는 소비자로서의 권리를 찾지 못하고 의료기관의 지시에 끌려 다니는 것이다. 그렇게 하는 것이 나의 건강을 위해 더 좋은지는 생각하지 못하고 단지 순간의 편리함만 추구하게 되는 것 같은 생각이 든다.

이러한 경험을 바탕으로 그려본 내가 원하는 의료기관은 나와 우리 가족의 건강상태, 주거환경, 가족관계 등을 잘 아는 주치의가 한 분 계시고 우리는 그 주치의가 계신 의료기관에 등록해서 그 의료기관을 거점으로 건강에 관한 모든 내용을 관리하는 것이다. 그리고 이 주치의가 계신 의료기관이 보다 큰 전국의 중대형 의료기관과 긴밀하게 네트워킹을 구성해서 나와 내 가족이 언제 어느 지역에서든 필요한 의료적 치료나 조치, 관리를 받을 수 있도록 해주는 것이다.

주치의 선생님 한 분이 다양한 분야를 모두 대응할 수 없으므로 다른 과와 다른 직종의 의료진으로 구성된 팀 또는 중대형 병원과 긴밀하게 네트워킹해서 필요할 경우 언제든지 주치의 선생님 및 우리와 함께 상담하고 적절한 대응을 할 수 있도록 도와주면 좋을 것 같다. 예를 들면 인터넷 카페의 비전문가들로부터 아이의 생활 속 케어에 대한 정보를 얻는 것이 아니라 정말로 궁금하고 도움을 얻고 싶은 부분에 대해 의사, 간호사 등 의료진과 화상통화, 문자, 전화 등 다양한 방법을 통해 언제든 정보를 얻을 수 있으면 좋을 것 같다.

그러려면 주치의 한 명이 전담으로 있는 것과 더불어 다양한 직종이 팀을 이룬 주 치료팀이 지정되면 다양한 의료적 도움을 받는 데 보다 수월할 것 같다. 모든 것을 의사 선생님에게만 질문해야 하는 것은 아니기 때문이다. 예를 들어 이미 기술한 바와 같이 아이를 케어하는 과정에서 발생할 수 있는 생활 속 질문들 또는 약물 복용이나 투약 과정에서 발생하는 질문은 굳이 의사 선생님께 도움 받아야 하는 것은 아니다.

나의 주치의가 있는 지정 의료기관은 규모는 작더라도 종합병원 성격을 가지고 있으면 편리할 것 같다. 주치의 선생님이 계시고 주 치료팀이 신속하게 의견을 교환할 수 있는 의료기관이면 좋을 것 같다. 기본적으로 내과, 가정의학과, 소아과 정도는 복잡한 수술이 아닌 외과적 진단이나 치료가 가능한 기관이면 좋겠다. 나의 주치의가 있는 의료기관에서는 나와 우리 가족이 건강검진이나 건강관리를 정기적으로 하고 그에 필요한 운동이나 생활수칙에 대해 처방과 관리를 받고 필요한 치료나 처치를 해야 한다. 또한 일상생활 중에 몸에 이상한 반응이 나타날 때 부담 없이 편하게 다양한 방법으로 연락할 수 있는 의료진이 있어야 한다.

나의 주치의와 주 치료팀이 있는 병원은 아플 때는 물론이고 아프지 않더라도 정기적으로 건강검진과 건강관리를 위해 정기적인 방문일을 정해놓고 방문하고 방문 외에도 수시로 다양한 방법으로 소통할 수 있는 창구가 있었으면 좋겠다. 또 질병이 발생한 경우에는 질병의 경중에 따라 그 기관에서 지속적으로 치료와 관리를 받거나 네트워킹되어 있는 보다 규모가 큰 의료기관으로 전원해서 수술이나 치료가 필요한 경우 주치의나 주 치료팀과 가족이 함께 논의해 적절한 곳을 찾고 그곳에서 신속하게 대응할 수 있도록 해야 한다. 예를 들어 암을 진단받은 경우 암 진행 상황에 따라 방사선 치료를 하는 것이 좋은지, 수술을 하는 것이 좋은지, 수술을 하면 로봇수술이 필요한지 복강경 또는 개복수술이 필요한지, 어떤 의료기관의 어떤 의료진에게 가야 하는지, 시간이 얼마나 소요되는지 등 다양한 조건과 환경을 고려해서 결정할 수 있도록 함께 고민하고 의논하면서 결정해 주는 주치의와 주 치료팀이 있으면 좋겠다.

환자나 보호자가 최선의 선택을 할 수 있도록 다양한 정보를 제공해 주고 같이 고민하고 적절한 의료기관도 연계해 주는 서비스가 이루어지면 좋을 것 같다. 그러려면 반드시 지정된 의료기관이나 네트워킹된 의료기관만 이용해야 한다는 원칙을 고수하기보다 정말로 필요한 경우 그 외의 의료기관을 이용할 수 있도록 열어놓는 것이 좋겠다. 만약 심각한 질병의 경우 다른 선택을 해보고 싶은 소비자의 선택권을 제한하면 안 되기 때문이다.

그리고 나의 주치의와 주 치료팀은 아이가 태어나서 노인이 되어 생을 마감할 때까지 생애 전 주기를 함께 해주면 좋겠다. 초고령 사회로 진입해서 노인계층의 건강관리와 돌봄 문제가 개별 가정은 물론 사회적으로 큰 어려움이다. 나의 경우에도 아직은 부모님이 건강하시지만 두 분 중에 한 분이라도 편찮으시면 의료기관을 모시고 가는 일이나 치료와 그 이후 돌봄에서 가족구성원 모두 큰 어려움을 겪게 될 것이다. 주치의와 주 치료팀이 노인의 건강관리와 돌봄 문제에서도 함께 도움을 주면 좋겠다.

시간이 흐르면서 고령의 부모님과 의사소통을 하는 것이 전처럼 명확하거나 원활하지 않을 때가 많다. 어디가 편찮으셔서 의료기관에 다녀왔는데 몸 상태가 어떠한지, 의료진과 어떤 대화를 나누었는지 부모님을 통해서 들으면 이해가 가지 않는 경우가 많다. 이럴 경우 온 가족의 주치의와 주 치료팀이 같지 않더라도 가족과 의료진이 다양한 방법으로 의사소통하고 논의할 수 있었으면 좋겠다. 이를 위해서는 전국적인 네트워킹이 필요할 것 같다. 필요할 때에는 가족 간의 서로 다른 주치의와 주 치료팀이 함께 협의할 수 있는 채널도 있으면 좋겠다. 그리고 가정 방문 돌봄이나 요양기관에서의 돌봄이 필요한 경우 주치의와 주 치료팀이 적절한 방법을 함께 찾아주거나 기관을 연계해 주면 좋겠다.

주치의와 주 치료팀의 역할과 기능 시스템이 갖추어지면 이에 대한 비용은 기본적인 관리비를 책정하고 그 외에 상담, 방문, 회의 등이 이루어질 때마다 일정 비용을 책정해서 건강보험공단에서 지불하고, 또 질병 예방이나 완치 등 건강이 호전되면 추가적으로 인센티브를 제공하거나 추가비용을 산정해서 지불하는 것이 좋을 것 같다. 1년 동안 이용 금액을 정해놓고 그 안에서 건강검진, 건강관리, 질병 치료, 상담, 회의 등을 진행하고 추가로 필요한 경우에는 본인부담금을 추가로 지불하게 하는 방법도 생각해 볼 수 있을 것이다.

이러한 시스템만 잘 이루어진다면 더 좋은 의료서비스를 이용하기 위해 투자하는 시간과 노력을 절감할 수 있으므로 본인부담금을 조금 더 부담하더라도 무리가 없을 것이다. 그러나 이러한 시스템이 정착되어 의료 소비자들이 만족해야 추가비용에 대한 수용도가 높아질 것으로 생각된다.

주치의와 주 치료팀이 있는 주방문 의료기관은 내가 원할 때는 언제든 어떤 방법으로든 의료진과 대화할 수 있고, 나의 건강과 관련된 모든 분야에 대해 믿고 의지하며 조언을 구할 수 있으며, 내가 생을 마감하는 날까지 건강한 삶을 영위할 수 있도록 함께하는 동반자가 되어주길 바란다. 그렇게 된다면 추가로 만일의 사태에 대비하는 사보험을 들 필요성이 감소해 실질적인 의료비용도 감소할 것이고 따라서 본인부담금이 높아지더라도 불만이 없을 것이다. 하지만 사회적으로 보면 이러한 시스템을 정착해서 국민들의 건강이 좋아지고 그리하여 질병 진단과 치료에 소요되는 비용이 줄어들고 건강보험공단에서 지출하는 의료비가 줄어들어야 지속가능한 정책으로 자리매김할 수 있을 것이다.

또한 주 치료 의료기관을 등록했더라도 다른 의료기관을 이용해야 하면 이용할 수 있도록 해야 한다. 이 경우 본인이 지정한 의료기관 이외의 의료기관을 이용하는 것이므로 선택 진료비처럼 본인부담금을 조금 더 부담해도 무방할 것이다. 그러나 지정기관 이외의 의료기관을 너무 자주 이용하면 주 치료 의료기관을 지정·등록하는 제도의 목적을 달성하기 어려우므로 이는 제한적으로 이루어져야 한다고 본다.

주치의 및 주 치료기관 시스템이 정착되면 건강을 위한 소모임도 활발히 이루어지고 이러한 소모임에서 크고 작은 규모의 교육도 수시로 자발적으로 진행될 것이다. 이 과정에 주치의가 도움을 주어 정확하고 좋은 정보를 공유하고 전파하면 사회적으로 긍정적인 영향을 미칠 것이다.

늘 문제가 많다고 생각하면서도 의료기관 서비스를 습관적으로 이용해 왔는데, 이제 의료 소비자를 중심으로 하는 긍정적인 변화가 작게라도 시작되어 잘 정착되었으면 좋겠다.

대한민국에서 대학병원이 가지는 위상

금지(30대, 여성, 금융업, 서울 영등포구 거주)

대학병원에서 도보 5분 거리

대한민국에서 집값을 결정하는 요인 중 하나가 대학병원 근접성이 되어버렸다. 그만큼 대한민국에서는 대학병원이라는 곳이 권위와 상징성을 가진다. 살면서 대학병원을 갈 일이 몇 번이나 있을까 싶다가도 막상 옆에 없으면 불안해지는 곳이기도 하고, 또 마음만 먹으면 갈 수 있는 곳이기도 하다. 이런 의료근접성은 대한민국 국민으로서 누리는 큰 혜택이 아닐까 싶다. 실례로 내 주위 사람들은 간단한 수술이라도(세상에 간단한 수술은 없다는 것을 잘 알고 있다) 협진이 가능한 대학병원을 가야 안전하다는 말을 하곤 한다. 그런 말을 들으면 동네 의원을 갈까 싶다가도 진료의뢰서를 받아 대학병원 예약을 알아보게 된다. 미국에서 살다 온 친구는 아파도 쉽게 병원을 가지 못해 참는 것이 버릇이 되었다고 하는데, 한국에서만 자란 나는 참을성 없이 병원을 예약하는 사람이 되어버린 것이다.

이런 한국의 의료 시스템은 겉으로 보기에 국민 복지의 일환으로 당연한 것처럼 보이기도 한다. 또한 의료민영화를 시행하는 나라들로부터 부러움의 시선을 받기도 한다. 하지만 멀리서 보면 희극, 가까이서 보면 비극이라는 말이 이런 데에도 적용되나 보다. 좋아 보이기만 했던 대한민국 의료계에도, 아니 전 국민적 의료 시스템에도 위기가 찾아왔다.

위기의 대학병원

2024년 1월 윤석열 정부의 의대 증원 발표 후 전공의 파업으로 인해 대학병원이 큰 위기를 맞고 있다. 우려했던 대로 전공의 파업은 단기적으로는 수술 취소부터 시작해 교수들의 사퇴에까지 영향을 미쳤다. 아프면 무조건 대학병원을 가야 한다고 했던 국민들은 패닉상태가 된 것이다. 의대 증원에 대한 찬반 입장은 날마다 쏟아져 나오는 기사들과 오고가는 통계자료들이 더 잘 설명해 줄 것이므로 여기서는 대한민국 국민으로서 지극히 개인적인 생각을 써보려 한다.

비의료인으로서 앞으로 환자로 살아갈 날이 더 많은 내가 처음으로 든 생각은 의대 증원이 가져올 미래에 대한 걱정이다. 그중 가장 우려가 되는 것은 의대생의 수가 아니라 교수의 수이다. 의대생보다 교수의 수가 현저히 적다는 것이다. 공교육에서도 교사 1인당 학생 수가 교육의 질을 결정하는데, 의대라고 해서 이 논리에서 벗어나는 것은 아닐 것이다. 교수 1인당 의대생의 수가 늘어난다면 과연 좋은 의사가 배출될 수 있을 것인가 하는 의문이 든다.

또한 필수의료 기피 현상을 의대 증원이 해결해 줄 것인가 하는 궁금증도 생긴다. 이 문제는 단순하게 생각해 보면 구조의 문제이다. 의학에 대해 전혀 알지 못하는 사람이라도 어떤 과가 돈을 잘 버는지, 근무환경이 좋은지는 알고 있다. 그러므로 의과대학을 나온 전공의들이 이를 모를 리 없다. 오히려 그 반대인 과들의 문제점을 더 생생하게 듣고 경험했을 것이다. 그런데 이런 현상을 단순 증원으로 해결하려는 것은 무리가 있어 보인다. 오히려 구조적인 문제를 해결하려고 나섰다면 전공의들의 지지를 얻었을 수도 있을 것이다. 일반 회사에서도 문제의 원인을 해결하지 않고 겉으로 드러나는 현상만 덮으려고 하면 그 회사는 직원들에게도 외면받기 마련이다. '개혁'이라고 한다면 누군가 한번쯤은 구조를 바꾸려는 시도를 했어야 한다.

1차, 2차, 3차 병원의 역할

전공의 파업이 대학병원에 끼치는 현상을 보면서, 결국은 처음에 이야기했던 대한민국 국민들이 누리는 혜택, 즉 대학병원을 동네 의원처럼 오갈 수 있게 만든 시스템이 이런 문제를 초래한 것이라는 생각이 들었다. 늘 지나치면 탈이 나는 법이다. 국민들의 대학병원 선호현상이 이런 문제를 가져온 것 아닐까 나 또한 반성하면서 더 나은 의료서비스를 위한 방안을 생각해 보았다.

대학병원이 3차 병원으로 분류되는 데에는 명확한 이유와 역할이 있다. 하지만 당장 가까운 대학병원을 가보면 3차 병원까지 오지 않아도 될 법한 환자가 많이 보인다. 그럼에도 불구하고 대학병원은 그들을 다시 1차, 2차 병원으로 돌려보낼 수 있는 권한조차 가지고 있지 않다. 물론 돌려보내는 기능이 생긴다면 어디에도 오갈 데 없는 환자가 생긴다는 문제가 발생할 수 있다. 이런 문제는 협력병원끼리 먼저 상의가 이루어진다면 충분히 해결할 수 있는 방안이라고 생각된다. 단순히 환자를 돌려보낼 예정인데 가능하냐는 확인 전화만 하는 것이 아니라, 환자의 상태를 명확히 공유하고 필요한 의학적 조치에 대해 논의할 수 있을 수준이 되어야 한다. 그렇게 된다면 환자도 불안을 덜고 필요한 의료서비스를 받을 수 있을 것이다.

대학병원에 대한 의존도가 높을수록 동네 의원에 대한 신뢰는 떨어지고, 환자와 의사의 관계 또한 느슨해질 수밖에 없다. 그리고 이는 당연하게도 의료서비스의 질을 떨어뜨릴 것이다. 노령화가 급격히 가속화되고 있으므로 시간이 지날수록 의사와 환자의 관계가 중요해질 것이라고 생각한다. 실제로 의사에 대한 환자들의 신뢰가 높을수록 의사의 권유에 잘 따르고 다시 그 의사를 찾게 되며 진료에 더 만족한다는 연구결과가 있다.[1] 이렇듯 쉽게 진료를 볼 수 있다는 현 의료계의 장점을 살려 동네 의원의 기능을 강화해야 한다. 동네 의원에서도 질 높은 의료서비스를 받을 수 있다는 인식을 높이면 증상의 경중에 상관없이 대학병원으로 가려는 현상이 완화될 수 있을 것이다. 의사와 환자 간의 신뢰를 기반으로 한 의료서비스가 충분했다면 지금처럼 의료 붕괴라는 말까지 나오지는 않았을지도 모른다.

상호작용의 의료서비스

어쩌면 앞에서 서술한 나의 생각들이 동화 속 얘기처럼 여겨질 수도 있다. 의대 증원 찬반에 대한 비용적인 측면은 전혀 고려하지 않아 현실성이 떨어질 수도 있을 것이다. 하지만 직업 대 직업으로 생각하기 전에 모두 나와 같은 사람이라고 생각해 보면 문제가 쉽게 풀릴 수 있다.

이번 파업 기사들을 접하면서 의아했던 점이 있다. 휴직신청 전공의 수와 병원을 떠난 전공의 수가 다르다는 것이었다. 문맥상 '휴직신청=병원을 떠남'이라고 생각되는데 서류상으로만 휴직을 신청하고 정작 몸은 환자 곁을 떠나지 못한 전공의들이 있다는 것이다. 전공의로서 파업에 참여하지만 의료인으로서 환자를 돌보아야 한다는 마음이 느껴짐과 동시에, 이것이 문제 해결의 실마리가 될 수도 있다고 생각했다. 의료진도 환자의 가족일 수 있고 본인이 환자가 될 수도 있다. 역할에는 제한이 없고 누구나 상대의 입장을 이해할 수 있다고 생각한다. 의료서비스라는 것도 결국에는 다른 업종과 크게 다르지 않을 것이다.

상담센터에 전화하면 상담원이 누군가의 가족일 수도 있으니 폭언을 하지 말아달라는 안내문구가 나온다. 이 문구를 의료계에도 적용해 보면 어떨까. 지금도 누군가는 기피하는 과에서 고군분투하며 환자를 살리려고 노력하고 있을 것이다. 그들의 사정을 들어주고 어려움을 개선하려 노력하는 것이 결국에는 국민

---

1   김민정, 「의사-환자 관계에서 '환자가 의사를 신뢰한다'의 의미 고찰」(한양대 건강과 사회연구소, 2017), 419쪽.

모두를 위한 일이 될 것이다. 의사들의 근로 환경이 환자들이 받는 의료서비스의 질과 결코 무관하지 않기 때문이다.

이번 파업을 계기로 자각하지 못했던 의료접근성에 대해 생각해 보게 되었다. 그동안 당연하게 누려왔던 혜택에 대한 고마움을 이런 글로나마 표현해 본다. 어디에도 당연한 것은 없다. 누군가의 희생과 노력이 있었기에 가능한 일이었음을 다시 한 번 생각하며, 더 나은 대학병원이 되고 더 나은 의료서비스가 제공되는 세상에 조금이라도 도움이 되었으면 하는 마음으로 글을 마무리한다.

접근성이 뛰어나고 사회 안전망 역할을 하는 의료서비스

김미경(50대, 여성, 시민단체 활동가, 서울 마포구 거주)

나 또는 나의 가족을 전담하는 주 치료팀(나 또는 우리 가족을 잘 아는 의사, 간호사, 팀 의료진)이나 의료기관을 갖고 싶으신지요?

나는 20~30대에는 2년에 한 번 정기적인 건강검진을 받는 것 외에는 병원을 자주 찾는 편이 아니었다. 20~30대만 하더라도 의료보험비가 가장 아깝다고 생각했고 개인적으로 잘 알고 지내는, 즉 주치의에 대한 필요성도 크게 느끼지 못했다. 하지만 2000년 당시 55세였던 친정아버지가 뇌출혈로 갑자기 쓰러지면서 열흘 사이에 응급실에서 중환자실로, 그러다가 장례식장으로 옮겨 다니면서 이럴 때 일반 보호자들이 잘 이해할 수 있도록 친절하게 상황을 설명해 주는 개인적으로 잘 아는 의사가 있으면 좋겠다는 생각을 해본 적이 있다. 그리고 42세라는 늦은 나이에 결혼을 한 후 난임으로 산부인과를 다니면서 다시 한번 개인적으로 잘 아는 산부인과 의사가 있으면 좋겠다고 생각하게 되었다. 마지막으로 2020년 코로라19 시기에 시아버님이 교통사고로 응급실에서 중환자실, 일반실로 이동하신 후 재활병원으로 옮기면서 이 모든 과정에서 의논할 수 있는 우리 가족을 잘 아는 의사가 있으면 좋겠다는 생각을 다시 하게 되었다. 이렇듯 예기치 못한 세 번의 상황에서 친구의 아빠, 삼촌의 친구, 회사 동료의 지인 등의 지인

찬스로 힘든 상황 때마다 도움도 받고 자세한 설명도 들었지만 지속적으로 나와 나의 가족을 잘 아는 의사와 의료기관이 있으면 좋겠다고 생각해 오곤 했다.

한편 30대부터 살고 있는 동네에서 지금까지 23년 넘게 살고 있는데, 2년에 한 번 하는 건강검진을 동일한 병원에서 검사받고 있고 건강검진 결과도 동일한 의사에게 듣고 있다. 그렇기 때문에 2년에 한 번 하는 건강검진이라도 낯설고 불편하게 느껴지기보다 지리적·심리적 접근성이 좋아 개인적으로는 의사를 잘 알지 못하더라도 왠지 편안하고 친근하게 느껴진다.

50대인 현재 한 달에 한두 번은 나와 가족, 부모님의 건강 때문에 내과, 산부인과, 치과, 안과, 피부과, 응급실, 신경외과 등에 다녀오는 일이 생기고 있다. 세월이 흘러 50대에서 60대가 되면 나의 건강은 물론 유병장수세대를 살아가는 부모님 때문에 병원을 찾는 일은 점점 많아질 것이다. 그 외에도 과거의 나의 경험을 미뤄볼 때 향후 병원을 찾는 일은 예기치 못하게 생겨날 것이다. 따라서 나와 가족의 건강을 지속적으로 상담해 주고 관리해 줄 수 있는 의사가 필요하다.

그 의료기관이 할 수 있는 일은 어떤 것이면 좋겠습니까? 현재 의료기관을 이용하는 방식을 탈피해 새로운 방식으로 이용하고 싶다면, 어떤 의료 이용이 이루어지길 바라는지, 희망하는 바를 잘 서술해 주시기 바랍니다.

제목에 썼듯이 우선 포괄적인 개념으로는 지리적으로나 심리적으로 간단한 절차를 거쳐 실력 좋은 의사와 간호사가 있고 사회의 안전망 역할을 할 수 있는 의료기관이 접근성 좋은 곳에 있었으면 좋겠다.

코로나19를 겪으면서 우리나라 의료체계의 문제점과 변화에 대해 많은 의견이 나오고 있다. 공공의료, 원격의료, 주치의제, 응급의료체계, 쏠림현상 등 다양한 변화와 문제점이 있다.

첫째로, 그중 하나인 원격의료에 대해 개인적인 경험을 바탕으로 말씀드리려한다. 50대가 되면서 몸에 두드러기가 생겨 23년째 이용하는 병원을 찾아가 건강검진을 하면서 추가적으로 혈액으로 하는 알레르기 검사를 했다. 108종의 알레르기 검사를 실시한 후 아무런 이상이 없다고 결과를 받았다. 하지만 두드러기는 일주일에 한 번에서 이틀에 한 번, 심지어 매일 올라오고 있었고 혈관 부종이 의심되어 항히스타민제를 처방해 주었다. 두드러기는 특정 음식, 약물, 감기 등으로도 발생하지만 원인을 모르는 경우도 많다고 했고 기온이 낮은 겨울철에 면역력이 저하되어 발생하기도 한다고 했다. 두드러기는 한번 발생하면 24시간 이상 지속하는 경우는 드물고 갑자기 발생했다가 1~2시간 후 사라지는 경우가 많지만 입술과 편도 쪽에 생기면 위험하므로 평소에 스트레스 받지 말고 규칙적인 생활로 면역력을 높여야 한다고 했다. 면역력을 높이는 것은 하루아침에 되는 일이 아니고 두드러기가 올라오면 가려움을 참을 수 없어서 항히스타민제를 일주일씩 처방받아 상비약으로 구비해 놓고 먹었다. 심할 때는 하루에 한 번씩 먹게 되어 병원을 더 자주 찾았는데 그때마다 처방전을 받는 것이 복잡해 처방전을 가지고 약국에 가서 이와 비슷한 약의 일반의약품이 있는지 물어보았다. 약국에서 일반의약품이 있다고 해서 그다음부터는 처방전이 필요 없는 항히스타민제를 구입해 놓고 먹었다.

이런 과정을 경험하면서 위급한 상황이 아니고 간단한 처방전 하나 받으러 가는 상황에서는 원격의료나 전화 상담을 통해 문진한 후 처방전을 발급해 주면 좋겠다는 생각을 했다. 또 하나 든 생각은 항히스타민제가 떨어지면 병원에 오라고 하지 말고 약국 가서 처방전 없이 살 수 있는 일반의약품을 왜 알려주지 않았을까 하는 것이다. 두드러기로 병원에 와도 전문 의사의 치료나 처방전이 딱히 필요한 건 아니라서 불필요하게 병원을 자주 찾는 것이 소비자 입장에서 불편했다. 이것이 행위별 수가에 의존한 지불제도 때문은 아닌지 생각해 보았다.

둘째, 친정아버지와 시아버님 때문에 응급실을 찾는 상황을 겪으면서 서울 시내에 응급실이 많지 않다는 것을 알게 되었다. 무작정 가까운 병원으로 가는 것이 아니라 환자의 상태를 확인하고 준비된 병상이 있는지 확인한 후 병원을 지정해서 가는 시스템이었다. 평소에는 응급실을 자주 찾지 않아 필요성을 못 느꼈는데, 위급한 환자에게는 1분 아니 1초도 중요하므로 병원을 찾기 위해 소비하는 시간을 단축해야 한다고 생각한다. 그러기 위해서는 최소한의 인력으로 유지되는 응급실이 많아야 할 것이다.

셋째, 국민의 기대수명은 늘어났지만 건강수명은 줄어들었다고 한다. 다시 말해, 다 아는 사실이지만, 유병장수시대인 것이다. 의학적으로는 잘 모르지만 만성질환 예방과 건강 증진, 일차 보건의료의 역할이 중요할 것 같다. 따라서 복합만성질환자에 대한 통합적인 관리도 필요하고 코로나19 등 신종 감염병 유행으로 인한 감염 관리도 중요할 것이다. 하지만 현행 보건의료체계는 이 같은 변화에 대응하지 못하고 특정 질환에만 초점을 맞추고 있으며, 병원 주도로 관련 서비스가 이뤄지는 것도 의료비 부담을 키우는 것 같다. 의료비 부담은 빈곤 가구에게 큰 부담으로 작용해 건강 불평등이 심화되고 결국 사회적 비용도 증가하는 상황이 될 것이다.

마지막으로, 과잉 진료를 하거나 상업주의적인 의료 현장이 사회 안전망 역할을 하는 의료서비스로 변화되길 바란다. 고단하고 힘든 응급실보다 편하고 대우 좋은 분야로 쏠리는 것이 당연하게 여겨지고 있다. 비급여 진료를 하는 개원가는 북적이지만 생명이 위태로운 중환자는 대학병원에서조차 받아주기 어려워지고 있다.

첨단 의료기기, 원격 모니터링 케어, 인공지능 및 빅데이터 기반 맞춤형 외래 진료 등 다양한 첨단기술을 접목해 환자들이 보다 쾌적하고 스마트한 의료서비스를 받을 수 있도록 구상하는 것도 중요하지만 양질의 의료서비스를 제공함으로써 의사와 소비자 모두 만족할 수 있고 지리적·심리적 접근성이 뛰어나고 사회 안전망 역할을 하는 의료서비스 체계가 만들어지기를 기대한다.

✓ 주치의 1인이나 의사 1인 외 다양한 직종으로 구성된 팀 아니면 2인 이상의 의사와 다양한 직종으로 구성된 팀 중 무엇을 더 선호하시나요?
  보통 큰 수술을 받게 되면 병원 두 곳 정도에서 진료를 받고 결정하는 경우가 많은 것 같다. 따라서 주치의 2인 이상의 의사와 다양한 직종으로 구성된 팀을 더 선호한다.

✓ 단일한 작은 의료기관을 선호하시나요? 아니면 개별 의료기관의 다양성을 높인 구성으로 만들어진 하나의 연합 네트워크를 선호하시나요? 아니면 작은 종합병원의 외래 종합진료소를 선호하시나요?

작은 의료기관, 개별 의료기관, 연합 네트워크, 종합병원이 현재의 시스템이 아닌 동일한 조건이라면 어떤 것이든 상관없다. 하지만 현재 상황에서는 아무래도 종합병원을 선호한다.

✓ 건강보험공단에서 나를 대신해서 이 의료기관에 공단부담금을 지불한다면 무엇을 기준으로 어떤 방식으로 지불하면 좋을까요?

의료의 기초인 문진시간, 의사의 친절도 등 의료기관의 서비스, 의료 행위 등이 포함된 전반적인 의료서비스에 대해 지불하고 싶다.

✓ 나의 주 방문 의료기관(나의 주치의료팀이 있는 의료기관)의 크기나 이용 방식이 기존과 어떻게 다른 모습을 지니면 좋을까요?

만성질환의 경우 원격의료 또는 전화 상담으로 진료하고, 거동이 불편한 어르신의 경우 가정으로 내방한 진료도 가능했으면 한다.

✓ 이런 주치의 시스템을 이용할 경우 본인부담금은 지금과 같은 수준 아니면 더 많이 아니면 더 적게 중 어떻게 지불하는 것이 좋을까요?

본인부담금은 지금과 달리 차등을 두는 것이 좋다. 의료서비스가 효율적으로 변화한다면 더 많이 지불해도 좋다.

✓ 주 치료 의료기관을 등록한 후 다른 의료기관을 이용하고자 할 경우 허용하길 원하시나요? 이 경우 본인부담금은 같은 수준 아니면 더 많이 아니면 더 적게 중 어느 것을 선호하시나요? 아니면 허용하지 않기를 원하고 대신 주 치료 의료기관이 더 나은 서비스를 제공하기를 기대하시나요?

주 치료 의료기관을 등록한 후 다른 의료기관을 이용하고자 할 경우 동일한 본인부담금으로 허용하길 원한다.

1차 진료를 전담하는 병의원 제도를 확충하자

김반장(30대, 남성, 회사원, 서울 용산구 거주)

먼저 올해 2월부터 현재에 이르기까지 길어지는 이 사태가 원만하게 해결되기를 간절히 소망하고 건강한 대한민국을 꿈꾸는 국민의 한 사람으로서 우리나라의 개선된 의료서비스를 응원합니다.

부모님을 모시고 대학병원 진료를 받다 보면 항상 피곤한 모습의 전공의 선생님들을 쉽게 만날 수 있습니다. 무슨 업무가 저렇게 많아 머리도 못 감고 가운 주머니에는 초코파이를 잔뜩 담아 뛰어 다닐까 생각해 봅니다. 환자 보호자는 가끔 전공의 선생님의 뾰족한 말 한마디에 상처를 입기도 합니다. 2월부터 지속되는 의정갈등이 있기 전에는 전공의 선생님들의 업무량이 얼마나 되는지 사실 관심 있게 보지 않았습니다. 집단 이기주의 같은 자극적인 기사도 많지만 대학병원 전공의 선생님들은 상황에 따라 밤새 일하고 이튿날 다시 하루 업무를 시작하는 경우도 많다고 합니다.

기사를 찾아보니 전공의 특별법 개정으로 좋아졌다고는 하지만 간혹 최저시급에 못 미치는 급여를 받고 주말에도 일하면서 3~4년을 버틴다고 합니다. 대학병원인데 왜 수련을 받는 전공의 선생님들이 부재하면 외래 접수가 취소되고 수술도 기약 없이 연기되는 것일까 생각해 봅니다. 아마도 적은 임금에 젊음을 바치는 전공의 선생님들의 희생으로 지금의 대학병원이 운영되고 있기 때문이라고 생각합니다. 개인적으로 의대 정원이 부족한 것이 아니라 아슬아슬하게 운영되고 있는 대학병원의 시스템이 문제이지 않을까 하는 의견을 담아 짧게나마 글로 말씀드려 봅니다.

대학병원 진료를 받다 보면 집 근처 병의원과 가장 다른 점이 진료 대기시간입니다. 짧게는 30분, 길게는 1시간 이상 걸리기도 합니다. 진료를 받는 환자나 보호자 입장에서는 '왜 이렇게 진료를 천천히 보시나' 짜증 섞인 마음이 들지만 실상 진료받는 시간은 1분 남짓입니다. 바빠 보이는 전공의 선생님과 더 바빠 보이는 교수님에게 하고 싶은 질문을 다 하지 못해 항상 아쉬움이 남습니다.

대학병원에는 교수님과 전공의 선생님을 포함한 모든 직원이 왜 이렇게 다들 바쁘실까 곰곰이 생각해 보고 자료를 찾아보게 되었습니다. 외국의 가정의학과 시스템과는 다르게 1차 진료에서 분류되는 환자가 없다시피 해서 쉽게 대학병원의 3차 진료를 보기 때문에 외래는 항상 만원이고 심지어 예약이 몇 달 밀리기도 한다고 합니다. 그렇기에 교수님과 전공의 선생님은 물론이고 검사와 처치나 치료 같은 과정을 도맡아주는 직원 선생님도 모두 바쁘시다는 결론에 다다랐습니다.

저의 의견은 이렇습니다. 첫째, 우리나라도 외국의 시스템처럼 1차 진료를 전담하는 병의원에서 먼저 진료를 보아야 한다고 생각합니다. 물론 지금도 대학병원은 진료의뢰서를 첨부해야만 진료를 받는다고는 하지만 집 근처 병원에서 대학병원 진료를 위한 서류를 쉽게 발급받는 시스템을 제도적으로 바꾸었으면 합니다. 1차 진료는 집 근처 병의원에서 보고 꼭 필요한 경우에만 진료의뢰서를 발급하되 꼭 필요한 경우가 아니면 대학병원에서 확인 후 회송하는 시스템을 갖추는 것입니다. 우리나라는 세계 최고의 정보시스템 강국입니다. 동네 의원에서 진료를 받아도 다른 병원과 겹치는 약제가 있는지 곧바로 원장님께서 확인해 주십니다. 정부의 이러한 시스템을 활용해 병의원과 연결된 대학병원이나 환자 보호자가 원하는 대학병원과 정보를 교류한 뒤에만 진료를 받을 수 있도록 하는 방안을 제안드리고 싶습니다.

둘째는 진료비 부분입니다. 수술을 해도 진료를 해도 적자라는 기사를 쉽게 접할 수 있습니다. 그리고 어느 지역은 산부인과가 없어서 다른 거점 지역에 가서 출산을 한다고 합니다. 필수의료과가 어느 순간부터 기피 의료과가 되고 있는 대한민국입니다. 어느 대학병원은 소아청소년과 지원자가 없어서 진료과 자체를 없앴다고도 합니다. 이는 현재 건강보험공단에서 의료기관에 지불하는 부담금이 큰 영향을 미친다고 생각합니다. 의사 수가 OECD 평균에 못 미친다고 말하기에 앞서 왜 필수과에 지원을 안 하는지 곰곰이 생각해 봐야 합니다. 치료나 분만을 하고도 적자가 나는 시스템을 벗어나 피부 미용 의원을 개원하는 선생님들의 의견을 들어봐야 합니다. 그리고 국민과 정부의 의견도 들어봐야 합니다. 글을 쓰기 전 찾아보니 우리나라의 건강보험은 미국에서도 배우고 싶은 제도라고 합니다. 한의원 첩약의 급여화보다 개인적으로는 필수의료과의 수가를 현실적으로 조절하는 것이 먼저라고 생각합니다. 물론 첩약이 효과가 없다는 게 아닙니다. 건강보험 재정이라는 큰 파이를 나눠서 분배되는 시스템에 사람의 생명이 오가는 필수과의 수가가 현실적이지 않기에 수련을 피하고 개원을 했어도 폐업하는 의사 분들이 늘어나는 것 아닐까 국민의 한 사람으로 우려가 됩니다.

셋째, 대학병원은 의사 선생님이 부족한 것이 아니라 전문의 선생님들이 부족하다고 생각합니다. 서두에도 말씀드린 바와 같이 우리나라, 특히 대형 대학병원의 경우 전공의 선생님들에게 의존하는 비율이 매우 높다고 합니다. 2월부터 외래 진료 수술이 기약 없이 연기되는 것을 볼 때 앞으로는 대학병원의 전문의 선생님 증원이 먼저 이루어져야 한다고 봅니다. 수련의의 희생을 강요할 것이 아니라 치료에 집중하고 최고의 결과를 만들 수 있는 환경을 갖추기 위해선 의료계, 국민, 정부가 의견을 모아 전문의 선생님들을 꼭 증원해야 한다고 생각합니다. 정확한 수가 조정과 수요 조사를 바탕으로 전문의 선생님들을 충원하면 전공의 선생님들이 더욱 수련에 몰두하고 나아가 필수의료도 즐겁게 이끌어갈 수 있을 것입니다.

마지막으로 강대강으로 치닫고 있는 의료계와 정부의 갈등에 힘들어하는 환자와 보호자들을 생각해 주시길 간절히 소망합니다. 의료계와 정부 모두 한 발짝씩 물러나서 양보하는 모습으로 의대 증원과 필수의료 패키지에 대해 심도 깊게 조율해 주시길 바라봅니다. 이번 사태로 피해를 본 환자분들도 계시고 심지어 과로로 세상을 떠난 교수님도 계시다는 기사를 접했습니다. 정말 더는 안타까운 일이 생기지 않았으면 좋겠습니다. 세 달이 넘게 이어지는 이번 사태를 딛고 일어나 대한민국 의료가 더욱 건강하게 자리 잡히길 국민의 한 사람으로서 간절히 소망해 봅니다.

　　두서없이 장황하게 적었는데, 제 의견을 요약해 보겠습니다. 국민과 환자가 원하는 개선된 우리나라 의료서비스의 모습은 첫째, 1차 진료를 전담하는 병의원 제도의 확충입니다. 꼭 필요한 경우에만 대학병원에서 치료를 받고 대학병원은 목적에 걸맞은 교육 연구 진료에 매진하면서 서로 신뢰하는 협력병원 시스템을 구축하고 진료의뢰 시스템을 활성화하는 것입니다.

　　둘째, 필수의료과의 현실적인 수가 조정입니다. 꼭 필요한 필수과가 기피과로 전락하지 않도록 국민, 의료계, 정부가 힘을 모아 현실적인 수가로 조정해야 합니다.

　　셋째, 대학병원의 전문의 선생님 증원입니다. 전공의 선생님들은 수련에 집중해서 더욱 효율적이고 안전한 대학병원으로 거듭나야 합니다.

　　마지막으로 의료계와 정부 모두 조금씩 양보해서 길어지는 갈등을 최대한 빠른 시간 내에 해결해 주시길 국민의 한 사람으로서 간절히 소망합니다. 감사합니다.

지금까지의 17년과 앞으로의 17년

윤현경(50대, 여성, 사회복지사, 울산 남구 거주)

지금까지의 17년

나는 딸을 치료하기 위해 내가 살고 있는 지역에서 수백 킬로미터 떨어져 있는 대학병원으로 새벽 기차를 타고 다닌 지 17년이 되어간다.

초등학교 입학도 하기 전, 딸이 갑작스런 발작을 일으켜 동네 병원 응급실에서 지역 종합병원으로, 다시 인근 지역 국립 대학병원에 옮겨지기까지 이틀은 황망할 겨를도 없이 지나갔다. 그 당시 입원한 지역 국립 대학병원에는 어린이 병동이 따로 없어 성인 환자들과 함께 두어 달을 보내며 검사와 치료를 받았지만 병의 원인은 알 수 없었고 결국 딸은 카데터 삽입수술을 받고 투석을 하게 되었다. 막막했던 나는 담당 교수님께 부탁을 드려 지금 다니고 있는 다른 지역 국립 대학병원으로 전원을 단행했다.

아픈 딸을 이끌고 그 먼 병원을 찾아 나선 것은 무엇보다 딸에게 발생한 병의 원인과 치료 방법을 알고 싶었고, 어쨌든 투석을 위한 수술을 했으니 소아 복막 투석 사례가 많은 병원에서 더 많은 정보와 경험을 얻고 싶어서였다. 전원한 대학병원은 어린이 병원이 따로 있어서 딸과 비슷한 질환의 또래 환자들이 같은 병동에 입원해 있었고 투석정보를 더 제대로 알 수 있었으며 나의 많은 질문과 요청에 적절한 피드백이 돌아왔다. 신기했고 놀라웠다. 그 병원의 의료 수준과 환자 지원 시스템은 내가 딸의 전원을 좀 더 일찍 결정했거나 처음부터 이 대학병원으로 왔다면 내가 전원을 결심한 첫 번째 이유에 대한 답을 찾을 수 있지 않았을까 하는 고민을 하게 만들었다. 기차로 두 시간 반 걸리는 거리이지만 환자와 보호자가 체감하는 의료적 거리는 훨씬 더 멀었다.

그로부터 17년이 흘렀고, 처음 입원했던 지역 국립 대학병원에도 우리가 전원한 다음 해에 어린이병원이 생겼다고 들었다. 하지만 지금 다니는 대학병원의 어린이병원은 같은 해에 벌써 개원 23년째였다.

이 글을 쓰는 이유가 단지 지역 간의 의료격차를 말하기 위한 것은 아니다. 그 오랜 시간 동안 우리는 멀리 있는 대학병원의 진료시간에 늦지 않기 위해 새벽 4시에 일어나서 새벽 첫 기차를 타고 병원에 와서 채혈을 해야 했고, 진료시간까지 3시간에서 6시간을 병원에서 대기해야 했다. 그리고 빽빽하게 들어선 환자들이 대기하고 있는 진료실에서 의사와 상담하고 처방받는 시간은 3분에서 5분 남짓이었다. 수납하고 약을 받기까지 한 시간을 소요하고 나면 어린 딸은 고개도 못 들 정도로 지쳐서 곯아떨어진다. 종일 병원 의자에서 허리도 못 펴고 앉아 기다리느라 퉁퉁 부은 발로 아이를 들쳐 업고 손에는 약봉지를 부여잡고 어둑어둑해질 무렵 집으로 내려간다.

간혹 딸이 갖고 있는 주질환 외에도 관련된 안과 약이나 이비인후과 약 등 원외처방약을 집 근처 약국에서 받아야 할 때가 있다. 처방전에 있는 약이 약국에 없어서 택배로 받아서 주곤 했던 약사는 "왜 이 정도의 약을 처방받으려고 멀리 있는 병원까지 가는 건가요?" 하고 물었다. 막상 대답을 하려니 울컥 많은 생각이 올라와 오히려 말문이 막혔다.

딸이 의사 선생님들과 의료 관련 종사자 분들 덕분에 초등학교를 무사히 입학하고 학교생활을 한다는 것만으로도 감격하던 중, 귀가하던 딸이 갑자기 발작을 일으키고 쓰러져서 같은 지역 내에 있는 대학병원(그때는 3차 의료기관이 아니었

다) 응급실을 급하게 찾은 적이 있었다. 그런데 딸이 진료받고 있는 병원이 다른 지역 상급병원이라는 것을 알고 나자 응급실 의사가 "우리가 따님에게 해줄 수 있는 게 없습니다. 다음 진료 일정을 앞당겨서 그 병원으로 가는 게 어떻겠습니까?"라고 이야기해 아무런 조치도 받지 못하고 병원을 나오게 되었다. 내가 사는 지역의 3차 의료기관 수준의 병원에서 내 딸의 응급한 상황을 해결하지 못한다는 것은 정말 말이 안 되지 않느냐고, 내게 질문했던 약사에게 되묻고 싶었다.

앞으로의 17년

긴 병에 효자 없다는 말이 괜히 생긴 건 아니다. 아이가 아프면 그 가정에는 경제적인 문제와 함께 양육자이자 간병인이 되어야 하는 부모의 스트레스 심화, 소외되는 형제자매의 문제, 가족 간의 갈등 상황 등등 참 많은 일이 벌어진다.

견디기 어려운 시기가 많았다. 앞으로 17년을 또 버티게 해주는 지원과 서비스가 필요하다. 무엇보다 의료서비스가 가장 중요하다. 지역 간 의료격차가 없어지면 좋겠다. 너무 힘들어서 병원 옆으로 이사를 갈까도 생각했지만 우리 가족의 삶의 터전을 옮기는 것은 쉽지 않았다.

희귀난치성 질환을 가진 딸이 동네 의원에서 치료를 받을 수는 없으니 멀리 대학병원을 갈 수는 있지만 전국의 지역 국립 대학병원에 대한 전폭적인 지원으로 의료격차가 해소되어서 좀 더 가까운 지역 국립 대학병원에서도 지금 다니는 대학병원과 동일한 의료서비스를 받을 수 있으면 좋겠다.

딸의 질환이 발병하기 전에 예방하거나 미리 징후를 발견해서 좀 더 일찍 진단과 치료 방법을 찾았더라면 어땠을까 한다. 지역에도 특정 영역의 주치의 제도가 있긴 하지만 유명무실하다. 나와 가족의 건강을 전담하는 여러 분야의 주치의들이 있으면 좋겠다. 출생 때부터 생애주기별로 건강을 체크하고 관련된 의료데이터를 공유하고 관리한다면 예방과 진단과 건강관리, 질환치료에 도움이 되지 않을까 생각한다.

의료기관과 의사, 질병 등 의료정보에 대한 접근성이 떨어지는 사람들은 의료기관을 정하거나 지정할 때 어려움을 겪는다. 필요한 의료기관과 적절한 의료서비스에 대한 체크 리스트를 제공하거나 상담 또는 AI의 도움으로 적절한 정보를 제공하는 체계가 필요하다.

그리고 지정된 주치의나 주 의료기관에서 제공하는 의료서비스는 느긋하고 지속적이고 전문적이고 세심했으면 좋겠다. 즉, 예방, 건강관리, 빠른 진단, 작은 병일 경우 신속한 치료, 큰 병일 경우 상급의료기관으로의 원활한 연계가 잘 이루어져야 한다. 그리고 3차 의료기관이 필요한 사람들에게 이용하는 데 제약을 주어서는 안 될 것 같다.

코로나 동안 딸은 비대면 진료를 엄청 원했다. 어릴 때부터 입원생활이 더 편하다는 아이여서 사람 많은 곳을 기피한다. 진료를 위해 병원으로 가는 과정 자체도 힘들어한다. 하지만 보호자인 나는 진료는 대면 진료여야 한다고 생각한다. 환자와 의사가 마주보고 병에 대해 이야기하고, 치료계획, 복용약, 조심할점 등에 대해 충분히 공감하고 이해할 때 치료가 잘 된다고 본다.

딸이 아프기 시작했을 때 아이 아빠는 해고를 당하고 난 후라 가정 내 경제상황이 좋지 않았다. 병원비 영수증을 보면서 급여와 비급여 항복이 따로 있다는 것을 처음 알게 되었다. 그 금액을 보면서 한편으로는 부담스러웠지만 우리 가족이 내고 있는 건강보험료를 생각했을 때 우리나라에 건강보험제도가 있다는 것이 정말 감사했다. 병원에 지급되는 부담금이 단지 진료나 수술 횟수에 비례한다면, 우리 딸을 치료하느라 고생한 의사 선생님들이 들인 시간과 의료역량, 기술, 정성에 대한 인정을 받지 못해서 어쩌나 하는 미안함도 생긴다. 그런 영역이 좀 더 반영되었으면 좋겠다.

환자 입장에서는 솔직히 본인부담금은 적을수록 좋고, 건강보험료는 안 오를수록 좋고, 의료서비스 수준은 높을수록 좋다. 하지만 앞으로의 17년을 또 버텨나가서 우리 가족이 함께 살아갈 수 있도록 의료서비스와 시스템이 개선된다면 개선되는 의료서비스를 위한 본인부담금과 건강보험료의 합리적인 조정은 감수할 수 있지 않을까 한다.

　대학병원의 좁은 진료실 바깥에는 언제나 부모와 아이들이 손잡고 의자에 빼곡히 앉아서 진료를 기다리고 있다. 6시간을 대기한 끝에 3분, 5분 진료를 받는 것이 아니라 충분한 진료시간을 보장받고 한 명 한 명을 의료수가로 보는 것이 아니라 생명과 건강을 구할 환자로 보는 의사와 만날 수 있도록 의료제도가 바뀌면 좋겠다.

　그래서 언젠가 숨 막히는 진료시간에 우리 딸을 진료하던 교수님이 "어머니는 괜찮으세요?" 하고 물었던 그 한마디, 지친 딸을 업고 기차역으로 향하는 나에게 힘을 주고 다음 진료 때까지 나를 일으켜 세웠던 그 한마디를 좀 더 여유 있게 나눌 수 있는 병원과 의료서비스가 되기를 원한다.

내가 바라는 주 의료기관의 모습

이아영(20대, 여성, 간호학과 대학생, 서울 성북구 거주)

1차, 2차, 3차 의료의 이용

저는 '대학병원을 주로 이용하셨나요? 동네 의원을 주로 이용하셨나요?'라는 질의를 보고 나는 어떤 상황에서 병원을 이용해 왔는지를 떠올려보았습니다.

1차 의료기관(보건소/의원)	2차, 3차 의료기관
- 가벼운 감기나 독감이라고 생각한 경우 - 체했거나 어지러움 증상이 나타난 경우 - 건강검진을 위한 경우 - 근육통이 온 경우	- 건강검진에서 이상소견이 보인 경우 - 저혈당 또는 저혈압으로 쓰러졌을 경우(혼자 몸을 가눌 수 없는 경우) - 주변 병원이 문을 열지 않은 경우

또한 병원에 가기 전에 인터넷이나 챗GPT에 증상을 검색해 보고 생리통이나 가벼운 복통의 경우에는 상비약(이부프로펜이나 타이레놀)으로 해결하기도 했습니다. 다만 저의 경우 2차와 3차 의료기관의 차이를 느끼지 못했습니다. 물론 이는 사람마다 편차가 크다고 생각합니다. 주변 사람들의 사례를 보면 다른 중중

질환 또는 만성질환을 가지고 있는 경우 바로 2차, 3차 병원으로 가는 경우가 많았던 것 같습니다.

의료진과의 소통

진료 중 의료진과 나누는 소통은 많이 나아지고 있다고 생각합니다. 추가적인 설명 역시 과거에 비해 자세해졌으며 처방약을 환자와 조율해 가는 느낌도 많이 받고 있습니다.

다만 소통에서 더 개선할 수 있는 부분을 찾는다면 '환자의 적극성'인 것 같습니다. 막상 의료진이 "추가로 질문하실 점 있으신가요?"라고 물었을 때는 긴장해서 기억이 나지 않다가 돌아서서 문고리를 잡았을 때 질문거리가 생각나는 일이 종종 있습니다. 물론 인터넷을 통해 따로 알아볼 수도 있지만 인터넷에 익숙지 않은 사람들을 고려해서 캠페인을 통해 '병원 가기 전에 질문할 것들을 메모해 가기'라거나 의료진을 마주하기 전 대기시간에 '질문할 것을 생각해 두세요' 등 질문할 것을 상기시켜 주는 문구를 배치해 두는 것도 긍정적인 효과가 있을 것 같습니다.[1]

주 의료기관 등록과 의료진을 배정받는 방식에 대한 생각

만약 환자 개개인의 주 의료기관을 등록하고 의료진을 배정받는 방식이면 나를 봐주던 사람이 계속 나를 봐줄 수 있다는 장점이 있다고 생각합니다. 환자 개인의 과거력에 대한 정보를 알기 쉬우며 의료진과 환자 간의 라포 형성이 지금보다 비교적 쉬워질 것 같습니다.

---

1 《헬스조선》, "'3분 진료' 알차게 쓰려면… 질문은 적어가고 숫자 넣어 말하세요"(2018. 1. 18), https://m.health.chosun.com/svc/news_view.html?contid=2018011702994#google_vignette

하지만 그만큼 다학제 간 협력이나 타 기관과의 협력이 조금 힘들어질 것으로 생각됩니다. 아무리 다른 팀이나 부서와 협력한다고 해도 치료과정에서 보수적으로 되는 상황이 생길 것 같습니다. 이는 진단 오류가 났을 때 익숙함 또는 과거력에 따라 비교적 안일해지는 순간을 야기할 수도 있으며 스위스 치즈 모형이 일자로 이어지는 사고로 이어질 수도 있다고 생각합니다. 또한 새로운 정보 시스템(의료기관 등록 또는 의료진 배정)을 도입하는 것이기 때문에 관리해야 할 것이 늘어나는 점도 우려되며 환자가 다른 의료진을 원할 경우에도 현재보다 복잡한 절차가 추가되는 번거로움과 만약 환자가 주 의료진과 마찰이 생겼을 경우 해결하기가 현재보다 복잡해질 수도 있을 것 같습니다.

결론적으로 장단점이 합해져 효과는 애매한 반면 효율은 떨어지는 상황이 초래될 것 같아서 만약 시행하게 된다면 중증질환 또는 해당 제도를 원하는 사람에 한해 점진적으로 시도해 보는 것이 나을 것 같습니다. 다만 저의 개인적인 생각으로는 현재와 같이 자유로운 방식으로 두는 것이 주 의료기관을 지정하는 것보다 관리해야 할 점도 적고 다양한 의료진의 의견을 들을 수 있기에 더 낫다고 생각합니다. 물론 이러한 현재 시스템도 한계는 분명 존재합니다. 예시로는 의료쇼핑의 경우가 현재 시스템의 단점에 해당하겠습니다만, 주 의료진을 설정하는 것보다는 환자와 병원 모두 감수할 수 있을 만한 단점이기 때문에 현재 시스템이 낫다고 생각했습니다.

내가 바라는 주 의료기관의 모습

의료서비스 경험조사 정책보고서에 수록된 설문지를 참고해서 만족도가 높았던 병원에 대해 회고해 보았습니다. [2]

---

2   신정우 외, 『2019년도 의료서비스 경험조사』 (정책보고서, 2019-80), 발간등록번호 11-1352000-002155-10.

① 병원 선택: 평가가 좋고 치료 효과가 좋은 병원

일단 저는 외래 서비스를 주로 사용했으며 당시 그 의료기관들을 선택한 이유는 '주변에서 권해서', '기타(병원 리뷰를 보고)' '치료 효과가 좋아서'였습니다.

② 진료시간: 환자와 의료진의 대화

진료시간은 과마다 차이가 좀 있었습니다. 정신과의 경우 10~20분으로 가장 길었고 약에 대한 설명도 가장 자세했습니다. 부작용에 대한 설명이나 환자와 약을 조율하는 노력도 가장 많은 과였습니다.

정형외과의 경우 근육통 때문에 방문한 기억이 있는데 진료 자체는 5분 정도로 짧았으며 약에 대한 설명은 해주었지만 약의 명칭이나 주의할 점, 도수치료 관련 정보 등을 따로 인터넷에서 검색해 찾아보았습니다.

성형외과는 의사보다 코디네이터와 대부분 대화를 하는 곳도 있었습니다. 의사와의 상담은 10분가량이었지만 막상 수술 당일에는 공장이라는 느낌을 받을 정도로 의사를 보지 못했습니다. 수술 부위를 펜으로 쓱 긋고 간 것밖에 기억이 나지 않습니다.

호흡기내과는 보건소에서 폐 결절이 의심되어 확인차 방문한 2차 병원이었습니다. 진료시간은 15분정도 가량이었으며 질병심각도가 높을지도 모르는 상황이다 보니 설명을 자세하게 해주셨습니다.

응급실은 특수성 때문에 진료 자체는 1분도 안 되었고 검사 설명도 없었습니다. 불편한 점이 있었지만 응급실이었기에 저보다 위급한 사람이 있다는 걸 이해할 수 있었습니다.

결론적으로 진료시간은 대체로 긴 편이 훨씬 많은 대화를 나누고 설명을 듣기 때문에 만족도가 높았던 것 같습니다.

③ 병원 시설: 감염에 신경을 쓴 곳

2차, 3차 병원은 본원이 구식 건물이라고 하더라도 감염 예방을 위해 신경을 많이 쓰는 것이 느껴지고 주기적으로 리모델링을 하는 곳도 많은 반면에, 1차 병원은 건물 자체가 노후화된 곳이나 화장실도 그리 청결하지 못한 곳이 종종 있었습니다. 이런 경우 재방문이 꺼려졌습니다. 또한 환자가 '이 병원은 청결에 신경을 쓰는구나'라고 느낄 수 있을 때 감염 부분에서 신뢰가 높았습니다.

④ 다학제 간 협력: 다양한 시각의 의료서비스

저는 다양한 직종으로 구성된 의료팀이 여러 시각에서 의료서비스를 충족시킨다는 점에서 가장 만족도가 높았습니다. 병원에 입원하면 치료는 기본이고 식단부터 청결, 정서적인 부분까지 다양한 면에서 나의 건강을 신경 쓴다는 느낌을 받는 곳이 있습니다. 다만 다학제 간 협력이 이루어지지 않을 때에는 환자의 심리가 불안해지는 경우도 있었습니다. 예시로는 다른 협력과와 사이가 안 좋아 보이는 경우 환자를 치료할 때 의료진들의 감정에 영향을 받을까 봐 불안해졌습니다. 물론 최대한 사적인 감정을 배제하고 치료를 위해 힘써줄 것을 알지만 의료진에게 이런 불안을 말하는 것조차 꺼려졌기에 불안감을 떨치기 힘들었던 순간이 있었습니다.

⑤ 1차, 2차, 3차 병원: 병원 규모? 의료 질이 좋으면 끝

저는 사실 병원 규모에 신경을 많이 쓰지 않는 편입니다. 오히려 동네 병원은 환자 개개인에게 신경을 더 많이 써줄 수 있고 대학병원은 진료 시스템이 체계적이기 때문에 각각의 장점이 다르다고 생각합니다. 저에게 병원 규모는 의료전달체계의 순서일 뿐이며 그저 치료 효과가 좋고 나의 건강에 신경을 쓰는 곳이라면 전부 만족도가 높았습니다.

비대면 의료서비스에 대한 생각

코로나 펜데믹이 한창이던 시기에 뉴스기사로 비대면 의료에 관한 이야기들을 보았던 기억이 있습니다. 거동이 불편하거나 섬에 거주해 의료기관을 방문할 수 없는 사람들이 빠르게 실시간으로 본인의 상태에 대해 의료진과 이야기를 주고받을 수 있다는 점이 굉장히 긍정적으로 다가왔습니다.

그러나 비대면 의료로는 피검사나 제3자(의료진)의 사정을 파악하기가 불가능하므로 한계가 명확하며 이는 만약 중증질환이 발생한 경우 최적의 시기를 놓치는 원인이 될 수도 있다고 생각합니다.

현재 비대면 의료서비스는 환자가 동일 질환으로 동일 의료기관에서 대면 진료를 받은 적이 있는 경우에만 가능한 것으로 알고 있는데, 지금 사회에 보급된 기초 의료기기로는 시기상조라고 생각합니다. 하지만 최근 위치 등을 이용한 웨어러블 헬스 기기들을 사용하는 사람이 늘어나고 있으므로 집에서 간단한 피검사를 할 수 있는 기기나 가정용 초음파 기기를 구비할 수 있을 정도로 의료기기가 발전된다면 비대면 의료서비스가 획기적으로 발전할 수 있다고 생각합니다. 지금은 그 사이의 과도기적 과정이라고 생각합니다.

재택의료서비스에 대한 생각

재택의료라고 하면 재가노인복지나 방문요양 서비스 같은 단어들이 바로 떠올랐습니다. 최근 저출산 고령화 사회가 되면서 재택의료에 대한 국민의 관심도 높아졌습니다. 제가 사는 지역에도 재가복지와 관련한 시설이 늘어나고 있고 외가와 친가의 혼자 살고 있는 어르신들이 요양보호사를 고용하는 경우가 점점 늘어나는 것도 체감하고 있습니다.

따라서 의사나 간호사가 집으로 방문하는 재택의료서비스의 전망은 굉장히 밝다고 생각합니다. 그 수요에 맞추어 관련 의료기관이 늘어나는 상황입니다. 다만 아직 공급이 수요를 따라가지 못하는 것 같으므로 관련 의료기관이 더 필요하다고 생각합니다. 또한 재택의료라는 특이성 때문에 공급이 수요보다 적으면 의료서비스의 질 관리가 저하될까 우려됩니다. 재택의료행위의 범위에 대한 명확한 기준이 필요해진 시점이라고 생각합니다.

인공지능을 활용한 의료서비스에 대한 생각

AI 의료는 환자의 데이터를 학습·분석하고 상황에 맞추어 진단을 내리는 의료서비스라고 알고 있습니다. 저 역시도 챗GPT에 증상을 입력하고 답을 들은 후 병원에 가는 만큼 활용할 여지는 많다고 생각합니다. 인공지능을 통해 대략적인 추측을 듣고 나면 어느 과의 병원을 가야 할지 빠르게 선택할 수 있기 때문입니다. 또한 의료진이 AI를 자신의 의료 행위를 교차 검증하는 보조적인 수단으로 사용한다면 진단 오류나 의료과실을 획기적으로 줄일 수 있을 것 같습니다.

하지만 아직 단독으로 사용하기에는 부족한 점이 많은 것 같습니다. 입력 과정에서 잘못된 정보가 들어가거나 출력된 진단이 불충분해 의료사고가 생길 수도 있으며, 특히 환자에 대한 지지나 공감 같은 정신적인 영역에서는 많이 부족하다고 생각합니다. 따라서 아직까지는 사람과 인공지능 간의 의료행위에 대한 교차 검증 정도로 사용하는 것이 좋을 것 같습니다.

의료비 기준에 대한 생각

현재 의료비는 의료서비스의 양에 따라 결정되는 방식입니다. 질문지의 다른 예시들을 보았지만 현재의 기준이 대안 중 가장 낫다고 생각합니다. 환자의 건강 지킴 여부에 따라 의료비를 책정하는 것은 연명의료와 관련지어 생각할 때 책정하기 힘들며 기준이 애매하다고 생각합니다. 또한 만족 여부에 따라 의료비를 책정하는 것은 의료보다 서비스 측면에 과하게 치중하는 것이라고 생각합니다. 또한 미리 정해진 금액을 지불하는 방식은 우리나라 의료보험 상황에 맞지 않다고 생각합니다.

질문지의 내용처럼 전담 의료기관이나 주치의가 있다고 가정했을 때 그 외의 의료기관을 이용할 경우 본인부담금이 차이 난다면 의료서비스의 의의가 퇴색될 것 같습니다. 만일 국내 다른 지역으로 여행을 갔다가 가볍게 체하거나 혹은 심각하게는 교통사고를 당해 근처 병원을 찾았을 때 주 의료기관이 아니라는 이유로 의료비에 차등이 생긴다면 병원을 방문하는 행위 자체가 위축될 것 같습니다. 국내여행을 준비하는 데 해외여행을 준비하는 것만큼 어려움이 따른다면 부담이 될 것 같습니다.

만성질환 환자의 경우 다른 과의 질환이 생겨 다른 과 전문의가 있는 병원을 찾아야 할 때 또는 다른 병원에서 본원으로 이동하기를 원할 때 현재에 비해 절차가 복잡해질 수밖에 없습니다. 아무리 앱을 이용해 원터치로 간단히 해결되는 세상이라고 해도 무인카페의 키오스크조차 멈칫 하고 돌아가는 사람이 생각보다 많은 만큼 주 의료기관을 변경하기 쉽다고 해도 멈칫 하는 사람은 생길 수밖에 없다고 생각합니다. 어쨌든 자유롭게 병원에 가는 현재에 비해 한 단계 이상의 절차가 생기는 것이기 때문입니다. 물론 주 의료기관을 설정하는 것이 환자 관리 차원에서는 좋은 부분도 있겠지만 당장은 이익보다 손해가 더 많다고 생각합니다.

본인부담금에 대한 생각

국민연금 고갈과 더불어 건강보험 적립금 고갈에 대한 우려는 현재 뜨거운 주제입니다. 저출산 고령화 사회인 만큼 노인 진료비는 더욱 늘어갈 것이며 적자 가능성이 계속해서 제기되고 있다는 점이 문제입니다.

가장 근본적인 해결책은 저출산 문제를 해결해 생산 가능 인구를 늘려 재정 상황을 안정시키는 것이겠으나 최근 출산율 통계로 보아 출산율을 높이는 것은 힘들어 보입니다. 중증질환이나 희귀질환의 경우에는 의료비를 지원함에도 불구하고 애초에 개인 부담금 자체가 높기 때문에 의료비를 늘리기가 힘들 것 같습니다.

　다만 어느 기사를 보니 독감검사료는 건강보험이 적용되지 않지만 독감 치료제 타미플루 처방은 건강보험이 적용된다고 합니다.[3] 이런 경우 약제를 처방할 때 본인부담금을 조금 높이는 정도는 거부감이 덜할 것이라고 생각합니다.

3　《동아일보》, "독감검사 3만원… "건보 적용" vs "재정 낭비""(2023. 5. 5), https://www. donga. com/news/Society/article/all/20230504/119150389/1

공평의 기적이 일어나는 병원을 꿈꾸다

김성숙(40대, 여성, 지방공무원, 평창군 거주)

2022년 평창군이 서울대병원과 지역 공공의료 발전을 위해 업무협약을 맺었다는 기분 좋은 소식이 들려왔다. 이제 내가 사는 평창에도 좋은 의료시설이 들어오겠다는 부푼 꿈이 생겼다. 모두가 가능할까 하는 의문으로 문을 두드렸을 때 2018년 평창동계올림픽이라는 기적을 이룬 곳이기에 서울대병원과 맺은 협약이 또 다른 기적의 출발선이 되지 않을까 생각했다.

서울과 비교했을 때 면적은 2배이지만 여러 요인으로 인구가 줄어들면서 10만 명이 넘게 살던 이곳은 이제 4만여 명이 머무는 곳이 되었다. 언젠가 이곳으로 귀촌한 분이 자연이 좋아 도시생활을 정리하고 내려왔는데, 자신에게 가장 필요한 의료 혜택이 취약해서 다시 도시로 돌아가야 될 것 같다고 푸념하시는 것을 들었다. 영화의 한 장면처럼 "나 다시 돌아갈래" 하고 외치는 것이 지금 시골의 모습이 아닌가 하는 생각이 들었다.

우리가 꿈꾸는 병원은 어떤 모습이면 좋을지 그려보면 우리가 너무나 이상적인 그림을 꿈꾸고 있어서 현실에서 더 막막함을 느끼는 것이 아닐까 한다. 지금 진행되고 있는 의료계의 여러 문제를 보면서 모두가 꿈꾸고 원하는 의료의 모습이 어떠하면 좋을지 담담하게 글로 담아보려 한다.

공평한 병원이 많아져서 누구나 평등한 의료서비스를 받을 수 있기를 소망한다. 공평의 정의는 무엇일까? 같은 조건으로 동일한 선상에서 출발하는 것이 아니라 서로 다른 조건을 인정하고 다른 선상에서 출발하는 것이 공평이 아닐까 한다. 병원은 인구가 많고 교통이 발달해 있고 많은 이윤을 창출할 수 있는 최상의 환경과 최고의 의료기술을 토대로 수도권에만 집중되어 있다. 이제는 병원을 지방으로 분산시키는 일을 진행해야 하지 않을까.

의료 문제만큼 절실한 문제가 인구절벽에 가까운 저출산 문제이다. 저출산 문제를 해결하기 위해 많은 시간 대책을 세우고 많은 비용을 지불했지만 여전히 해결되지 않고 있다. 의료서비스 역시 같은 선상에 있다. 인구정책과 함께 의료서비스를 개선하는 문제는 함께 논의되어야 하고 개혁이 필요하다. 도시에만 집중되어 있는 여러 편의시설과 환경이 지방에도 동일하게 생겨나야 한다.

젊은 시절 미국에서 잠깐 지낼 기회가 있었다. 내가 본 것도 미국의 단면일 수 있지만 도시와 시골에 대형마트, 도서관, 공원, 그리고 병원이 동일한 크기로 있다는 것이 놀라웠다. 어린이가 예방접종을 위해 병원에 가면 의사가 있는 진료실로 들어가는 것이 아니라 진료실에 들어가서 기다리고 있으면 의사가 노트북을 들고 와서 진료를 보고 접종해 주는 방식이라서 당혹감이 들었던 기억도 있다. 더 당황스러운 것은 미국에서만 살 수 있던 물품을 이제는 한국에서도 언제 어디서든 구입할 수 있을 정도로 미국의 많은 것을 받아들이고 있지만 의료적인 접근은 너무 느리게 따라가고 있다는 것이다. 미국 병원을 경험하고 온 지도 벌써 15년이라는 시간이 지나갔지만 그 시간 동안 미국에서 보았던 의료시설과 서비스는 따라가지 못한 듯하다.

병원이 1분에 한 명씩 들어갔다 나왔다를 반복하는 짧은 만남의 장소가 아니라 자신의 질병에 대해 그리고 그 질병을 치료하고 관리하는 방법에 대해 편하게 소통하면서 치유될 수 있는 소중한 만남의 장소가 되었으면 한다. 그러기 위해서는 1차, 2차, 3차 병원 시스템에 대한 명확한 구분과 함께 대상자들의 의료서비스에 대한 올바른 인식이 필요하다. 무조건 3차 병원에 가야 하고 거기서만 병을 완치할 수 있다는 인식은 전환되어야 한다. 의료체계에 대한 올바른 인식 전환이 이루어지고 그 인식 전환에 맞는 병원 시스템이 구축되어야 한다.

의대 증원 문제를 시작으로 이어지는 여러 문제를 잘 들여다보면 대학병원과 대형 병원의 문제에 한정된 것이지, 일반의원과 전문병원은 특별한 타격 없이 자신들의 일을 묵묵히 하고 있다. 더불어 여전히 지방의료원은 환자들이 없어서 병원을 유지하기 위해 어떻게 해야 할지를 고민하고 있다. 무엇이 정확한 원인인지 파악하는 것이 선행되어야 하지만, 우리는 원인을 알고 있더라도 그 원인에 맞는 해결책을 세우고 그 해결책을 실행하는 과정에서는 우물쭈물한다.

국민이 원하는 의료서비스를 모르고 있다고 여기지는 않는다. 여러 나라의 선행된 좋은 의료서비스가 본보기로 있으므로 이를 기반으로 우리에게 맞는 정책을 실행하면 된다. 그런데도 그게 안 되는 이유는 눈에 보이는 성과가 없기 때문이다. 보이는 성과를 위해 올바른 정책이 있음에도 잘못된 정책으로 눈가림을 하는 경우가 많다. 의료인을 수련해야 하는 곳이 수련을 핑계로 노동을 시키고 있고, 그 이윤이 있는 자들에게만 다시 돌아가는 식으로 눈을 가린다. 그 눈가림이 잘못된 것임을 알고 있지만 나도 그렇게 지냈으므로 그런 과정이 있어야 된다는 잘못된 관습을 이유로 눈을 감고 있는 형국이다.

국민이 원하는 의료서비스는 따뜻함을 장착한 질 좋은 의료서비스를 공평하면서도 평등하게 받는 것이다. 눈에 보이는 가시적인 성과에만 급급해서 당장 내일의 결과를 바라고 계획을 세우는 것이 아니라 명확한 목표를 세우고 그 목표만을 바라보면서 추진하는 끈기 있는 대책이 필요하다. 교육은 백년지대계라고 말한다. 우수한 의료서비스를 제공하기 위해서는 전문적인 기술과 올바른 인성을 갖춘 의료진이 많아야 된다. 이들에게 질 높은 교육을 받을 수 있게 해야 하고 제대로 된 시스템 내에서 교육 받은 내용을 노동자가 아닌 수련의로 발휘할 수 있게 해야 한다.

사람들은 주장을 펼칠 때 근거를 중심으로 말해야 한다. 특히 과학을 다루는 학문에서는 명확한 근거를 통해 자신의 주장을 펼쳐야 한다. 그런데 지금 의학을 다루는 학자와 의사들의 주장에는 공감되지 않는 부분이 있다. 병원을 가고 싶어 하고 나의 주치의가 있기를 바라는 이들이 대다수인데 여전히 병원을 가지 못하고 나의 주치의를 가질 수 없는 현실에서 더 많은 의사를 원하는 것이 왜 잘못인지 모르겠다. 내가 받고 싶은 의료서비스를 열거하자면 하루 종일 끊이지 않고 계속 얘기할 수 있을 것 같다.

깨끗한 시설, 누구보다 친절한 의사 선생님과 간호사 선생님, 기다리지 않고 바로 진료를 볼 수 있는 시스템, 내가 질문하면 알기 쉽게 설명해 주는 의료진, 내 말을 끊지 않고 잘 들어주는 곳, 언제 어디서나 아플 때 바로 연결되는 곳 등 자신이 원하는 수많은 의료서비스를 제안하는 것보다 가장 필요한 것은 어느 곳에서나 이용할 수 있는 공평한 병원이 세워지는 것이다. 공평하게 세워진 병원에서 평등한 의료서비스를 받을 수 있기를 바란다.

요즘은 시골에도 아파트가 눈에 띄게 늘었다. 그 아파트를 볼 때면 저기서 살 만한 사람들이 있을지, 그리고 아파트를 지어서 수익을 낼 수 있을지 의문이 들 때가 있다. 그때 어떤 분이 도시에 아파트를 건설하고 싶으면 일정분을 지방에도 지어야 된다고 알려주셨다. 이 분의 말이 정확한지는 모르지만 그 이야기를 들었을 때 병원도 도시에 대형 병원을 하나 지으면 지방에 분원을 하나 지어야 하는 의무 사항을 만들면 어떨까 생각해 보았다. 그리고 대형 병원에 근무하는 의료진이 번갈아가면서 근무를 하고 지방 병원에서 할 수 없는 수술이나 치료를 본원에서 할 수 있게 연계해 준다면 지방에 취약한 의료시설이 개선되지 않을까 생각해 보았다.

여전히 인프라가 없다는 이유로 시골 생활을 망설이는 이들이 많으므로 지방 분산을 이루기 위해서는 사람들이 가장 걱정하는 건강 문제를 해결해 줄 수 있는 의료시설이 필요하다. 어렵겠지만 의료서비스를 걱정하고 더 나은 방향을 모색하는 이들에게 제안하고 싶다. 도시나 시골이나 공평하게 세워진 병원에서 질 좋은 의료서비스를 평등하게 받을 수 있게 만들어주길 바란다고.

동네에서 진찰받고 싶은 소박한 바람

김미리(40대, 여성, 회사원, 서울 광진구 거주)

1. 의료 소비자 중심의 의료전달체계로 변화

1) 문제점

소비자는 공급자 중심의 의료전달체계가 의료 소비자 중심의 의료전달체계로 바뀌기를 바라고 있습니다. 소비자는 아플 때 무슨 과 진료를 받아야 할지 소비자 스스로 찾아야 하는 고충에 서 벗어나고 싶어 하고 진료과별 처방과 처치가 아닌 환자의 상태를 종합적으로 진단하고 치료해 주는 의료서비스를 받고 싶어 합니다. 또한 상급 종합병원보다 동네에서 개인 진료기록을 토대로 질병을 예방하고 건강관리를 하고 싶다는 바람을 가지고 있습니다.

2) 개선 방향

소비자는 소박하지만 아프기 전에 건강관리를 할 수 있는 의료서비스를 원합니다. 소비자는 스스로 건강관리할 수 있는 의료체계, 의료비 부담이 낮아 의료

재정에 과부하가 걸리지 않는 의료체계를 좋은 의료서비스 체계라고 생각합니다. 도시든 지방이든 어느 곳에서나 원하는 진료와 치료를 안정적으로 받을 수 있는 의료체계를 희망하고 있습니다. 의료 소비자가 생각하는 필수의료는 의료 취약지역뿐만 아니라 전 지역사회에서 양질의 1차 진료 의사를 확보하고 2차, 3차 의료기관에도 필수의료 전문의를 확보하는 것입니다.

한국에서 의료의 질을 향상하기 위해서는 강력한 1차 의료 영역의 발전에 중점을 둔 정책이 가장 우선시되어야 할 것입니다. 이것은 환자들이 여러 가지 다양한 보건의료서비스를 계속적으로 필요로 할 때 스스로 이를 조정해서 자신들의 질환의 위험을 감소시키는 행동을 취할 수 있도록 한국 보건의료체계가 도와주는 기능을 하기 위해 필수적이기 때문입니다. 이를 위해서는 성공적인 1차 의료 모델의 확대를 지원하고, 환자 상담이나 생활양식 개선과 같이 비용 효과적인 환자 서비스에 대해 높게 보상해 주는 등 1차 의료 영역을 확대하기 위한 투자가 확대되어야 할 것입니다. 1차 의료 영역이 강력해지기 위해서는 1차 의료를 전문으로 하는 양질의 1차 의료 의사들이 대규모로 양성되어야 할 것입니다.

의료서비스의 접근성과 지역 간 격차는 매우 중요한 문제입니다. 특히 도시와 시골, 개발도상국과 선진국 등 지역에 따라 의료서비스의 수준과 접근성이 크게 차이가 납니다. 특히 지방이나 외진 지역에는 의료 인력과 시설이 부족해서 환자들이 원하는 시간에 적절한 의료서비스를 받기 어렵습니다. 이를 해결하기 위해서는 지역 간 의료 인력의 균등 분배와 의료시설 확충이 절실합니다.

현재 한국의 지역사회를 기반으로 하는 가정의학 분야는 정부의 지원이 거의 없어 크게 위축되어 있습니다. 1차 의료는 외과적·내과적 시술을 하는 단순한 창구의 역할에서 벗어나 건강 증진과 예방 서비스를 제공하는 방향으로, 그리고 환자와 파트너십을 구축해서 환자가 적절한 서비스를 선택하도록 돕는 방향으로 전환되어야 할 것입니다. 우리나라 의료제도와 건강보험 행위별 수가제는 이를 더 어렵게 하고 있기 때문에 복잡한 다른 서비스는 과잉 공급되면서도 가정의학과 개업은 매력적이지 않은 것으로 여겨지고 있습니다. 이러한 상황을 교정하기 위해서는 1차 의료와 예방적 서비스에 특정해서 지원하는 투자를 지속적으로 늘려야 할 것입니다.

3) 기대효과

의료 소비자 스스로 건강관리를 할 수 있는 의료체계를 마련해 의료비 부담을 낮추면 의료 재정에 과부하가 걸리지 않은 의료서비스 체계가 구축될 수 있습니다. 또한 양질의 1차 의료서비스가 확보되면 모든 지역에서 의료서비스 접근성이 낮아질 것이며 지역 간 의료 인력이 균등해지고 의료시설이 확충될 수 있을 것입니다.

2. 인공지능을 활용한 의료서비스 활성화

1) 문제점

기술의 발전 속도가 하루가 다르게 빨라지고 있지만 인공지능을 활용한 의료서비스가 활성화되기까지는 해결해야 할 문제들이 많이 남아 있습니다. 일부에서는 이미 인공지능이 의사보다 더 정확하게 진단하기 시작했는데, 그런 분야가 점점 확대되고 있습니다. 데이터의 질과 양이 잘 갖춰진 상태라면 사람이 인공지능보다 예측을 더 잘하기가 이젠 쉽지 않은 상황입니다.

2) 개선 방향

인공지능을 통한 의료서비스는 대량의 의료 데이터를 처리하고 분석할 수 있는 능력을 갖추고 있어 환자의 건강 정보, 진단 결과, 검사 결과, 약물 효과 등 다양한 정보를 의료 데이터화할 수 있습니다. 이를 효과적으로 분석하고 활용하는 것은 의료서비스 개선에 매우 중요하게 작용할 것입니다.

또한 인공지능을 통한 의료서비스를 도입하기 위해서는 의료 데이터의 품질과 양적 부족이 해결되어야 할 것입니다. 인공지능은 대량의 데이터를 필요로 하는데 실제 의료 데이터는 부족할 수 있기 때문입니다. 이를 해결하기 위해서는 의료 데이터의 표준화와 정확한 수집 방법 정립이 필요하며, 데이터 공개와 공유가 투명하게 이루어져야 할 것입니다.

3) 기대효과

인공지능을 이용한다면 사람이 일하는 것보다 빠른 속도와 높은 정확성으로 정밀한 진단을 제공할 수 있어 많은 작업을 더욱 효율적으로 수행할 수 있을 것입니다. 특히 지역적으로 또는 신체적으로 어려움에 처한 경우 화상 진료, 의료 증상 분석, 약물 처방 같은 인공지능을 통한 지원으로 의료서비스의 접근성과 효율성을 높일 수 있을 것입니다. 또한 만성질환 환자나 고위험군 환자의 경우 인공지능으로 지속적으로 건강 정보를 모니터링해 변화하는 건강 상태를 예측할 수 있으며 개인의 건강관리와 예방에도 도움을 줘 개인의 건강을 체계적으로 관리하고 질병을 예방하는 데 더욱 효과적으로 활용할 수 있을 것입니다.

3. 비대면 의료서비스 활성화와 의료 통합 어플리케이션

1) 문제점

정부는 최근 비대면 치료 시범 프로젝트를 보완하고 응급 의료서비스의 취약성을 해결하기 위해 환자가 대면 진료 후 6개월 이내에 어떠한 질병이든 비대면 치료를 받을 수 있도록 기준을 완화했습니다. 특히 비대면 초진 치료가 연령이나 지역에 상관없이 휴일과 야간에 가능하도록 크게 확대했습니다. 비대면 초진 검사는 휴일과 야간에는 오후 6시부터 다음 날 오전 9시까지 가능하고, 주말에는 토요일에 오후 1부터 가능합니다. 비대면 의료서비스에서는 전화, 영상, 문자 메시지, 카톡을 절대적으로 활용하게 될 것입니다.

2) 개선 방향

휴대폰을 통한 비대면 의료서비스를 이용할 때에는 개인정보 보호가 중요해질 것입니다. 사후 피임약을 비대면 처방 제한 약물로 추가한 것처럼 탈모 치료, 여드름 치료, 체중 감량 약물 같은 약물에 대한 추가 제한을 적극적으로 검토해야 할 것입니다.

또한 병원 추천이나 병원 진료 관련 내용을 포함하는 시스템이 많아지면 좋겠습니다. 최근 성형외과나 피부 미용 등과 관련해 병원을 평가하고 추천하는 어플리케이션이 많아지고 있습니다. 이것은 소비자들의 니즈를 반영하는 것으로 생각됩니다. 따라서 단순히 미용과 관련된 부분에서만 진행되는 것이 아니라 개인 병원 전체에 대한 평가로 이어졌으면 좋겠습니다.

또한 병원 영업시간, 예약 현황 대기시간 예측, 보험 청구까지 이루어지는 원스톱 서비스 등을 다루는 어플리케이션이 만들어지면 좋겠습니다. 이때 어르신들의 어플리케이션 접근성도 고려해야 할 것입니다.

3) 기대효과

단순히 입소문 때문에 또는 거리가 가까워서 병원을 방문하는 것이 아니라 다수의 소비자가 평가한 상세하고 객관화된 평가 지표를 토대로 병원을 찾아갈 수 있도록 하는 제도가 도입된다면 소비자의 편익 역시 크게 증대할 것입니다.

의료의 본질에 대한 고민이 의료개혁의 출발점이다

윤영호(30대, 남성, 취준생, 수원시 거주)

의료를 잘 모르는 사람의 관점

저는 주로 대학병원보다 동네 의원을 다니며 대학병원은 크게 아프면 가는 곳이라고 생각했었습니다. 또한 병원 자체에 대해 아프면 가는 곳이라고 생각해서 크게 아프지 않으면 잘 가지 않는 편입니다. 의대 증원 이슈로 의료 시스템에 대해 알지 못했을 때는 왜 병원에서 의사 선생님들이 빨리 진료를 끝내시는지 몰랐습니다. 그냥 '병원은 이런 데구나'라고만 생각했었습니다. 다만 의료와 관련해서는 아는 분이 없어서 보이지 않는 벽이 있었으며 건강에 대한 부분도 일반적인 상식선에서 가족에게 물어보거나 인터넷에 찾아보는 것 이상은 한계라고 생각하면서 살았습니다. 의료개혁의 출발점은 의대 2000명 증원이 아닌 의료의 본질에 대한 고민에서 비롯되어야 한다고 생각합니다.

의대 증원 2000명의 문제점

의대 증원 2000명 문제가 발생한 원인은 현재와 미래 두 가지로 나뉜다고 생각합니다. 먼저 현재와 관련된 원인은 지방 의료와 필수의료가 부족한 현상을 들 수 있으며, 미래와 관련된 원인은 의과 학자와 미래 의료를 대비하는 것입니다. 하지만 여기에는 함정이 있습니다. 저출산 고령화로 인한 재정 악화와 국민 건강보험의 부실화, 정치권의 무능과 부정부패 등이 맞물리는 것이 현 국가 쇠락의 원인이며 저출산 고령화를 심화시킨다고 생각합니다. 즉, 국가가 쇠락하면서 시스템이 붕괴되어 의료가 붕괴된 것이지, 의사의 수가 의료 붕괴의 주된 원인이 아닙니다. 거기서 2000명 증원은 자녀를 의사로 만들고 싶은 탐욕과 저출산 고령화 시대에 기생하고 싶은 권력의 탐욕이 만들어낸 허상입니다. 지금 대한민국에 필요한 것은 의사 수를 늘리는 것이 아니라 대한민국 국민의 의료 지식을 향상시키는 것입니다.

의료라는 축이 대한민국의 미래 의료를 이끌어가야 한다

지금까지 대한민국의 의료는 사람을 살리는 것에 초점을 맞춰왔다면 지금부터는 사람을 살리는 의료를 넘어 건강과 국가 경제를 바라보면서 대한민국 의료 시스템을 설계해야 합니다. 저출산 고령화에 건강보험 부실화는 기정사실입니다. 그리고 이것은 지금까지 누려오던 의료 시스템의 부실화를 초래했습니다. 의료 시스템 변화는 이제 선택이 아닌 필수가 되었습니다. 이제는 미래 의료 시스템을 준비해야 합니다.

이를 위한 방법으로 병원이 스타트업의 전진기지가 되어야 합니다. 지금까지 나라 재정으로 의료 시스템을 지탱할 수 있었던 이유는 그동안 성장 시대였기 때문입니다. 이제 성장 시대가 끝났으므로 다른 방향을 찾아야 하는데 그 방향은 병원들이 스타트업의 전진기지가 되어주는 것입니다. 의료에 대한 파이의 효율의 극대화해서 저출산 고령화 사회를 대비해야 합니다. 그래서 지금의 의료 문제점과 사회 문제점을 같이 풀어가면서 국민을 설득해야 합니다. 그 중심에는 다음 세대는 노후를 걱정하지 않도록 만드는 것이 자리 잡아야 합니다.

미래 의료의 방향

미래 의료는 사람을 살리는 행위를 넘어설 것으로 보고 있습니다. 로봇 수족, 수술 로봇, 스마트 워치 등 의료와 관련된 다양한 제품이 나오고 있습니다. 코로나 때 사용한 코로나 진단 키트에는 원격진료의 개념이 들어 있다고 생각합니다. 이제 시대가 변하고 있으므로 대한민국의 의료도 시대에 맞춰서 가야 합니다. 그러려면 병원이 대한민국 스타트업의 전진기지가 되어야 합니다. 그래야 현 의료 문제점을 풀 수 있고 나아가 시대를 선도하는 의료 시스템을 만들 수 있습니다. 그래야 국민을 설득할 수 있고 나아가 정부의 정책 방향을 바꿀 수 있습니다.

환자가 의사에게 바라는 것은 무엇일까

대학원생(30대, 남성, 박사 취준생, 서울 강남구 거주)

환자가 병원을 다니면서 갖는 불만은 다양하겠지만, 결국 환자가 근본적으로 바라는 것은 병을 치료하는 것 하나밖에 없다. 동네 의원을 두고 대학병원을 굳이 찾아가는 것도 치료를 위해서이다. 의사의 진료시간이 짧은 것에 불만을 느끼는 것은 진료가 부정확해서 치료가 늦어지는 게 아닐까 불안하기 때문이다. 또한 현재 정부의 의대 증원이 명확한 근거 제시 없이 이루어지고 있음에도 지지를 받는 것도 미래에 의사 수가 부족해서 치료가 충분히 이루어지지 않을까 걱정하기 때문이다. 결국 치료만 원활히 (가능하면 더 저렴하게) 이루어진다면 의대 증원은 불필요하다. 오히려 국가의 인재가 의료 분야에 과도하게 투입됨에 따라 국가 발전을 저해하는 길이 될 것이다.

그렇다면 의사 수는 실제로 부족해질 것인가? 앞서 언급한 대로 바꿔 말하면 우리는 미래에 의사 수 부족에 기인해 불충분한 치료를 받을 것으로 예측되는가? 이를 예측하기 위해서는 먼저 불충분한 치료가 이루어지는 원인을 고려할 필요가 있다. 미래는 예측하기 어렵지만 불충분한 치료는 지금도 이루어지고 있으므로 먼저 현재의 원인을 파악해 보도록 하자.

우리나라는 고등학교 시절 최상위권인 인재가 최대한의 시간과 노력을 투자해 의대에 진학하는 만큼 의사 개개인의 역량은 이미 보증된 상황이라고 볼 수 있다. 그런데 이러한 인재들이 수년에 달하는 노력을 더해 의사가 되는데도 불구하고 일반적인 질환조차 오진하거나 초기에 유효한 조치를 취하지 못해 병을 키우는 이유는 무엇일까? 이에 대해 다양하게 언급할 수 있지만, 포괄적으로 말하면 다음 한 가지 이유로 귀결될 것이다. 바로 환자에 대한 데이터 부족이다.

병 자체에 대해 알려진 바가 적다면 이것은 의사 개인에게 해당되는 문제가 아니고 이후 의학 발전을 통해 해결해야 할 문제이다. 그러나 이미 알려진 병에 대해 치료가 미흡한 것은 결국 그 환자에 대한 데이터가 의사에게 부족하기 때문이다. 환자의 몸은 가상의 문제나 컴퓨터 프로그램의 오브젝트처럼 모든 정보가 공개된 객체가 아니라 블랙박스와 같이 내부가 비공개된 상태이다. 따라서 그 병으로 인해 나타나는 징후나 신체 내부의 변화에 대한 정보가 없다면 어떤 명의가 오더라도 그 병을 진단해 낼 수 없을 것이고, 이는 앞서 표현한 불충분한 치료에 더해 병원 재방문에 따른 의료 수요 증가와 의료비 증가로 직결된다. 따라서 미래의 의료 수요를 예측하기 위해서는 환자에 대한 데이터 수집 수단과 관련된 논의가 필연적으로 요구되는데, 현재의 의료 사태와 의대 증원에서는 이러한 논의가 부족하지 않은가 하는 아쉬움이 있다. 하지만 늦었다고 해서 포기할 수는 없으니, 이제라도 여기에 대해 예측해 보도록 하자.

현재 병원에서 사용하는 환자에 대한 데이터 수집 수단은 대표적으로 두 가지이다. 바로 병원의 검사 장비와 환자에 대한 문진이다. 이 중 병원 장비에 의한 검사에는 현대 과학의 결정체라고 할 만큼 많은 기술이 내포되어 있다. 하지만 검사 시간과 비용 문제로 인해 모든 환자가 초진부터 가능한 모든 검사를 받는 것은 현실적으로 불가능하다. 무제한의 돈과 시간이 주어진다면 감기 증상에 대해서도 일반적인 감기와 코로나, 폐렴, 독감 등을 명확히 구분해 낼 수 있겠지만, 기침, 콧물, 발열 정도의 증상에 무제한의 돈과 시간을 투자하려는 환자는 아마도 없을 것이다. 따라서 의사가 할 수 있는 가장 기초적인 데이터 수집 방법은 환자에 대한 문진이다. 그런데 환자가 본인의 체감 상태를 직접 서술하는 문진은 환자 개인의 경험, 지식, 성격에 따라 서술이 크게 달라질 수 있고, 시간에 따라 변화하는 증상을 그대로 서술하기는 어렵기 때문에 상대적으로 부정확해서 결국 불충분한 치료로 이어진다. 이는 시간과 비용이 제약되는 현대 의학의 한계라고 볼 수 있다.

그러나 이러한 한계가 미래에도 지속될까? 과연 미래에도 초진 시 적절하게 사용할 수 있는 데이터 수집 수단이 문진밖에 없을 것인가? 이에 대해서는 단연코 아니라고 확언할 수 있다. 근거는 바로 웨어러블 기기가 발달하고 있기 때문이다. 갤럭시 워치, 애플 워치 같은 웨어러블 기기는 현재에도 크게 발전하고 있으며, 사용자에게 다양한 건강 데이터를 측정하는 기능을 제공하기 위해 개발을 지속하고 있다. 단순히 심박 수와 수면 상태 외에도 체내 혈당을 측정하는 기능이 이미 개발되어 있으며 정확도를 거듭 개선하고 있다. 이 혈당 기능만 충분히 개선되더라도 병원에서 혈액 검사에 소요되는 비용과 시간을 줄일 수 있다.

그뿐만 아니라 병원에서는 아마도 영원히 측정 불가능할 일상생활 중의 실시간 데이터 변화를 측정해서 병원에 제공할 수 있으므로 병의 진단에 매우 큰 도움이 될 것이다. 이 외에도 기업에서 다양한 측정 방법을 연구 개발 중이다. 이처럼 웨어러블 기기의 발전으로 의사가 초진 시에 얻을 수 있는 데이터는 지금보다 훨씬 더 많아질 것으로 예측된다. 이에 따라 초진의 정확도가 높아진다면 그만큼 의료 수요와 비용이 저감되는 효과가 나타날 것이다.

또한 병원에서 사용하는 검사 장비도 연구 개발이 지속되고 있다. 최근에는 초전도체와 관련해 MRI 비용이 몇 천 원 수준으로 낮아질 것이라는 희망찬 예측이 나왔다. 이를 통해서도 알 수 있듯, 기술이 발전할수록 동일한 검사에 소요되는 비용은 감소할 것이고 그로 인해 데이터 접근성은 높아질 것이므로 이러한 진료가 초진 시에 가능할 수도 있다. 그렇지 않더라도 이후 진료의 정확도를 높여 의료 수요와 비용을 저감할 수 있을 것이다.

이처럼 기술 발전으로 병의 진단이 정확해지면 미래의 의료 수요는 현재의 예상과 달리 오히려 감소할 가능성도 있다. 물론 치료가 단순히 병을 정확히 진단한다고 해서 완벽해지는 것은 아니지만, 수술을 위한 의료장비 분야와 제약 분야 또한 발전을 거듭하고 있으므로 대부분의 병에 대해 치료가 용이해지는 것은 명백하다. 이는 노령화보다 의료 수요에 더 강한 영향을 미칠 수 있는 요인일 것이다. 사람의 몸은 현재 미지인 부분이 남아 있긴 하지만 결국 분석 가능한 유기체인 반면 기술의 발전은 아직 한계를 측정할 수 없다.

하지만 현재 논란이 되는 것은 의료 수요가 아닌 의사 수요이기 때문에 한 가지를 덧붙이고자 한다. 바로 AI의 발전이다. AI가 만능이라고 생각하는 이들도 있지만 AI가 의사를 대체하는 것은 단적으로 말하면 불가능하다고 생각한다. AI는 무수히 많은 데이터를 학습해서 통계적 결과를 도출하는 데 의의가 있는데, 데이터 범위 밖을 통찰하는 것은 불가능에 가까우므로 각 환자의 상태와 전혀 맞지 않는 처방을 내릴 수도 있다. 물론 이 또한 기술이 발전하면 바뀔 수 있겠지만, 그 정도가 되면 이미 AI가 사람보다 우월한 수준일 것이므로 그 상황에 대해 거론하는 것은 논의의 실익이 없다.

다만 AI는 의사를 대체할 수는 없더라도 의사를 보조하는 도구로는 굉장히 강력한 역할을 하게 될 것이다. 앞서 말한 것처럼 AI는 무수히 많은 데이터를 학습하는 데 특화되어 있는데, 의학도 일정 부분에서는 많은 임상 사례를 학습해서 AI를 적용할 수 있는 부분이 존재하고, 일단 학습이 가능하다고 판단되면 사람보다 훨씬 많은 양의 정보 처리가 가능하기 때문에 AI를 통해 기본적인 분석과 진단을 마치고 의사가 이를 재검토하는 형식으로 진료가 진행될 것이다. 그로 인해 의사의 진료 능력이 현재보다 현저하게 상승할 것이므로 의료 수요와 별개로 의사의 수요 또한 감소할 것으로 예측된다.

결론적으로 미래에는 의사 수요를 감소시킬 명확한 요소가 존재하므로 이를 고려하지 않고 단순히 노령화로 의료 수요가 증가할 것이라고 예측해서 의사의 수를 늘리는 것은 인재 분배의 실패가 될 것이다. 따라서 이와 관련된 논의가 필수적으로 이루어져야 한다.

당연한 차이를 공평함으로

천선희(50대, 여성, 간호사, 평창군 거주)

의료가 100%는 아니더라도 모두에게 공평할 수는 없을까? 현재의 문제를 해결하는 데 집중하지 말고 미래 건강에 좀 더 투자할 수는 없을까? 의료가 자본주의 산업이 아닌 기후나 환경처럼 공동의 과제일 수는 없을까? 나는 왕복 2시간 정도 출퇴근을 하는 직장인이라서 단순 질환일 경우 동네 의원을 자주 이용하는 편이다. 거주하는 곳이 중소도시라 많은 의원이 토요일 오전에 진료 가능하므로 큰 불편함 없이 건강문제를 해결할 수 있고 친절한 의료진들의 도움으로 오랜 기간 직장생활을 할 수 있음에 감사하다. 하지만 진료 접수를 하고 대기하는 공간에서 이런저런 풍경을 보다 보면 언제나 이런 생각이 들곤 한다.

하지만 편안하게 의료 혜택을 누리며 살고 있는 나와는 다르게 시골에 사셨던 아버지는 간암으로 힘든 투병생활을 하며 일주일에 두 번씩 혈액투석을 받으러 대학병원에 가야 했다. 그럴 때마다 퇴근 후 1시간가량을 달려 부모님 댁에 도착해서 저녁도 먹지 못하고 자동차로 2시간 걸리는 곳에 있는 대학병원이 있는 동생 집에 모셔드려야 했다. 그러면 병원 가기 싫다고, 집으로 다시 가자고 계속 어린아이처럼 투정을 부리셨으나, 아버지의 절실한 바람과는 달리 늘 병원으로 들어가야만 하는 식으로 삶의 마지막을 보내셨다. 또 어머니는 78~79세의 연세에 코로나19에 걸려 입원생활이 너무나 힘들었던 때에도 새해를 병원에서 맞았고, 다음 날 출근해야 하는 자식들을 위해 아버지 간병을 혼자서 해내셨다. 늦은 밤엔 간호사들 피곤하다고 필요한 것이 있어도 제대로 요구하지 않으면서 집에 가자고 소리치는 아버지 때문에 모두에게 미안해하며 조 용히 아버지 곁을 지키셨다.

부모님을 마치 사지에 내려놓는 것처럼 병원에 모셔드리고 졸린 눈을 비비며 늦은 밤 고속도로를 달리면서 흘리던 나의 눈물 속에는 이것이 정말 최선일까 하는 정답 없는 질문과 우리 가족의 어둡고 적막했던 시간이 함께 있었다. 가난하고 고생 많은 시대를 살아낸 아버지가 한없이 가여웠고, 지켜주는 자식 없이 혼자서 힘든 시간을 보내야 하는 어머니는 가족의 필요 속으로 자진해서 깊숙이 들어간 위대함 그 자체였다.

투석을 받고 집으로 온 아버지가 심한 가려움으로 온 몸을 긁을 때면 한때는 한없이 넓었으나 이제는 뼈만 남은 등을 밤새도록 긁어드리고 거의 잠을 자지 못한 채 다시 출근하기도 했고, 드레싱 재료를 구하러 약국으로 달려가기도 했다. 가끔 닥치는 응급 상황에도 아버지는 2시간 이상 차 안에서 잘 버텨주셨고, 늦은 밤에는 어머니와 내가 의사와 간호사가 되기도 했다. 병원에 그토록 가기 싫어하셨던 아버지는 아침에 사무실에 다녀오겠다고 인사하는 딸에게 고개를 끄덕여주시고선 그 날 늦은 오후에 집에서 편안하게 세상을 떠나셨다. 아버지가 돌아가신 후 어머니는 비로소 본인의 치아를 돌볼 여유가 생겼는데, 동네에는 주말에 문을 여는 치과의원이 없어 다시 혼자서 병원에 다니신다. 도시와 시골은 이렇게 공평하지 않다.

지금 이 순간에도 얼마나 많은 사람이 고통 속에서 살아갈까. 얼마나 많은 가족이 아픔 을 마주하고 치료와 간병, 돌봄 문제에서 소외되어 있을까. 의사 정원이 늘어나고 많은 의사가 사회로 나오더라도 시골에서 지내고 싶어 하는 의사는 별로 없을 것이다. 힘들고 어려운 과목을 선택하기보다 많은 돈을 벌 수 있고 장래가 유망한 과목을 선택할 것이다. 그들이 엄숙하게 히포크라테스의 선서를 했다고 하더라도 생활은 자신의 소유이다. 빵 굽는 냄새와 고소한 커피냄새가 진동하고 거리를 예쁘게 가꾸어놓은 도시에서 여유와 문화를 누리면서 살고 싶을 것이다. 그들은 생명을 다루는 극심한 고단함 속에서 더 많이 노력하고 고생한 공헌자이고, 자신의 삶을 주체적으로 누릴 수 있는 국민의 한 사람이다.

아마도 우리는 다른 전문 직종보다 특히 의사에게 무의식적으로 틀을 만들어 유난히 근거 없는 기대와 의무를 지우는 것은 아닐까. 사회 전체의 권리를 유독 그들에게만 의무로 지워서는 안 된다. 우리와 같은 고민을 하는 사람이라는 생각에서 출발해 그들에게 돌려받았던 생명과 혜택을 기억해야 한다. 우리는 그들을 따뜻한 마음으로 응원하고 존경해야 한다.

신이 아닌 이상 누가 우리의 생명을 자유로이 주관할 수 있을 것인가. 그들을 바꿀 게 아니라 제도를 마련해야 한다, 그들이 주기만 하는 사람인 것이 아니라 그들도 함께 받을 수 있는 제도가 필요하다. 의사도 즐겁게 동참할 수 있도록 의료복지가 아닌 건강복지를 만드는 것이 필요하다.

요즘의 대중매체는 먹방으로 맛의 달콤함을 전파하면서 탐스럽게 나온 배를 미화하지만, 정작 그들이 가지고 있을 건강 문제는 뒤로 감추어둔다. 아름다움과 젊음을 유지하기 위해 보톡스 주사를 맞고 레이저 치료를 받으려 기다리는 사람들 틈에서 피부에 난 발진으로 가려움을 호소하는 환자는 왜인지 뒷전으로 느껴진다. 자연과 함께하는 전원생활은 부러움을 자아내지만 병원을 가야 할 때에는 아주 사소한 건강 문제로도 다시 도시로 이주해야 하나 고민하기도 한다. 이러한 서글픈 풍경은 의사의 수만으로는 절대 바꿀 수 없다.

시골에도 자신의 건강 문제를 편안하게 상담해 주고 진료의 방향을 제시해 줄 수 있는 의사나 의료제도가 있었으면 좋겠다. 지금의 시골은 일단 자가 진단을 해야 하고 어느 병원을 가면 좋을지 스스로 알아서 찾아가야 한다. 일상에서 건강을 유지하는 방법을 가르쳐주는 안내자도 없다. 보건소가 있긴 하지만 제한적이다. 보건소는 어쩌면 사람들이 절실하게 필요로 하는 문제를 근본적으로 해결할 수 없는 구조를 가진 장치이기도 하다. 작은 소단위 지역이나 가족을 단위로 건강을 지원하는 전담 의사가 있다면, 혹은 민간 의원에서 국가의 지원을 받고 그러한 일들을 일부 수행할 수 있다면 좋겠다.

시골에 살면서도 단순 질병일 경우 찾아갈 수 있는 작은 병원이 있고 지역의 주민을 전담해 주는 주치의가 있어서 건강생활에 관한 지식과 지도를 받을 수 있다면 의료 유토피아가 실현될 수 있을 것 같다. 주치의는 질병이 생기기 전에 건강생활을 하도록 디자인해 줄 것이고, 굳이 약을 복용하지 않아도 자연치유가 될 것이라고 믿음을 줄 것이며, 면역력을 높이는 방법과 감염병을 예방할 수 있는 방법도 옆에서 알려줄 것이다. 우리를 병원 침대에서 살아가게 하는 것이 아니라 생을 누리고 국가 속에서 튼튼한 국민의 한 사람으로 살아가게 하는 더없이 선한 길잡이가 될 것이다. 작은 존재들이 우리 몸을 공격해도 든든한 그 힘은 우리가 이길 수 있도록 동행해 줄 것이며 어디로 가야 하는지 대답해 줄 것이다.

주치의는 집에서 편안하게 남은 생을 보내고 싶은 사람에게도 적절한 유지 치료를 하도록 도와줄 것이고, 병원에서 주렁주렁 줄을 달고 딱딱한 침대에 누워 있지 않도록 우리를 지켜줄 것이다. 그리고 그들이 받는 대가는 진료에서 받는 수입이 아니라 사람들을 건강하도록 도와준 제도적 체계일 것이다.

환자가 의료를 이용하고 소비해야만 돈을 버는 게 아니라, 적절히 치료하고 의료비를 절약할 수 있도록 시스템이 변화할 것이다. 국민에게 필요한 건강을 설계하고 아낌없이 줄 수 있는 의사에게 절감되는 의료비 재정으로 높은 수익을 보장한다면, 예쁜 외모를 가지기 위해 비용을 지불하고 의사의 능력을 소비하는 사람들에게로 의사들이 향하지만은 않을 것이며, 의사 수를 늘리려고 건강권을 짓밟고 싸우는 일도 없을 것이다. 결국 의사는 아픈 사람에게 필요한 사람이 아니라 건강한 사람에게 더 필요한 사람이다. 이 시스템은 의사들의 노고와 국민들의 협력으로 국가의 의료비 재정을 더 튼튼히 할 수 있을 것이다.

각 지방자치단체는 65세 이상 어르신들이 보건기관에서 진료를 받을 경우 본인부담금을 면제해 주고 있다. 고령화 시대에 노인들의 경제적 사정을 고려한 의료복지라는 점은 이해되지만, 이는 어르신들의 과잉 진료와 불필요한 의약품

남용이라는 불청객도 동반한다. 어차피 본인이 내야 하는 진료비 부담이 없으므로 어르신들은 약을 줄이려고 노력하는 게 아니라 약으로 해결하려 하며 보건기관 또한 상당히 친절하게 부담 없이 약을 처방해 준다. 이건 과연 어느 기준에서 공평한 것인가. 내는 사람과 누리는 사람은 이렇게 공평하지 않다. 민간과 공공 또한 이렇게 공평하지 않다.

하루에 혈압약을 한 알씩만 먹는 고혈압 환자와 여러 가지 약을 먹는 사람이 30일분의 약을 처방받을 경우, 처방일수로 계산되는 의료기관은 30일분의 진료비를 받겠지만, 이게 과연 공평한 것일까. 한 알씩 30일도 30일분의 진료비를 지급받고, 몇 가지 질병에다 알약 수가 많아도 동일하게 30일로 계산되는 이 체계는 공정한 것인가. 하루 한 알, 30알의 혈압약에 대해 정부는 깊은 고민 없이 과다하게 의료비를 지불하는 것 아닌가.

건강의 중요성은 다양한 매체를 통해 지속적으로 강조되고 있다. 올바른 식습관과 운동 등 건강을 유지하기 위해 꾸준히 노력하는 사람이 많은데, 이러한 사람들이 아껴주는 의료비가 다시 생활 속 보상으로 되돌아가는 의료 시스템이 되면 좋겠다. 지금의 의료비 지원 제도는 아픈 사람들에게는 눈물겹도록 고마운 혜택이지만, 건강한 사람들이 더 건강한 생활을 할 수 있도록 응원하고 도와주는 제도도 있으면 좋겠다.

건강이 최고라고 말을 쉽게 하면서도 우리는 말처럼 생각하지도 행동하지도 않고 있다. 열심히 일한 고소득자가 의료보험료를 많이 부담하면서도 자신은 건강한 생활습관으로 의료 혜택을 납부한 만큼 받지 않는 경우도 있고, 의료보험료를 적게 내고도 많은 혜택을 보는 사람도 있다. 다른 사람들의 귀한 돈으로 혜택을 누리고 사는 만큼 모두에게 고마운 마음을 가지면서 약, 의사, 보험에만 의존하지 말고 스스로 건강을 만들기 위해 노력해야 할 것이다. 의료재정은 미래에 함께 써야 할 공동의 자산이므로 아끼고 의미 있게 사용해야 한다는 다짐을 가지고 살면 좋겠다. 사람이 만들어가는 제도라서 완벽하지는 않겠지만 균형을 추구하면서 더 공평한 형태가 되었으면 하는 바람도 함께 가져본다.

지금 의사들이 병원을 떠날 수밖에 없는 이유

유성윤(20대, 여성, 금융권 종사, 서울 영등포구 거주)

현재 대한민국의 뜨거운 감자는 의대 증원으로 인한 의료 대란입니다. 시시각각 변하는 정부와 의사집단 간의 팽팽한 줄다리기가 연일 보도되는 바람에 우리나라 의료는 어떤 문제가 있는지 관심을 갖게 되었습니다. 국민들의 여론을 보면 의대 정원 2000명 증원을 발표한 직후에는 전공의 사직 및 의대 휴학으로 인해 국민들의 시선이 비우호적이었으나, 최근 들어 정부의 일관되지 않은 태도와 2000명이라는 검증되지 않은 수로 의사들과 실랑이를 하는 데 국민들은 적잖이 실망해 오히려 정부를 비판하며 등을 돌리기 시작했습니다. 우리나라 의료의 가장 큰 문제점이 무엇인지 잘 알고 있는 의사들과 아무런 상의도 하지 않은 채 모든 것이 의사가 부족해서 생긴 일이라며 실질적인 문제 개선을 회피하는 무책임한 정부의 태도에 실망했기 때문입니다. 또한 정부와 의사의 대립 구도로 정작 피해를 보는 것은 국민들입니다.

몸이 불편해서 병원에 가야 할 때면 주변에 온갖 병원이 즐비하니 어느 병원을 가야 할지 고민하지 않고 편리하게 양질의 의료서비스를 제공받아 왔으므로 우리나라의 의료서비스에 문제가 있다거나 의사 수를 늘려야 한다는 생각은 해본 적이 없었습니다. 대한민국 국민들은 몸이 조금이라도 불편하면 언제든 편리하게 병원을 찾을 수 있고 합리적인 가격에 쉽고 빠르게 진료를 받을 수 있습니다. 지병이 있다면 주치의와 전담 의료기관을 두고 정기적으로 진료를 받는 것이 좋겠지만, 그렇지 않은 경증 환자의 경우 가까운 동네 의원만 방문해도 충분할 정도로 우리나라 의료서비스의 질은 다른 국가에 비해 매우 뛰어납니다.

보건복지부는 'OECD 보건 통계 2023'을 기반으로 2021년 기준 OECD 평균을 통한 우리나라 보건의료 수준과 현황을 분석한 결과를 발표했는데, OECD 평균 기대수명은 80.3세인 데 반해 한국의 기대수명은 83.6세로 OECD 평균 기대수명보다 3.3세 높습니다. 또한 총 병원 병상도 OECD 평균은 인구 1000명당 4.3개지만 한국은 12.8개로 무려 약 3배에 달하는 수치입니다. 외래 진료횟수 또한 OECD 평균 5.9회에 비해 한국은 15.7회로, 의료진을 쉽게 마주할 수 있는 것이 대한민국의 현 의료 상황입니다. 의사 수는 부족하다고 하지만 모든 면에서 OECD 평균을 상회하는 수치로 굳이 의사 증원이 필요하지 않다는 것을 알 수 있습니다. 오히려 의대 정원 증가로 이공계 인재들의 의대 쏠림 현상이 발생하면 대한민국의 수출 경쟁력이 약화될 수밖에 없습니다.

또한 국가는 사교육 카르텔을 잡겠다면서 국내 1위인 인터넷 강의 업체가 문제라고 제기했습니다만, 국내 1위 인터넷 강의 업체는 학원이 위치한 서울뿐만 아니라 전국의 학생들이 언제 어디서나 편리하게 강의를 들을 수 있도록 비대면 수업을 개척했습니다. 이로 인해 지방에 있는 학생들도 양질의 교육을 받을 수 있게 되었음에도 카르텔이라는 단어를 붙여 사교육 열풍이 모두 이 업체에서 시작되었다고 주장했습니다. 하지만 의대 정원 증원을 정부가 발표한 이래로 이미 직업이 있는 사람들까지 생각지도 않았던 의대에 재도전하고 있으며 퇴사 러시로 인해 의대 진학반 사교육이 활발해지고 있습니다. 이처럼 국가의 사교육 카르텔 바로잡기는 앞뒤가 맞지 않습니다.

검증되지 않은 수치로 의사를 늘리기보다는 의사 처우를 개선해 의료 사각지대에 있는 사람들도 쉽게 의사를 대하고 제때 진료를 받을 수 있어야 한다고 생각합니다. 지방에 의사가 부족해서 산모가 사망하고 응급실 뺑뺑이를 돌다가 사망한 사례가 심심치 않게 보도되고 있습니다. 이것은 의사 수가 부족해서 일어난 일이 아니라 필요한 곳에 의사가 없기 때문에 일어난 일입니다. 의사가 지방을 떠날 수밖에 없는 이유는, 건강보험 강제 지정제로 인해 정해진 가격으로 진료를 볼 수밖에 없는데 인구가 많은 수도권에 비해 지역의 인구와 환자는 턱없이 부족하므로 병원 경영에 차질이 생기기 때문입니다.

그리고 환자가 사망할 경우 부담하는 소송비용도 의사에게 큰 부담입니다. 우리나라에서는 고용인이 실수할 경우 고용인에게 책임을 전가할 수 없지만 의사는 법적 처벌, 합의금, 벌금까지 부담해야 하는 리스크가 큰 직업입니다. 정찰 수가제로 인해 수입은 고정적인데 한 번의 실수로 많은 비용이 지출될 뿐만 아니라 몇 십 년을 헌신한 직업까지 빼앗길 수도 있습니다. 내 직업을 빼앗길 수 있다는 리스크를 안고 직장에 나가야 한다면 어느 누가 마음 편히 진료를 보고 수술을 할 수 있을까요?

의사 면허증을 따더라도 사람을 살리는 과를 선택하는 것은 현재 대한민국에서 리스크가 너무 크기 때문에, 리스크가 적은 피부과나 성형외과로 눈을 돌리는 게 현실입니다. 의대 정원을 늘리더라도 의사가 부족한 기피과를 선택하지 않을 가능성이 크고 의사가 필요한 지역에 가지 않을 가능성이 큽니다. 의사 수가 부족한 것이 아니라 기피과를 마음 편히 선택하고 자발적으로 지방에서 근무하고 싶게 만드는 것이 중요합니다. 한국전력공사는 나주로, 국민연금공단은 전주로 보낸 결과가 어떤가요? 한국전력공사는 작년 누적 손실 43조 원을 달성했고, 국민연금공단의 수익률 악화는 공공연한 지방 이전의 폐해입니다. 강제로 지방에 보내는 것은 효과가 없습니다. 그들이 지방으로 가고 싶도록 근무 여건 개선과 지방 인프라 확충이 우선되어야 합니다.

의료 분야에서는 앞으로 AI가 매우 빠르게 발달할 것으로 예상됩니다. 물론 노동집약적인 특징을 가진 의료의 모든 부분을 대체할 수는 없겠지만 많은 도움을 받을 수 있을 것입니다. 가령 진단이나 영상 판독을 하는 데서 의사의 진단과 AI의 진단을 크로스체크하면 지금보다 실수를 줄일 수 있을 것입니다. 환자 관리를 더욱 효율적으로 할 수 있게 되면 필요한 의사 수도 적어질 것이고, 이에 따라 환자가 부담하는 의료비도 적어질 것입니다.

현재 정밀 검사와 수술을 받기 위해서는 대학병원에 검진 예약을 걸어두고 의료진의 스케줄에 내 스케줄을 맞추어야 합니다. 심지어 예약한 시간보다 미리 방문하더라도 제시간에 진료를 받을 수 없어 무기한 대기해야 하는 어려움이 있습니다. 현재 우리나라에서는 어느 의료기관을 이용하든 제약이 없기 때문에 경증 환자들도 대학병원을 이용하기가 수월하지만, 이로 인해 정작 정밀한 검사와 수술이 필요한 중증 환자들은 제때 진료를 받지 못하거나 아픈 몸을 이끌고 기약 없이 대기해야 하는 어려움이 있습니다.

무분별한 소견서 작성을 줄여 경증 환자들은 일반 동네 의원이나 종합병원을 이용하도록 해야 합니다. 또한 보건복지부의 조사에 따르면 응급실에 내원하는 환자 중 정말로 급한 치료가 필요한 중증 환자의 비율은 10% 수준이라고 합니다. 모든 국민은 평등하고 양질의 의료서비스를 받을 권리가 있기 때문에 경증 환자들도 대학병원에서 의료서비스를 제공받을 수는 있지만 정작 필요한 사람들을 위해 양보해야 합니다. 또한 사회적 합의를 통해 대형 병원 이용에 대한 구체적인 가이드라인을 세워야 합니다.

OECD에 따르면, 우리나라의 회피가능 사망률, 영아사망률, 의료접근성 등의 객관적인 지표는 세계 최상위권으로 고무적이지만 3분 진료, 박리다매식 공장형 수술 등의 사회적인 문제점도 있는 것이 사실입니다. 특히 진찰시간이 다른 국가에 비해 적게 나타나고 있습니다. 이는 환자와 의사 간의 신뢰 저하로 나타나고 있으며 극단적으로는 진료실 내 폭력 등 악순환으로 이어지기도 합니다. 저도 간단한 질환으로 동네 병원을 이용했을 때 환자가 그렇게 붐비지 않았음에도 의사 선생님이 나의 이야기를 경청하는 시간보다 일방적으로 이야기하는 시간이 많았습니다. 그로 인해 진찰시간에 궁금한 점을 모두 물어보지 못하고 집에 와서 인터넷을 뒤적였던 적이 많았습니다. 또한 응급실에 왜 먼저 온 순서대로 환자를 보지 않는지, 이 검사가 왜 병원의 금전적인 이득이 아닌 환자의 미래를 위한 일인지, 간단한 피검사 결과를 기다리는 데 왜 수시간이 소요되는지 병원에서 설명해 준 사람이 없었습니다. 그래서 불편한 경험을 할 때마다 '바쁘니까 그럴 수 있지'라고 생각하면서 넘어간 적이 많았습니다.

우리나라에서 의료진과 환자 간에 오해와 불만족이 생긴 것은 서로 대화할 수 있는 시간이 부족하기 때문이라고 생각합니다. 우리나라가 선진국에 들어서면서 국민 수준이 크게 높아졌습니다. 이전에는 의사의 권위를 내세우며 환자가 무조건적으로 가이드라인을 따랐지만, 지금은 병원과 의료진이 많아지고 환자의 선택권이 넓어지며 환자들 간의 정보 교류가 활발해졌기 때문에 어느 때보다도 의료진과 환자 간 교감을 통해 의사의 신뢰도를 높이는 것이 중요하다고 생각합니다.

이전과는 상황이 달라진 만큼 가치 판단과 보상도 달라져야 합니다. 일례로 미국에서는 진찰시간이나 상담시간에 따라, 환자에 대한 공감이나 감정표현에 따라 진찰수가를 책정한다고 들었습니다. 현재처럼 진찰료를 고정하되 환자의 만족도에 따라 자율적으로 일정 범위의 부가 금액을 지불하는 제도(일종의 팁)도 고려해 볼 만하다고 생각합니다. 다만, 금융권에서 이용하는 미스터리쇼퍼 제도를 도입해 병원을 감시·감독하는 기관을 설치하고 의사가 노골적으로 팁을 유도할 경우 제재하는 식의 규제가 필요할 것입니다.

최근 국민연금 개혁안에 대해 미래세대에 과중한 책임을 떠넘기는 것 아니냐는 지적이 많습니다. 대한민국이 초고령화사회로 접어들면서 국민연금과 더불어 건강보험 재정도 앞으로 변화가 불가피할 것입니다. 보다 많은 사람이 더 나은 의료를 받기 위해서는 합당한 비용을 지출해야 하고, 건보료 상승에 대해 국민들에게 합리적이고 논리적으로 설득하는 과정이 필요합니다. 또한 비과학적으로 검증되지 않은 약물이나 약품에 대해서는 건보 적용을 제한하고 무분별한 외국인 의료쇼핑을 제한하는 등 건보료 남용과 오용을 막는 것도 시급합니다.

현재 전국적으로 1년에 365회 이상 외래 진료를 본 사람이 2500명이나 된다고 합니다. 무분별한 의료쇼핑은 건보 재정을 갉아먹을 뿐만 아니라 질환을 치료하는 데에도 매우 비효율적입니다. 외래 이용 횟수에 따라 비용을 차등 부과하고, 대학병원에서는 의료진을 배정해 제한된 횟수만큼만 변경을 허용하는 등의 대책이 필요합니다.

추가적으로 지금은 다른 병원으로 전원하면 병원마다 검사 결과를 공유할 수 없기 때문에 매번 다시 검사를 하거나 진료기록부를 떼야 합니다. 앞으로는 다른 병원에서 진료를 보더라도 비용을 지불하고 통합된 의무기록 차트를 이용할 수 있도록 하거나 온라인으로 차트를 다른 의료기관으로 전송할 수 있게 해야합니다. 그러면 의사와 환자 모두 만족할 수 있는 시스템이 구축될 수 있을 것입니다.

현재 정부는 의료체계에 대해 잘 알고 있고 문제와 개선사항이 무엇인지 잘알고 있는 의사집단을 상대로 기나긴 싸움을 하고 있습니다. 이런 상황은 정부가 자초한 일이라고 생각합니다. 무언가를 개선하고 정책을 만들 때에는 현직에있는 실무자들의 의견을 듣고 직접적인 도움을 받아야 하는데도 정부의 일방적인 발표로 인해 많은 사람이 피해를 보고 있습니다.

의대 정원 이전에도 산업은행 부산 이전이라는 실리 없고 근거 없는 공약으로인해 국책은행의 인재 유출이 심각해졌습니다. 대한민국 전체를 부흥시키려는국책은행의 설립 취지와 달리 특정 집단과 특정 지역만 배불리는 공약과 정책은국민들이 지지할 수 없습니다. 따라서 이번 의대 정원 증원과 같은 실리 없고 국민들에게 피해가 돌아오는 정책은 폐지하고 무엇이 문제인지 원점 재검토해야합니다.

국민들은 의사들이 병원을 떠날 수밖에 없었던 근본적인 이유를 잘 모르기 때문에 의사집단도 어떤 부분이 개선이 필요한지, 현재 대한민국 의료의 문제가무엇인지 낱낱이 밝혀야 합니다. 국민들이 원하는 의료 수준으로 발돋움할 수있도록 의사들도 이번 사태를 통해 반성하고 개선해야 합니다.

모 정당에서는 '의사들이 있어야 할 곳, 병원 밖과 거리가 아닌 환자 곁입니다!'라는 슬로건을 내걸고 의사들의 복귀를 촉구하고 있지만, 그 말 그대로 의사들은 환자 곁에 있어야 하는 직업임에도 병원을 떠날 수밖에 없었습니다. 무분별한 포퓰리즘 정책과 실익 없는 정책이 국민들을 아프고 힘들게 하는 것입니다. 정부는 현 상황에 대한 책임을 통감하고 의사집단과의 대화를 통해 근본적인 원인을 바로잡아 대한민국 의료가 한층 발전할 수 있도록 해야 할 책무가 있습니다. 이번 의료 대란을 계기로 대한민국 의료가 정상화되길 기원합니다.

의사에 대한 신뢰를 높이기 위한 몇 가지 제안

송하늘(30대, 남성, 사무직, 광주 광산구 거주)

오늘날에는 동네마다 산부인과와 대형 병원 인프라가 잘 갖추어져 있어 가정 출산이라는 단어와 가정 출산을 하는 경우가 극히 드물어졌다. 따라서 대부분의 대한민국 국민은 원하든 원치 않든 간에 태어난 순간부터 병원에서 삶이 시작되고 죽음도 병원에서 맞이하게 되었다. 그렇다면 24시간 일하는 경찰과 소방 외에 당연히 의사도 국가와 국민을 위해 항상 준비되어 있어야 하는 것 아닐까.

이번 사태에 극히 실망감을 느꼈다. 수많은 종류의 매체를 통해 환자와 가족들의 고통과 비명을 읽고 듣고 느꼈다. 대한민국에서 가장 우수하고 강한 인재들이 모여 있는 집단에서 생명에 대한 사명감이 사라지려 한다는 것이 한편으로는 무서웠다.

나의 할아버지는 죽는 순간까지 의사의 말을 신뢰하지 않았으며 나의 할머니는 암 투병 중인 지금도 의사의 말을 듣지 않는다. 나의 아버지는 평소 아프거나 몸이 이상해도 병원을 가지 않는다. 나와 내 가족 모두 뼈가 부러지거나 건강이 극히 이상하지 않으면 병원에 가지 않는다. 이런 가정환경에서 나고 자란 나도 원치 않게 한 달에 딱 한 번 의무적으로 병원을 가야 하는데, 약 15년 전부터 생긴 만성 두드러기 때문에 약을 처방받기 위해서이다.

만성 두드러기 때문에 나는 15년째 같은 약을 매일 먹고 있다. 먹지 않으면 하루가 힘들기 때문에 습관처럼 약을 먹어야 했다. 처음 집 앞에 있는 작은 병원에서 만성 두드러기 진단을 받고 같은 약을 먹은 지 15년째인데, 그동안 각 지역에 있는 10개 이상의 병원에서 진료를 보고 처방을 받았으나 내 몸에는 전혀 진전이 없었다. 오히려 이 약으로 인해 몸에 부작용이 생기지는 않을까 걱정되는 마음에 "제가 만성 두드러기 때문에 몇 년째 약을 처방받았는데……"라고 말하면 말 꺼내기가 무섭게 의사들은 "네, 처방해 드릴게요"라는 말로 모든 진료와 처방을 끝냈다. 내가 원한 것은 이런 진료가 아닌데, 이러려고 여기까지 찾아온 게 아닌데 싶지만 난 의사가 아니다. 전문가인 의사가 진단하는데 감히 내가 어떻게 말을 할 수 있겠는가.

이후 점차 나는 간판만 화려한 상업성 짙은 병원을 신뢰하지 않게 되었다. 나는 대한민국이 더 살기 좋은 나라가 되려면 의사 증원이 필연적이라고 생각하는 사람이다. 물론 이들은 대한민국 0.1%의 삶을 위해 학창시절 공부만 해왔고 그 정도 노력이라면 당연히 잘살아야 하고 존중받아야 마땅하겠지만 한번 물어보고 싶다. 생명을 위해 의사가 되었는지, 아니면 돈을 위해 의사가 되었는지, 아니면 공부를 잘하고 보니 선택지가 의사라서 의사가 된 것인지.

그들이 이미 환자들에게서 등을 돌렸으므로 이러한 질문은 무의미하다. 이에 따라 이제는 시대가 그들을 달리 보기 시작했다. 그래서 여기에서 나는 나만의 아이디어를 몇 가지 제출하려 한다.

1. 병원과 의원의 규모에 관계없이 의료진과 정보를 공개하는 앱 개발(주소 연락처 등 개인정보 제외)
2. 민간인이 방문 전 바로 열람할 수 있는 병원별 의료진의 의료사고 현황 공개(빈도, 정도 등)
3. 예약 현황을 공유해서 간편하게 예약할 수 있고 원하는 의료진을 선택할 수 있는 전 국민 앱 개발

4. 특정 지역에만 투기식으로 병원이 설립되는 것을 방지하기 위해 지역별로 대형 의료시설을 추가로 의무 설립하고 의료진은 의무적으로 근무지를 순환 근무

5. 의사의 권한을 단순 직원이 대행하지 못하도록 상시 모니터링하고 암행 단속 시스템을 강화

6. 국립병원을 추가 설립하고 향후 양성될 의사 가운데 일부를 공무원화해서 지역별로 배치

7. 동네 소형 의원, 특정 소외 지역의 의원과 병원에 재정 지원을 강화해서 경쟁력 강화

8. 각 지역별로 의사를 통제하는 상위 기관을 창설해서 주기적으로 감시 감독(의권분립)

9. 구두로만 끝내는 단순 진단과 처방을 줄이기 위해 의무 진료시간 배정

10. 최근 3년 내 오진과 불법시술로 인해 발생한 의료사고 기록을 수집 및 공개

이 아이디어로 일자리를 창출하고 여러 사업을 진행하면 경제적 효과가 상당할 것으로 보인다.

국민적 합의로 의료개혁을 이루어야 한다

정주진(40대, 남성, 보건의료직, 평창군 거주)

대학병원, 종합병원, 동네 병의원을 모두 이용하고 있고 오지(의료사막)에 거주 중인 시민이자 가족이자 환자입니다.

대한민국 평균 진료시간은 3분입니다. 환자나 그 가족은 질병과 건강관리에 대해 세세하고 충분한 설명을 듣지 못하는 것 같지만, 그래도 질문에 대한 답변을 대략 들을 수 있고 아플 때면 언제든 진료를 받을 수 있으므로 동네 병의원 의료서비스에 대한 만족도는 전체적으로 높습니다.

동네 병의원의 의료서비스에서 불만족한 부분은 진료시간에 비해 예약을 해도 대기시간이 너무 길다는 것입니다. 그래서 개원의 수가 많으면 진료시간이 늘어나고 대기시간이 줄어드는 효과가 있지 않을까 하는 생각도 많이 했습니다. 대학병원, 종합병원 등 상급병원의 진료에서 불만족한 부분은 지역사회에서 예약한 후 진료, 검사, 결과, 치료, 사후관리 등 너무나 긴 과정을 거쳐야 하므로 원정진료의 정신적·신체적·경제적 부담을 느낀다는 것입니다.

이번 의료서비스 개선 추진으로 국민 모두가 인지하게 된 구조적 문제와 관련해서 앞으로 개선되어야 할 우리나라의 의료서비스를 제시된 질문을 참고해서 그려보았습니다.

지역사회에 주로 이용하는 병의원에 주치의, 주 의료기관 등록으로 전 생애적 건강관리를 받았으면 합니다. 건강 시기에는 건강검진 등으로 건강을 유지하고, 고위험군에 속하게 되면 질환으로 진행되지 않도록 유지·관리하고, 질환이 생겼다면 적극적으로 진료·치료하고, 필요할 경우 상급병원과의 협진으로 완치 및 독립적인 생활이 가능하도록 하고, 돌봄의 영역으로 악화된다면 지역사회 등 사회적 네트워크와 협력해 방문 재택의료서비스 및 비대면 의료를 구축해야 한다고 봅니다.

지역사회 의료기관, 거점병원, 상급병원마다 환자나 질병의 정도에 따라 주된 기능과 주된 역할을 재정립해서 환자를 적정하게 분산·관리하고, 주치의 1인에 보건의료와 관련된 다양한 직종의 의료팀을 구성해서 급만성질환에 대응하고 건강보험 재정도 적정하게 연결했으면 합니다.

코로나19 이후 일시적으로 확대되었던 비대면 의료서비스는 초진 및 주치의 판단으로 필요시에는 반드시 대면 진료를 하는 것을 원칙으로 하고, 환자의 건강 상태에 따라 반복적이고 관리가 잘 되고 있는 경우와 지역사회 여건에 한정해 법률적으로 허용해야 한다고 생각합니다.

AI 활용 의료서비스(진료)는 아직 상당히 검증해야 할 부분이 많은 위험한 영역으로 개인의 건강관리에 대한 일상적 궁금증 해소로만 활용하고, 의사가 진료-교육-연구 분야에서 AI를 활용할 때에는 더욱더 검증해서 진료·치료에 안전하게 적용 및 활용해야 한다고 봅니다.

현재 의료서비스의 구조적 문제 중 하나가 환자의 수요가 많고 위험 부담이 적고 비급여 진료가 많은 곳으로 의료서비스와 인력이 집중되어 필수의료 및 지역 의료에 어려움이 많아 보입니다.

이러한 어려움은 건강보험 재정에서 불필요한 비급여 항목 개선과 업무강도가 높고 위험 부담이 높으며 보건의료 낙후 지역에 대한 필수의료 보상체계를 강화해 해결해야 한다고 봅니다.

고위험, 고강도 의료행위에 대한 환자와 의료인력에 법률적·재정적 보상 및 지원도 강화하여 의료사고에 대한 부담과 의료행위에 관한 신뢰 강화에도 노력해야 합니다. 미래 의료서비스에 대한 건강보험료 부과 및 산정에서는 의료서비스 이용 빈도가 낮은 가입자에게는 인센티브를 주고 의료서비스 이용 빈도가 비상식적으로 많은 경우에는 페널티를 적용하는 방식으로 건강보험료 부과 체계를 보완하는 등 적정한 의료서비스 제공에 변화가 필요합니다.

이러한 의료서비스 환경의 조성과 개선, 신뢰가 형성된다면 본인부담금 및 건강보험료 인상에 적극적으로 찬성합니다.

정부-정당-의료계-시민단체가 머리를 맞대고 나와 내 가족 그리고 우리 시민에게 가장 바람직한 의료서비스를 제공할 수 있는 변화된 의료 시스템을 구축할 수 있도록 충분하면서도 신속한 합의로 의료개혁을 추진해야 할 것입니다.

이러한 국민적 합의로 이루어낸 의료개혁에 의한 변화된 의료 시스템 환경은 향후 우리나라를 미래 보건의료서비스 허브 국가로 발전시키는 계기가 될 것임을 확신하고 이 글을 마칩니다.

현재의 어려운 의료현장에서도 대한민국 보건의료서비스에 종사하는 모든 직종의 관계자에게 감사와 지지를 보냅니다.

편의성과 접근성이 높은 의료서비스를 꿈꾸며

푸른수염(30대, 남성, 학생, 대전 유성구 거주)

2024년 2월, 여러 잡음이 들리기 시작했다. 인터넷에는 수많은 기사들이 올라왔고, 언론사들은 특정 이슈로 뉴스를 도배했다. 바로 의대 정원 확대 및 필수의료 패키지를 둘러싼 대립에 관한 뉴스들이었다. 처음엔 그리 관심이 가는 뉴스는 아니었다. 의대 정원에 대한 이야기만이 쟁점처럼 보였고, 입시 정도에만 영향을 줄 것이라 생각했다. 3, 4월에는 대학병원에 전공의들이 사직서를 제출하면서 진료받기가 더 힘들어졌다고 뉴스가 도배되었다. 하지만 정작 대학병원은 건강검진을 제외하고는 이용해 본 적이 거의 없었기에, 병원에 근무하고 있던 지인들이 걱정되는 정도였지 뉴스에 나오는 상황이 실감나지는 않았다. 하지만 다양한 시각을 담은 뉴스와 유튜브 같은 플랫폼에서 이 사안을 다룬 영상이 많이 나오기 시작하면서 현 의료 시스템이 어떻게 이루어졌는가에 주의를 기울이게 되었다.

필자는 주로 감기에 걸리거나 가벼운 상처를 입은 경우에는 집 주변 의원들을 찾아가는데, 선택하는 기준은 네이버 지도를 사용해 거리와 다른 환자들이 준 평점이다. 이렇게 상황에 따라 선택한 의원의 원장님들 진료는 천차만별이다. 종종 허리가 아파 움직임이 확연히 불편해지면 정형외과를 찾는다. 한 원장님은 무엇을 하다가 다쳤냐고 물어보신다. 최근에 한 운동 때문인 것 같다고 하면 바로 물리치료실로 안내하신다. 다른 문제는 없는 것 같냐는 걱정 섞인 질문에는 딱히 다른 문제는 안 보인다고 간결하게 대답해 주신다. 다른 원장님은 엑스레이도 찍고 그 사진을 바탕으로 뼈에는 문제가 없고, 근육이 놀란 것 같으니 물리치료를 몇 번 받으면 좋을 것 같다고 얘기해 주신다. 다른 원인이 있지 않을까 하는 걱정 섞인 질문에는 차분히 그럴 수 있다고 하시며, 물리치료를 받으면 많이 완화될 것이라고 달래주신다. 마지막으로 최근에 허리가 너무 아파서 차마 멀리 가지 못하고 집 바로 근처에 있어서 찾아갔던 병원에서 뵌 원장님은 엑스레이 사진을 바탕으로 운동도 운동이지만 평소 자세 때문에 허리가 살짝 휜 것 같아 주사를 몇 번 맞아야 한다고도 얘기하셨다.

이렇게 다양한 원장님을 뵌 결과, 과도한 걱정을 덜어준 두 번째 원장님의 진료를 가장 안심하고 받을 수 있었던 것 같다. 더불어 주사까지 권해준 마지막 원장님께는 물론 감사했지만, 과연 주사가 필요한가에 대해서는 의문이 남기도 했다. 이에 따라 그런 생각도 들었다. 경제적으로 여유가 되는 사람들은 주치의를 고용한다는데, 주치의가 있다면 아플 때마다 스스로에게 맞춤화된 진료를 받을 수 있는 걸까? 실제로 같은 증상이 나타났더라도 주사가 부담스러웠던 나와 달리, 추가적인 문제까지 찾아내서 주사라는 치료를 권유해 주신 걸 감사하게 생각하고 더 근본적인 치료 효과를 본 환자들도 당연히 존재할 것이다. 개개인의 니즈가 다른 상황에선 각자에게 맞는 특정 기관에서의 치료가 더 필요한 것이 아닐까? 더불어 정해진 의료기관에서 치료를 하게 된다면 나의 변화되는 건강 정보를 모두 지속적으로 관리받을 수 있지 않을까?

모두가 주 의료기관을 지정할 수 있게 되고 특정 의료인에게 진료를 받을 수 있는 날이 온다면 그 편의성은 증대될 듯하다. 매번 어디를 가야 하는지 고민하게 되는 일도 줄어들며, 나를 여러 번 봐온 의사에게 진료를 꾸준히 받을 수 있다. 하지만 단순히 거리를 바탕으로 모든 사람에게 지정하는 것은 각자의 성향을 고려하지 못한 일일 수 있다. 그렇기에 만약 지정한다면 거주지를 바탕으로 일차적으로 구분한 뒤, 각 의료기관이 강조하고자 하는 진료 특성을 바탕으로 개개인이 선택하는 방식이 있다. 다만 설정된 주 의료기관에만 방문할 수 있게 된다면, 혹시라도 더 괜찮은 치료법을 제시받을 수 있는 기회를 놓칠 수 있다는 단점이 있다. 더불어 한 의료기관에 쏠릴 수 있으므로 두 개 이상의 기관을 선택할 수 있으면 좋을 듯하다. 무엇보다 의원의 경우 특정 진료과만 있는 경우도 많으므로, 여러 과를 (특히 자주 방문하게 되는 과 위주로) 선택해 놓는 것이 필요할 것이다. 물론 대학병원이나 종합병원의 경우 선정 과정이 조금 더 용이할 것이다. 더불어 다른 의료 기관도 방문 가능하되, 특정 사유(예를 들어, 다른 지역 방문, 시간대, 특정 치료 전문)를 들 수 있도록 하면 좋을 듯하다.

주 의료기관을 선정하는 시대를 상상하다 보니 자연스레 동네 의원과 대학병원의 차이가 떠오른다. 대학병원은 종합적인 치료를 받을 수 있지만 접근성이 떨어지는 경우가 많다. 동네 의원은 비교적 치료 방법이 한정되어 있지만 접근성이 높고 환자가 의원을 선택해서 방문할 수 있다. 그리고 무엇보다 어느 의료기관이든 대학병원 진료를 위한 의뢰서를 한국에서는 받을 수 있다. 누구든 대학병원의 진료를 받을 수 있다는 점에서 얼핏 공평하다고 느껴질 수 있지만, 쉽게 받을 수 있는 의뢰서이기에 치료가 시급한 사람들의 우선순위가 자칫 밀릴 수 있다는 치명적인 단점이 존재하는 시스템이라고 생각한다. 그렇기에 의뢰서를 작성하는 기준을 강화하거나, 진료의 우선순위를 명확히 하는 절차를 추가하는 것도 대안이 될 수 있을 것이다.

그렇다면 지병이 있어서 평소에도 접근성이 떨어지는 대학병원을 주기적으로 방문해야 하는 환자들은 어떨까? 이들이 이동하지 않고 집에서 진료를 볼 수 있는 방법은 주치의 고용밖에 없을까? 아니다. 4차 산업혁명이라는 용어가 나온 이후 원격의료의 실현 가능성은 증대되었다. 영화에서는 종종 아침에 모니터를 켜면 인공지능 의사가 그날의 건강 상태를 체크해 주고 추천하는 식단이나 데일리 루틴을 제공하는 장면이 나온다. 의료용 AI의 성능은 날이 갈수록 발전하고 있으며, 언젠가는 영화 속 장면이 현실의 일부가 될지도 모른다. 하지만 단순히 비대면으로 진행할 수 있다고 무조건 이로운 일은 아니라고 생각한다. 특히 전화나 카톡 등으로 진료를 받으면 편할 것이라 생각하지만, 오로지 환자의 '말'과 그동안의 의료 데이터에만 의존한 진료이기 때문에 정확성이 보장될 수 없을 것이다. 즉, 의사가 심층 질문을 하고, 의료기관에서 대면으로 정밀 검사를 하고 보면 위험한 상황에 처한 환자라도 말과 영상만으로 내린 결론은 '아무 이상이 없고 경과 관찰이 필요하다' 정도가 될지도 모른다.

하지만 이동의 문제 외에도, 코로나가 한창 유행하던 시기를 생각한다면 비대면 혹은 재택의료서비스가 전염병 확산의 확률을 낮춰준다는 장점 역시 존재할 듯하다. 실제로 환자 간의 접촉을 최소화하고자 원격의료에 대한 관심이 뜨거워졌던 기억이 난다. 다만 만약 이러한 서비스가 인공지능을 통해 제공되는 것이라면, 약간의 불신은 존재할 듯하다. AI가 인간의 감정을 모방하는 능력이 아무리 증대되고 있다고는 하지만, 필자는 의사 선생님에게 직접적인 치료를 받는 것과는 다르게 느껴질 듯하다. 물론 사람마다 얼마든지 이것을 받아들이는 정도는 상이할 것이고, 시간이 지나 기술이 훨씬 더 발전한다면 차이가 0에 수렴하는 상황까지 이어질 수 있을 것이다.

그렇기에 AI는 병원에서 직접적으로 진단이나 검사 등에서 의사의 판단을 보완해 주고 도울 수 있는 역할을 수행하는 것이 현재 상황에서는 가장 적절하지 않을까 싶다. 오히려 의료진이 직접 방문하는 서비스를 제공하는 의료기관이 존재하면 좋지 않을까? (물론 기술발전은 항상 상상을 뛰어넘는 결과를 가져오기에, 곧 다가올 미래에서는 AI가 비대면 의료서비스에 적극적으로 활용되는 모습을 볼지도 모른다.) 이런 방문 의료는 모두를 위해 제공되기보다는, 거동이 불편하며 마땅히 안전하게 이동할 수단이 없는 취약계층을 중심으로 제공되었으면 하는 바람이다. 물론 개인적으로 생각해 본 기준일 뿐, 이렇게 서비스를 제공한다면 그 형평성이나 기준의 구체성 등에 얼마든지 이의를 제기할 수 있을 것이다. 그러므로 소득분위나 거주지로부터 의료기관까지의 거리 등을 모두 고려한 기준 산정이 필요하다.

소득분위를 기준 산정에서 고려해야 할 요소로 언급한 이유는 의료비 부담과 이동 부담 등이 모두 환자의 경제적 능력과 연관되어 있다고 생각하기 때문이다. 환자 개인의 의료비 부담이 다른 국가에 비해 상당히 적고 의료보험제도가 굉장히 잘 수립되어 있다고 알려져 있는 한국에선 최근 여러 문제가 제기되었다. 우선 의료기관이 제공하는 의료서비스의 양에 비례해 금액이 지급되기 때문에, 이 시스템이 의료서비스를 과다 이용하는 문제로 이어졌다고 생각한다. 즉, 꼭 진료가 필요하지 않은 상황에서도 의사와 환자 양쪽에게 이득이 가는 구조이기에 서비스의 제공과 소비는 둘 다 증가할 수밖에 없었을 것이다. 특히 의료기관들은 더 많은 서비스를 제공하기 위해 자체적으로 투자를 많이 하고, 그 투자만큼의 서비스를 제공하고자 하는 게 당연한 이치인 듯하다. 환자 입장에서도 주변에서 좋은 시설의 좋은 의료서비스를 손쉽게 받을 수 있다면 마다할 이유가 없다. 특히 건강관리에 민감한 요즘 시대에는 말이다. 더불어 저출산, 고령화 문제가 심각해지고 있기 때문에 건강보험 적립금은 결국 그 수요를 따라잡지 못하여 시스템 자체가 무너지는 상황을 많은 전문가들이 예측하고 있다.

현재의 방식에 문제가 있다면 이 상황을 타개하기 위한 대책 역시 필요하다. 우선 단순히 제공되는 서비스 양을 바탕으로 지원금을 산출하는 것이 의료서비스 과다 이용의 원인이라고 앞서 말했다. 그런데 그렇다고 이 지원금을 단순히 환자의 만족도를 바탕으로 매기면 이는 상당히 주관적인 평가 요소이기 때문에 악용하는 이들이 생길 수 있을 것이다. 더불어 정해진 금액만 지불한다면, 각 의료기관에서 매달 제공하는 의료서비스의 양이 상이하므로 이 변동을 고려하지 못할 듯하다. 결국 건강보험료도, 환자가 내는 본인부담금도 시스템 개편이 필요하다.

우선 기본적으로 효율적인 재정 관리를 통해 국가에서 책임지는 의료서비스의 양을 늘려야 한다고 생각한다. 더불어 한 개인이 이용한 의료서비스의 양도 보험료 산정에 포함되어야 할 듯하다. 즉, 의료서비스를 더 많이 이용할수록 보험료를 증가시키는 방안이 있을 것 같다. (물론 누진세처럼 특정 기준선들이 존재하면 좋을 듯하다.) 이를 통해 불필요한 의료서비스 과다 이용을 방지할 수 있지 않을까 기대한다. 다만, 소득 분위 역시 고려 대상이 되어야 하며, 생명 연장을 위해 필수적으로 필요한 수술이나 삶의 질을 명백하게 증가시켜 줄 것으로 예상되는 치료 등은 이 증가 요인에서 제외되는 서비스로 설정해야 할 것이다. 여기서 '삶의 질을 명백하게 증가시킨다'라는 표현을 사용한 것은 수술을 통해 얼굴 함몰을 재건한 환자 이야기를 기사로 접했던 기억 때문이다. 즉, 생명 유지엔 필수적인 수술이 아니더라도 이러한 환자들의 삶의 질은 수술을 통해 명백히 증가할 것이라 생각하기 때문이다. 더불어 그러한 수술들은 서비스 가격에 따라 지원하는 금액을 증가시키는 것도 좋을 듯하다. 물론 여기에도 소득 분위 등을 고려한 추가 계산이 포함되어야 할 것이다.

비록 세부적인 사항까지 모두 고려하지는 못했지만, 필자가 현재의 의료서비스를 바라본 관점과 개인적으로 그려본 이상적인 의료서비스에 대해 서술해 보았다. 현존하는 문제를 해결하기 위한 대안으로 생각해 냈지만, 이 역시 치명적인 단점이나 악용될 수 있는 포인트는 당연히 존재할 수 있다. 그렇기에 의료서비스의 시스템을 전반적으로 개편한다면, 지속적인 토의와 사회적 논의를 통해 최대한 모든 가능성을 고려한 기준과 방안이 나왔으면 하는 바람이다.

모든 사람을 빼놓지 않고 만족시킬 수 있는 방안은 없다. 하지만 적어도 의료서비스의 접근성과 질, 그리고 공공성을 최대치로 높일 수 있는 방향으로 나아갔으면 하는 바람이다. 의료는 인간의 삶의 질과 생명 유지에 필수불가결한 분야이다. 환자들을 위해 많고 다양한 치료를 제공해 주는 대학병원과 같은 의료기관이 공정하고 합당한 시스템을 바탕으로 의료서비스 제공을 지속할 수 있는 환경이 마련되었으면 한다.

중증진료와 의료전달체계 개선 방안

JUN(30대, 남성, 사무직, 수원시 거주)

1. 서론

안녕하세요. 저는 의사도 아니며 의료인은 더더욱 아닌, 대한민국 국민의 일원으로서 현재의 의료 공백 사태에 대해 안타까운 마음과 대한민국 의료가 발전했으면 하는 마음을 담아 감히 의견을 제시하고자 이 글을 작성하게 되었습니다. 저의 작은 의견이 대한민국 의료 발전과 대한민국 국민 모두가 편안하고 양질의 진료를 제공받는 데 도움이 되었으면 하는 바람으로 글을 남깁니다. 저는 중증진료와 의료전달체계 등에 대해 아래와 같이 의견을 제시합니다.

2. 본론

1) 개선안 1: 수가문제

우리나라는 건강보험제도하에 많은 국민에게 진료의 기회를 제공하고 있으며, 대한민국 국민이라면 건강보험의 혜택을 받을 수 있습니다. 더불어 각 세부 진료 전문의가 1차 병원을 운영하면서 전문의 면담을 원할 경우 쉽게 상담할 수 있습니다. 그러나 중증의 진료를 위해서는 결국 상급 종합병원으로 의뢰되어 진료할 수밖에 없는 상황이어서 흔히 말하는 빅5병원 혹은 각 지역의 상급 종합병원으로 많은 환자가 몰리고 있는 실정입니다. 그렇다 보니 진료와 수술, 검사일이 밀리는 것은 기본이며, 심지어 항암주사를 위해 6시간씩 대기하는 일이 발생하고 있습니다.

저는 궁극적으로 이러한 현상이 생기는 것은 중증의료와 진료에 현실적인 수가가 반영되지 않기 때문이라고 생각합니다. 서울 압구정과 같이 대한민국에서 가장 비싼 부동산 가격을 자랑하는 동네에는 성형외과, 피부과 등이 자리 잡고 있습니다. 결국 그만큼 수익이 나기 때문이 아닐지 조심스럽게 추측해 봅니다. 그러나 우리나라에 암 전문병원, 화상 전문병원, 중증 환자 전문병원은 턱없이 부족한 현실입니다. 상급 종합병원에서는 중환자를 볼수록, 수술 시간이 길어질수록 손실이 발생하며 그러한 손실을 다른 곳에서 메꿔야 합니다. 최근 매스컴에서 일부 의료진이 발표하는 것처럼 흔히 말하는 기피과(흉부외과, 신경외과 등)에서는 병원의 손실과는 별개로 환자분의 생명을 살리기 위해 최선을 다하고 있습니다. 중환자실 역시 일부 상황에서는 환자분을 치료하면 할수록 적자가 생기는 상황입니다.

물론 의료기관은 비영리단체입니다. 하지만 적절한 수가 혹은 지원 등이 없이는 양질의 진료를 제공할 수 없습니다. 저는 현재의 의료 공백 사태도 그러한 점이 일정 부분 작용했다고 생각합니다. 2000명의 의사를 추가로 양성한다고 하더라도 수가가 개선되지 않으면 중증 환자를 진료하는 병원에서 의사를 추가로 뽑을 여력이 없습니다. 궁극적인 문제는 해결하지 않은 채 의사만 추가로 뽑는다면 우리가 정말 필요로 하는 필수의료분야의 의료진을 양성하는 데 실패하는 것이 아닐지 조심스럽게 생각합니다.

따라서 저는 수가문제가 먼저 수반되어야 한다고 생각합니다. 수가 문제가 개선되지 않으면 상급 종합병원은 중증 환자만 치료해서는 유지될 수 없습니다. 건강보험료를 높여서라도 필수의료 분야의 수가를 반드시 재정비해서 병원이 양질의 의료를 제공할 수 있도록 정부가 나서주셨으면 좋겠습니다.

2) 개선안 2: 의료인에 대한 법률적 지원

의료를 행하다 보면 불가피하게 환자의 신체에 손상이 발생하는 경우가 있습니다. 작게는 내시경을 하던 중 작은 상처가 생기기도 하고, 뇌혈관 수술 중 환자가 사망하기도 합니다. 모든 의료행위에는 득과 실이 존재한다고 생각합니다. 더불어 의사, 간호사를 포함한 의료인 모두는 위험성을 수반한 상태로 행위하고 있습니다. 최근 한 일례로 소아청소년과에서 내시경으로 환아를 검진하던 중 작은 상처가 났다며 법적 문제를 제기하여 해당 의원이 폐원한 사례가 있었습니다. 당연히 의료인으로서 환자의 신체적 손상을 최소화하도록 처치하는 것이 당연하나, 의료 지식에 대한 비대칭성으로 인해 의학적으로 전혀 문제가 없음에도 의료분쟁조정중재원이나 한국소비자보호원 등에 쉽게 문제를 제기할 수 있도록 되어 있습니다.

따라서 의료기관의 의료진도 이러한 문제에서 보호받을 수 있도록 불가항력적 의료사고에 대한 보험 또는 보호기구를 만들어주셨으면 좋겠습니다. 악의적으로 환자의 신체를 훼손한다면 형사상 처벌을 받는 것이 타당하나, 수술 중 발생하는 불가항력적 사항에 대하여 송사를 당하는 경우에는 보호할 수 있는 장치가 마련되었으면 좋겠습니다.

필수의료에 해당하는 분야는 대부분 큰 위험성을 갖고 있습니다. 신경외과에서 뇌혈관 파열 수술을 진행할 경우 마비부터 사망에 이르기까지 큰 위험성을 갖고 수술을 하고 있음에도 의료인들은 법률적으로 문제가 발생할 경우 스스로 이를 극복해야 하는 현실입니다. 그럼에도 환자를 살리기 위해 노력하는 의사가 우리나라에 많이 있으므로 그들이 보호받을 수 있는 장치가 마련되길 기원합니다.

3) 개선안 3: 상급 종합병원의 전문의 진료 활성화 및 전공의 교육 개선

상급 종합병원은 수련병원으로 전공의와 전임의가 함께 진료를 이어나가고 있습니다. 전공의와 전임의 사직으로 대부분의 병원에서 진료가 어려워진 것은 그만큼 전공의와 전임의가 수행하던 역할이 많아 의료기관의 업무가 정상적으로 되지 않기 때문인 것으로 판단됩니다.

상급 종합병원에서는 전문의 위주로 진료가 이루어지도록 해야 하며, 전공의를 교육할 경우 전공의 신분에 받는 교육을 할 수 있도록 재정적 지원이 수반되었으면 좋겠습니다.

3. 결론

대한민국 의료는 세계 최고 수준이며, 의료진들의 실력 역시 다른 나라에서 배울 정도로 뛰어난 실력을 갖추고 있습니다. 그러나 필수의료 관련 진료과로 지원하는 인력은 매해 줄고 있습니다. 이러한 사태를 행정부와 국회 모두 엄중히 받아들이고 정치적 색깔론은 제외한 상태로 대한민국 국민 모두가 양질의 진료를 제공받을 수 있는 사회가 되었으면 좋겠습니다.

마치겠습니다.

2012년 가을 어머니에게 전화가 왔다

황이제(50대, 남성, 공무원, 서울 종로구 거주)

2012년 가을 어머니에게 전화가 왔다. "네 아버지가 단단히 아픈 것 같은데 큰 병원에 가자고 해도 괜찮다고 고집을 부리네. 어떻게 해야 할지 모르겠어. 네가 한번 와서 아버지랑 얘기 좀 해볼래?" "아, 그래요? 알았어요. 오늘은 힘들고 제가 내일 갈게요." "바쁠 텐데 미안하다." "아니에요. 내일 뵐게요."

어머니와 전화를 끊은 후부터 일이 손에 잡히지 않았다. 강하고 거친 남자로 살아오면서 가족의 충고나 의견은 무시하는 나의 아버지. 아버지를 설득할 일이 생기면 결국 나에게 돌아오는 일 중 하나라고 생각했다. 회사 일로 정신없고 머리가 복잡했는데 짐이 하나 더 늘어난 느낌이었다.

다음 날 평일에 어떻게 왔냐며 반겨주시는 아버지에게 의례적인 인사와 덕담을 나눴다. 그동안 경험에 비춰보면 처음부터 본론으로 들어가면 결과가 좋은 적이 없었기 때문이다. 어머니가 차려준 점심을 함께 먹고 아버지는 낮잠을 핑계로 자신의 방으로 들어갔다. 나는 어머니에게 아버지가 며칠 전 병원에 다녀온 이야기를 들을 수 있었다. 몇 달 전부터 소변이 시원치 않다던 아버지가 평소 감기몸살이 심하면 찾던 동네 의원에 갔다 와서는 밥 먹는 시간 빼고는 침대에 누워서 잠만 잔다는 것이었다. 어머니 말로는 아마도 의사가 큰 병원에 가서 정밀 검사를 해야 한다고 했다는 것이다.

　"어머니, 제가 아버지에게 자세히 물어볼게요. 잠시만 기다려보세요." "고맙다. 그래도 네가 차분하게 잘 물어봐. 안 좋은 병이면 빨리 큰 병원에 가서 검사해야지." 나는 아버지가 계신 방문을 조용히 열고 들어갔다. 아버지는 침대에 누워 창밖을 바라보고 있었다.

　"아버지, 병원 다녀오셨다면서요. 의사 선생님이 뭐라고 해요?" "소변이 잘 안 나온다고 했더니 약이나 좀 주지 큰 병원에 가서 검사하라는 거야! 감기약도 잘 지어주고 진료비도 저렴해서 잘 다녔는데, 내가 얼마나 건강한데 이상한 소리를 해서 사람 기분을 잡쳐. 이제 그 병원 안 가!" "알겠어요. 그런데 의사 선생님이 어디에 문제가 있다고 해요?" "몰라! 전립선이 어쨌다고 뭐라고 하던데 잘 모르겠어. 괜찮아, 걱정하지 마!" "아……. 그럼 제가 모시고 갈 테니 큰 병원 한번 가시죠? 이번 기회에 찜찜한 부분 있으면 전부 검사해 보는 것도 나쁘지 않잖아요?" "알았다. 알았어! 바쁠 텐데 이제 가. 아버지는 괜찮아. 걱정하지 마!" 아버지는 귀찮다는 듯 돌아누웠다.

　나는 더 이상 말하지 않고 조용히 아버지 방을 나왔다. 그리고 어머니에게 내가 큰 병원에 예약할 테니 아버지를 모시고 며칠 전 갔던 동네 의원에 가서 진료의뢰서만 받아 놓으면 좋겠다고 말했다. "아이고, 고맙다. 네가 와서 말하니까 저 양반이 병원에 간다고 하고 내가 말하면 소리만 지르고 다 필요 없다고 해. 자기 몸은 자기가 잘 안다고."

　아버지와 어머니가 사는 집을 나설 때는 착잡하다. 팔순을 앞둔 부모가 서로를 의지하면서 산다는 일이 쉽지는 않을 거라는 생각이 들어 매번 집을 나설 때마다 알 수 없는 죄책감이 든다. 나는 집에 오자마자 전립선 검사와 치료를 잘하는 병원이 어디인지 검색했다. 전립선 문제로 치료를 받고 완쾌한 사람들이 올린 글과 관련 분야의 명의로 불리는 의사의 인터뷰도 보고 열심히 정보를 수집했다. 여러 정보를 보면서 최악의 상황까지 생각할 수밖에 없었다. 그래서 최대한 빨리 검사를 받으려면 3차 병원이 아니라도 집에서 가까운 2차 병원에 진료 예약을 하는 것이 빠르다고 생각했다. 내 생각처럼 집에서 가까운 병원은 진료 예약이 바로 잡혀 일주일 후 아버지를 모시고 병원에 갈 수 있었다. 3차 병원은 신규 환자의 경우 한 달 이상 기다려야 진료를 볼 수 있다고 들었다.

"네? 무슨 말씀이세요?" "전립선 주위에 암으로 의심되는 부위가 보입니다. 혹시라도 다른 곳으로 전이가 될 수도 있으니 좀 더 자세한 검사가 필요합니다. 지금은 놀라셨을 테니 잘 생각해 보시고 결정하세요." 의사는 검사 결과에 놀란 나에게 설명해 주었다.

기다림에 비해 진료시간은 짧아서 서운한 감정이 들었지만, 내가 무리해서 이 것저것 더 물어보면 우리와 같은 처지로 기다리는 사람들에게 피해를 주는 것 같아 진료실을 나섰다. 만약 아버지가 건강관리를 위해 오랜 기간 다닌 병원이 있어서 분야별 진료기록이나 주치의가 있었다면 병을 예방할 수 있었겠다는 아쉬움이 들었다.

진료실 밖에서 기다리고 있던 아버지에게 나는 별일 아니라는 투로 말했다. "아버지 저랑 다음에 더 큰 병원 한 번만 더 가요. 제가 알아서 할 테니 저만 믿어 주세요." "그래, 알았어……. 하지만 돈 많이 들면 어떡해?" "아니에요. 요즘엔 의료보험이 더 좋아져서 진료비도 얼마 안 나와요. 돈 걱정은 마세요." "그래, 그럼 다행이다. 내가 너에게 피해를 주는 게 미안해서 그래."

나이 많은 노인들은 예전 생각에 자신이 아프면 병원비 때문에 가족이 고통을 받을 수 있다는 생각에 병을 숨기곤 한다. 아버지도 같은 생각으로 병원 진료를 미룬 것 같았다. 이제 우리나라는 선진국에 자랑할 정도로 의료체계가 잘 되어 있고 건강보험으로 의료비 혜택을 크게 보는데, 이런 사실을 모른다는 것이 안타까웠다. 병원을 다녀오고 의사 선생님이 전립선암이 의심되어서 더 자세한 검사를 위해 추천해 준 3차 의료기관인 모 대학병원에 가기로 마음을 먹었다. 예상한 것처럼 대학병원은 예약하는 것 자체가 일이었다. 예약하고 한 달 후 아버지를 모시고 병원에 갔다. 전날 저녁부터 금식하고 도착한 병원에서 검사는 오전부터 시작해서 하루 종일 계속되었다. 모든 검사는 금식이 원칙이라 공복시간이 길어지자 아버지는 지치고 앉을 힘도 없어 보였다.

"아이고, 내가 검사받다 죽겠다. 뭐가 이렇게 복잡한지, 배도 고프고 힘드네. 점심시간인데 너라도 밥 먹고 와. 앞으로 얼마나 더 검사받아야 하는지도 물어보고." "아니에요. 제가 지금 상황에 어떻게 밥을 먹겠어요. 저도 참을게요. 검사 끝나면 같이 맛있는 거 먹어요."

오후에도 또 다른 검사는 받기 위해 병원 안을 이리저리 돌아다녀야 했다. 내가 검사실에 도착해 접수하고 번호표를 받는 동안 아버지는 어지러움을 호소하며 대기석에 드러눕기도 하고 건물과 건물 사이를 이동할 때는 숨이 차다며 벤치에 누워 있기도 했다. 아버지만 아니면 이상한 사람으로 볼 수도 있는 모습이었다. 병원의 조직과 각 분야의 전문적인 기능 때문이라는 건 이해하고 받아들이지만, 힘들어하는 아버지를 보면서 도움을 줄 수 없는 나 자신이 초라하게 느껴졌다. 이럴 땐 비용을 더 내더라도 시간을 줄이는 방법이 있다면 선택하고 싶은 마음이 간절히 들었다.

"아버지, 진짜 다 끝났어요. 빨리 맛있는 거 먹으러 가요. 갈비탕 좋아하시죠?" 병원 내부에 있는 식당에서 아버지와 밥을 먹었다. 아버지는 허겁지겁 드시며 이제야 살 것 같다고 했다. "나 이제 다시는 검사하러 안 온다. 하루 종일 굶어서 진짜 힘들었어." "그래요, 고생하셨어요. 그리고 잘 참으셨어요. 고마워요."

며칠 후 검사 결과를 듣기 위해 진료실을 찾았다. 의사 선생님이 아버지는 잠깐 대기실에서 기다리라 해서 진료실에는 의사 선생님과 나만 남았다.

"전립선암입니다. 그리고 다른 장기와 뼈로 전이된 소견도 있습니다. 아마 환자가 많이 참고 있었던 것 같습니다. 검사 결과를 보면 고통도 심하셨을 텐데요." 건강에 자신하고 활력 넘치던 아버지가 암 환자라니 믿기 힘들었다. "그럼, 이제 어떻게 해야 하죠?" "앞으로 6개월 정도 남은 것 같습니다. 환자의 고통을 줄여 드릴 수 있는 치료에 최선을 다하겠습니다. 가족들도 환자를 위로해 주시고 맛있는 거 많이 드시게 해주세요. 그리고 중증 환자 산정 특례를 적용받으시도록 도와드리겠습니다. 그리고 환자분 집에서 가까운 병원에 다닐 수 있도록 모든 진료기록과 소견서를 써드리겠습니다. 우리 병원과 똑같은 처방과 진료를 받을 수 있습니다. 그래야 환자도 보호자도 덜 지칩니다."

아버지가 말기 암 환자이고 앞으로 몇 개월밖에 못 산다는 결과에 온몸에 힘이 빠졌다. 진료실을 나와 걷는 것도 힘들었다. 하지만 아버지를 위해 내가 힘을 내야 했다. 그 후 나와 우리 가족은 아버지를 위해 노력했다. 낮에는 어머니가, 밤에는 내가 아버지를 돌봤다. 일주일에 한두 번 형제자매가 돌아가면서 나와 어머니가 잠시라도 쉴 수 있도록 힘을 보탰다. 중증 환자 산정 특례 제도로 진료비가 적게 나와 3차 의료기관인 대학병원을 통원해도 경제적인 부담이 적기 때문에 나와 가족들은 몸과 마음으로 할 수 있는 일에 집중할 수 있었다. 그렇게 해서 아버지는 진단 결과인 6개월에서 1년을 더 사시다가 사랑하는 아내와 자식 앞에서 숨을 거두었다.

2011년 10월부터 2012년 3월까지의 나의 경험은 우리나라 의료체계에 관해 많은 것을 생각하는 계기가 되었다.

첫째, 우리나라 의료체계를 충분히 활용하고 건강보험 혜택으로 진료비 걱정 없이 아버지의 임종을 지킬 수 있었지만 아쉬움도 있었다. 중증 환자 보호자 처지에서는 진료시간이 턱없이 부족하다고 느껴졌다. 항상 바쁘고 피곤해 보이는 의사 앞에서 궁금한 것 전부를 물어보기는 힘들었다. 건강보험공단에서 정한 진료비 문제로 대형 병원의 경우 의사가 많은 환자를 상대해야 한다는 사실을 알고는 있지만 가족이 아프면 법이나 제도를 이해하기보다 감정의 문제로 서운함이 쌓인다. 이런 문제는 1차 의료기관과 3차 의료기관의 진료비 차이가 적다는 것이 문제라고 생각한다. 가벼운 증상은 가까운 의원을 찾고 중증이 의심되는 경우 2차 또는 3차 의료기관을 활용해야 지금보다 나은 서비스와 충분한 시간이 보장된 진료를 받을 수 있다고 생각한다. 위급하거나 중증인 환자는 3차 의료기관의 이용이 절실한데, 경중으로도 무조건 3차 의료기관만 고집하는 환자들의 인식 개선이 필요한 시점이다.

둘째, 중증 환자의 경우 검사를 받는 동안의 고통이 생각보다 심했다. 물론 병원의 체계와 입장은 충분히 이해하지만, 건강한 사람도 건강검진이나 기타 검사를 위해 8시간 정도 공복을 유지하는 일이 쉽지는 않다. 병세가 많이 진행되어 체력이 형편없던 아버지가 전날 오후 9시부터 금식하고 다음 날 예정된 여러 개의 검사를 마치자 저녁 7시였다. 아픈 건 우리라 참을 수밖에 없었지만, 아픈 환자가 하루 종일 배고픔을 참는 건 매우 힘든 일이었다. 혹시 비용을 더 내고 환자의 수고를 덜어주는 방식이 있다면 건강보험공단이나 병원에서 적극적으로 안내해 주었으면 한다. 또한 1차, 2차 의료기관을 다닌 기록이 3차 의료기관에 공유되어 관리되면 좋겠다. 중증 환자의 경우 중복된 검사 하나라도 피할 수 있다면 좋겠다. 환자나 보호자는 중복된 검사를 하나라도 면할 수 있다면 엄청난 혜택으로 느껴질 것이다.

셋째, 주치의 제도가 정착되기를 바란다. 70세 이상 노인의 경우 가까운 의원에서 가벼운 질환 치료는 물론 중증으로 발전할 가능성이 있는 부분에 대한 추적 관찰과 정기적인 검사를 의무화하면 좋겠다. 경제적으로 불안한 노인의 경우 자신이 병에 걸리면 가족에게 위기를 초래한다고 생각해 이상 증세를 숨기다 병을 키우는 일이 없어야 하기에 제도적으로 가까운 병원에 정기적인 진료를 받으며 주치의와 건강 상담을 할 수 있는 환경이 마련되기를 바란다.

아프지 않아도 내 나이 되면 다가오는 일들, 의료서비스

람베르토(40대, 남성, 교사, 서울 송파구 거주)

이 원고는 실제 사례를 바탕으로 의료 과정마다 조금이라도 불편했던 개인적인 사례를 중심으로 작성했다.

최근 1년 정도 된 것 같다. 나도 이제 나이가 50살이 되었다. 모두는 아니지만 대부분 그렇듯 이 나이가 되면 닥치는 일이라 억울하거나 원망스럽지는 않았다. 시골 병원에서 검사를 받았고 암인 것 같다고 큰 병원으로 가보라고 한다. 대학병원 교수님에게서 자세히 설명을 들었다. "위암은 완치율이 높으므로 큰 걱정은 하지 않으셔도 됩니다"라며 우리를 안심시켜 주었다. 차분하고 충분한 설명에 상담하는 동안은 아무것도 아니라고 생각했다.

암은 가족력이 중요하다고 하셨다. 항상 정정하고 건강하시던 아버지가 암에 걸렸다. 아버지는 47년생 77세로 시골 마을에서는 비교적 젊은이에 속하는 청년회장이었다. 그런 아버지가 급성 위암 2~3기 정도로 힘들어했다. 모든 걸 포기하신 듯한 목소리에 어떻게 하면 좋을지 고민하고 계셨다.

내가 국민학교 다니던 때에는 할머니가 암으로 돌아가셨다. 그때 아버지는 당신의 엄마를 치료하려고 모든 것을 포기하고 이 병원 저 병원 모시고 다니다가 수술 시기를 놓쳐 서울에 큰 병원에 도착했을 때 더 손쓸 수 없는 상태라는 진단을 받았고 그렇게 50세도 안 된 할머니를 하늘나라로 보내는 안타까운 경험을 하셨다. 그런 아버지는 서울에 있는 큰 병원으로 가지 않으면 할머니와 같은 결과로 죽을 것으로 생각하고 있었다. 나도 알고 있다. 할머니에게 있었던 일을. 아버지는 할머니가 그렇게 돌아가신 후 충격으로 술도 담배도 끊으시고 정말 규칙적인 생활을 하며 우리 4남매를 키우셨다. 이런 나의 아버지가 암이라니 말도 안 된다.

진단결과를 가지고 서울에 있는 큰 대학병원에 예약했다. 병원끼리 협력이 되지 않는 것인지 아니면 다른 병원에서 검사한 내용을 신뢰할 수 없는 것인지 처음부터 다시 검사하는 것 같았다. 물론 암에 대한 더 자세한 정보를 위해 좀 더 고차원적인 검사도 진행되었다. 수술을 받기 위해 지병이 있는지 심장이 수술을 견뎌낼 수 있는지 점검받는 검사 또한 별도로 진행했다.

심적으로 위태로운 날들이 계속되고 있었다. 나이도 있고 지속해서 병원에 다니던 분이 아니기에 검사를 받고 결과를 들을 때마다 수술을 받을 수 있는 몸 상태인지, 추가로 병이 발견되는 것은 아닌지 초조했다.

정신과 상담까지 모든 과정이 통과되었고 드디어 수술할 수 있다는 결과를 들었다. 운이 좋았는지 아버지의 병이 그만큼 위중했는지는 모르지만 수술 일정이 빠르게 진행되어 2개월 만에 수술을 받게 되었다. 수술 결과와 과정은 매우 만족스러웠다. 늦었지만 아버지의 병을 치료해 주신 병원 식구들과 완치를 응원해 주던 주변 지인들에게 감사드린다.

이런 상황을 겪고 나니 수술이 얼마나 어려운 것인지 새삼 깨달았다. 예전에 나는 '수술은 아픈 곳만 치료하면 되는 것 아닌가?' 하는 생각으로 50년을 살았다. 큰 병원에는 환자가 많아 수술을 하지 못하고 기다리는 경우가 많고 기다리다 못해 작은 병원으로 옮겨가서 수술을 받는다는 말을 들었는데 이제야 시스템이 간단한 게 아니라는 것을 알았다. 아픈 부위가 수술이 가능한 곳인지, 환자의 몸은 수술 받을 수 있는 상태인지, 이 환자가 우선 수술해야 하는 급한 환자인지, 수술할 수 있는 스태프 일정이 가능한지, 수술 장소는 일정이 되는지, 수술 후 입원실은 있는지 등 많은 부분을 조정해서 한 사람의 수술이 진행된다는 것을 알게 되었다. 이렇게 프로세스적으로 어렵고 곤란한 상황을 헤쳐 나가면서 동시에 가족 내부적인 문제들이 발생한다.

비용 문제는 환자와 보호자에게 닥치는 일차적인 문제이다. 우리나라 의료서비스는 세계 1위라는 말을 자주 들었는데 큰 병인 암 환자는 의료비에서 본인 부담이 5%라고 한다. 치료와 수술비용은 환자 보호자의 관점에서 놀라울 정도로 저렴했다. 그마저도 개인적인 보험에서 실비를 보장해 준다. 병원비 문제는 자식에게 부담 주기 싫은 부모님 마음으로 대부분 보험을 드시는 것 같다.

나는 4남매 중 큰아들이다. 이제 우리는 아주 먼 시골에서 오신 거동이 불편한 부모님을 모시고 수술과 치료과정을 함께해야 한다. 병원 근처에 거처를 마련할까 했는데 부모님은 답답해서 안 된다고 하셨다. 서울 아들 집에서 수술받을 때까지 계시라고 하니 아파트는 갇혀 있는 것 같다고 못 산다고 한다. 그럼 이제 남은 방법은 필요할 때 시골집에서 서울로 오시는 것이다. 시골집에서는 승용차로 15분 나와서 시내버스를 타고 30분, 고속기차로 2시간 30분을 가야 서울에 도착한다. 이 거리를 초조한 마음과 아픈 몸을 이끌고 오간다고 생각하니 할 수 있을지 의문이었다.

아프시기 전 부모님이 서울에 오신 적은 10년 동안 3회도 안 되는 것 같다. 바쁘고 힘들어서 또는 자식에게 부담될까 봐 그랬던 부모님이 이제 몸이 아픈 상태로 일주일에 1회 이상 오신다. 1박 2일에서 2박 3일 일정으로 와서 검사를 받는다. 그럼 나는 고속열차에서 승용차로 모시고 1시간 이상 이동해서 병원에 간다. 내가 안 되는 날이면 경기도에 사는 여동생이 모시고 대중교통으로 이동한다. 내가 연속으로 함께 못하면 여동생도 지친다.

무슨 방법이 없을까? 병원에 입원이 된다면 어떨까? 이런 용도의 시설을 병원이 별도로 운영한다면 어떨까? 주관적인 고민을 해본다.

이제 수술을 받았다. 수술만 받으면 끝나는 줄 알았다. 지금부터는 치료이다. 항암치료가 기다리고 있었다. 8회를 반복해야 했다. 이 과정에는 수술 전 검사했던 다른 부분 치료나 재검사가 병행되었다. 항암치료는 시골집에서 가까운 병원에서 받을 수 있다고 옮겨가도 된다고 하시는데 다른 검사와 치료 때문에 옮겨가는 게 별 의미가 없을 것 같았다. 아프고 나이 드신 부모님에게 항암 8회는 수술을 8번 받는 것처럼 힘든 일이었다. 우리 가족은 이걸 잘 이겨내고 이제 상태를 체크하는 과정에 접어들었다.

그런데 이번에는 어머니가 백내장 수술을 받기 위해 검사를 받았는데 검사 중 혹이 3곳에서 발견되어 큰 병원으로 가라고 한다. 긴 기간 반복되는 이 과정을 겪고 있는 나와 모든 가족이 힘들다. 또다시 처음부터 시작이다. 좋은 일도 아닌 것이라 모두 정신적으로 육체적으로 힘들어진다. 이것은 내 나이 또래 대한민국 사람들이 대부분 겪고 있는 일이다.

동네 의원과 종합병원의 개선할 점

유형선(50대, 남성, 영상크리에이터, 서울 광진구 거주)

현재의 의료 시스템을 이용하면서 불편을 느낀 점이나 개선할 점을 중심으로 서술하겠습니다. 저는 동네 의원과 종합병원을 주로 이용합니다.

1. 동네 의원

1) 대기시간을 종잡을 수 없어서 불편하다

동네 병원을 이용할 때 대략 어떤 병원이 대기시간이 긴지 주민들을 통해 알수 있다. 문제는 대기시간이 긴 병원이 고객 불편은 무시하고 개선의 노력을 하지 않는다는 것이다.

부모님 생전에 일원동 소재 내과원장은 친절하고 환자 한 명당 진료시간을 10분 이상 할애해 노인들로부터 좋은 평판을 받았다. 하지만 어쩌다 한 번씩 반차라도 내고 부모님을 모시고 병원에 가보면 진료 시작은 9시 반부터인데 환자들이 7시부터 밖에서 기다리고 있는 문제가 있었다. 아무리 의사가 친절하고 진료에 최선을 다한다 해도 이런 불편을 주는 것은 옳지 않다고 생각한다.

이를 개선하기 위해서는 전화 예약 서비스를 확대해야 한다. 만약 전담 직원을 운용하기 어렵다면 예약 어플을 설치해서 예약 서비스를 활성화해야 한다. 그래서 환자가 이 서비스를 이용하는 방법이나 노인의 경우 자녀나 주변인이 예약을 도와주는 방법을 찾도록 해야 한다.

이런 예약 서비스는 초기 시행이 어렵겠지만 전 동네 병원을 대상으로 어플이나 홈페이지에서 예약할 수 있도록 국가가 서비스 체계 구축을 지원하면서 계도해야 한다고 생각한다.

2) 병원 내 청결과 위생이 유지되지 않는다

나는 주로 신경외과를 방문하는데 화장실이 남녀 공용이며 소변기 두 개 중 하나는 항상 고장 난 상태이다. 물리치료 시 이불과 베개는 1회 사용하고 세탁하는지도 신뢰할 수 없다. 신경외과이지만 감기환자 등 호흡기 질환자도 자주 오는데 창문을 열어 환기하는 것을 본 적이 없다. 공기청정기도 없다.

3) 응급 상황에 대응할 수 있는 시스템이 부족하다

위내시경은 최소한 병원을, 장내시경은 종합병원을 이용한다. 동네 의원에서도 내시경을 하지만 천공 등 위급상황 발생 시 처치가 어려워 목숨을 잃을 수 있다는 공포감이 있기 때문이다. 이러한 응급 상황이 발생할 때 어떻게 큰 병원과 연계해서 위험 상황을 줄일 수 있는지는 동네 병원과 국가가 공동 해결해야 할 문제이다.

2. 종합병원

1) 진료 예약이 너무 길다

동네 병원서 검사 및 진료를 한 후에 유의미한 결과가 지속되면 불안감으로 종합병원에 예약을 문의하게 된다. 주로 내과 질환이다. 서울 소재 종합병원의 신장내과를 예약하고 싶은데 대기가 3~6개월, 초음파 검사 등은 진료 후 6개월 이상 기다려야 한다.

종합병원 진료 예약을 상담할 때 환자의 상태를 문진해서 판단하고 환자 질환의 경중을 따져서 진료 예약일을 당기거나 늦출 수는 없을까? 중한 환자일 수 있다고 판단되면 가산점을 주는 제도가 필요하다.

2) 의사와의 상담시간이 제한적이다

종합병원 신장내과를 몇 년 이용하면서 예약 시간을 넘어 대기시간이 길어지는 것까지는 이해하는데 진료하는 전문의가 검사결과지도 제대로 보지 않고 환자를 대충 보는 문제를 많이 겪었다. 심지어는 환자인 내가 전문의가 보고 있는 모니터를 보면서 "제가 단백뇨가 높아졌네요, 콜레스테롤 수치도 지난번보다 올랐고요"라고 지적을 해줘야 그제야 관련 검사 및 처방전을 작성해 준 적도 있었다. 같은 경우가 반복되면서 병원에 담당 교수를 바꿀 수 있는지 물어봤지만 안 된다는 대답만 들었다. 이런 경우 의사에 대한 환자의 신뢰가 떨어지는 것은 당연하다.

3) 진료 방문 전 문진 상설화

오늘(5월 10일)은 5월 17일 종합병원 신장내과 진료를 앞두고 문진표에 체크하라는 연락을 카톡으로 받았다. 6일간 혈압을 체크해서 기록해 달라고 한다. 처음 있는 일이며 좋은 제도하고 생각한다. 당일 병원에 도착해서 혈압과 키, 몸무게를 재는 것은 정확한 진료에 효과적이지 않다고 생각한다.

종합병원 홈페이지와 어플의 마이페이지를 좀 더 환자 위주로 만들어 변동성이 큰 몸무게, 혈압, 맥박, 영양다이어리 등은 수시로 본인이 체크해서 기록하게 해야 진료 시 의사도 정확한 판단에 도움이 될 것이다.

4) 안내판 및 주차시설

두 달 전 종합병원에 가보니 혈액 검사실 등의 위치가 바뀌었다. 그런데 사전 안내도 없었고 병원 입구에 들어서서도 안내표지판을 보지 못했다(어딘가 있겠지만). 환자가 병원의 바뀐 시설을 미리 인지하여 당황하지 않도록 주요 시설의 변동 안내는 조금 더 신경 써야 한다.

종합병원의 부족한 주차시설은 왜 해결하지 못하는가? 대중교통을 이용하지 못하는 환자들은 보호자의 차량으로 병원을 이용한다. 그런데 주차가 어렵다. 건물 내부 주차시설을 늘릴 수는 없지만 옥외주차는 필요시 더 높이고 환자를 위해 엘리베이터 시설을 갖춰주길 바란다. 이를 위해서 관련 법이 문제가 있다면 개정하고 예산에 문제가 있다면 일정 부분은 국가가 지원해야 한다.

유방암 환자가 경험한 의료서비스 문제

윤슬(40대, 여성, 공무원, 서울 강동구 거주)

요즘 언론 매체를 통해 정부와 의료계의 갈등을 심심치 않게 접하고 있습니다. 안타까운 마음으로 지켜보고 있는 와중에 이번 공모를 알게 되어 참여하게 되었습니다.

저는 2020년 3월 아산병원에서 유방암(2기 말) 수술을 받고 항암과 방사선 치료를 받았습니다. 지금은 6개월마다 정기 검진 중이고 루프린 주사 처방과 타모프렉스를 복용하고 있습니다. 가끔 우스갯소리로 6개월살이라고 말하기도 하지만 소중한 일상으로 다시 돌아올 수 있게 애써주신 주치의 선생님과 여러 의료진께 진심으로 감사한 마음입니다.

당시 시험관 아기 시술을 앞두고 있던 상황에서 갑작스럽게 유방암 진단을 받아 마음을 추스를 새도 없이 수술과 치료 시기, 수술 방법(전절제·부분절제) 등을 결정해야 해서 매우 힘들었습니다. 주치의 선생님과의 상담을 통해 치료 스케줄을 결정했고, 그다음부터는 병원 안내에 따라 검사와 치료가 단계적으로 진행되었습니다. 짧을 수도 있는 시간이지만 이러한 경험을 통해 몇 가지 느낀 점을 말씀드리고자 합니다.

전화나 영상, 문자 메시지나 카톡을 이용한 비대면 의료서비스 필요성

항암 4회(당초 계획 8회)를 하는 동안 집은 서울이지만 지방에 게신 부모님 댁에 머물며 3주마다 병원을 다녔습니다. 항암 치료 중 가장 곤란했던 것은 주치의 선생님을 만나기까지는 몸에서 나타나는 증상, 불안정한 감정, 식사(음식) 등에 대해 물어볼 곳이 전혀 없었다는 점입니다.

주치의 선생님 진료는 몇 주 전에 미리 예약하지 않으면 뵐 수 없는 게 현실입니다. 진료하는 날 뵙는다 해도 대기 환자가 너무 많아 충분히 상담하는 것에도 한계가 있습니다. 음식 관련해서도 항암 시작 전 병원에서 영양관리 교육을 1회 받긴 했는데, 항암이 시작되고 나서는 방법을 찾을 수가 없었습니다. 병원에 전화해도 환자의 개별 상태를 상담 받을 수 있는 방법을 찾기란 쉽지 않았습니다.

저뿐만 아니라 지금도 항암 치료를 받고 있는 환자분들, 그 가족들은 개별 상황(증상)에 대해 물어볼 수 있는 곳이 없어서 답답함을 느낄 때가 많을 거라 생각합니다. 이런 경우 집에서 혹은 원거리에서 상담할 수 있는 의료 시스템이 갖춰진다면 도움이 될 수 있을 것입니다.

동네 의원과 대학병원(종합병원) 간의 협력 필요성

주 이용 의료기관을 중심으로 항암과 방사선 치료가 끝나고 나자 몸에서 사소한 여러 증상이 나타났습니다. 아산병원 진료 예약은 시간도 많이 걸리고 무슨 과로 해야 하는지 정보가 없어 난감했던 적이 여러 번 있었습니다.

그냥 지나치기는 불안하여 동네 의원에 갔습니다. 불과 며칠 전 다른 병원(아산병원)에서 피검사하고 흉부 엑스레이를 찍었는데 다시 또 채혈과 흉부 엑스레이를 찍어야 했습니다. 필요에 의해 진행되는 것이겠지만 환자 입장에서는 체력적으로도 힘들고 불편했습니다.

대학병원이나 대형 병원은 정말 위급하고 위중한 환자들 중심으로 운영되고 평소에는 동네에서 가까운 의료기관을 이용하는 게 합리적이라고 생각합니다. 아산병원이 주 의료기관인 제 경우, 일상에서 주치의로 동네 의원을 이용하되 중복 검사 등을 피하고 사실에 기반하여 환자의 병력을 확인하고 만일의 경우 신속하게 전원할 수 있도록 본인의 동의하에 주 이용 의료기관 간의 협력 또는 정보공유 시스템이 마련되었으면 합니다.

재택의료서비스 필요성

급속한 고령화와 1인 가구 증가에 따라 재택의료서비스의 필요성은 더 커질 것이라 생각됩니다. 노화로 인해 거동이 불편한 사람도 있지만 연령대가 낮더라도 힘든 치료를 받느라 거동이 불편한 경우도 많습니다.

주변에 가족들이 있으면 그나마 다행이지만 그렇지 못한 상황이거나 교통수단 등의 제약으로 이동이 쉽지 않은 경우도 있으므로 연령에 제한을 두지 않고 재택의료서비스를 제공하는 기회가 확대되길 바랍니다. 복지정책과 연계되어 서비스가 제공되어야 할 것이라 생각됩니다.

도심-지방 간 의료 격차를 해소할 방안 마련

도심에 사는 사람들은 의료서비스를 비교적 선택적으로 누릴 수 있지만 지방에 사는 사람들은 상황이 다릅니다. 지역에 따라 다를 수 있겠지만, 예를 들어 지방에서 산부인과나 소아과 진료를 받으려면 장거리 이동은 필수입니다. 응급 상황이 발생해도 지역 보건소에서는 한계가 있고, 이동하는 데만 수시간 걸리는 게 현실입니다. 도심-지방 간 의료 격차를 최소화하기 위한 방안이 마련되어야 할 것입니다.

진료비 관련

건강보험공단에서 의료기관에 부담금을 지불할 때 의료서비스의 양에 따라 의료기관에 지급하는 현행 방식은 자칫 과잉 진료의 요인이 될 수 있다고 생각됩니다. 한 가지 기준보다는 기본적으로 정해진 지급 금액에 환자의 건강을 잘 지켜주느냐 여부 등을 우선순위로 하여 부담금 지급 기준을 차등화 또는 가중화하는 방안을 검토할 필요가 있습니다.

미래의 의료서비스를 위해 환자 부담 비용은 변화(증가)할 수 있다고 생각합니다. 의료서비스의 내용과 제공 범위에 따라 다를 수 있지만, 일반적으로 의료진의 전문성, 이용의 편의성, 의료서비스의 질이 더욱 개선된다면 그에 상응하는 비용을 부담하는 것은 합리적인 조치라 생각합니다.

사실 진료과에 따라 차이가 있겠지만 일반적으로 동네 병원의 진료비 부담은 그렇게 크지 않다고 생각됩니다. 문제는 보험 적용이 되지 않는 중증 환자의 약제비입니다. 일반 사람들에게 항암약 1알에 1000만 원은 매우 큰 부담이 아닐 수 없습니다. 보험 적용이 되지 않는 중증 환자의 약제비 부담을 최소화하기 위하여 의료계와 정부의 적극적인 노력이 시급하다고 생각합니다.

의료서비스는 이익보다 환자의 치료를 우선시해야

이수정(30대, 여성, 대학생, 춘천시 거주)

우리나라 의료 시스템은 다른 국가에 비해 잘 구축되어 있지만 여전히 개선이 필요한 부분이 많습니다. 현재 의료보험제도는 시민들에게 의료서비스에 접근할 수 있는 기회를 제공하고 있지만 일부 영역은 개혁이 필요한 상태입니다.

병원의 현재 모습을 살펴보면, 3차 병원은 대체로 만족스럽지만, 1차 병원의 서비스는 부족한 면이 있습니다. 특히 2차 병원에서는 의료장비 부족으로 인한 정확한 진단의 어려움이 있으며, 이로 인해 오진이 발생할 수 있는 문제가 있습니다.

또한 4차 산업혁명 시대에는 의료장비의 발전과 함께 임상에 근거한 진단뿐만 아니라 의료장비를 활용한 진단도 중요해졌습니다. 이에 의료 시스템은 기술과 임상 경험을 융합하여 올바른 진단을 내리는 데 중점을 두어야 합니다.

3차 병원에 대한 만족도가 높은 이유는 의료진의 전문성과 소통 능력에 있습니다. 최근 몇 년간 진료를 받은 환자들은 의료진이 친절하게 설명을 해주고 진단 과정을 명확하게 이해시켜 준다고 평가했습니다. 또한 건강한 가족을 위한 조기 검사와 관리를 추천해 주어 환자들의 만족도를 높였습니다.

하지만 현재 의료 시스템은 아직까지 만족할 만한 수준이 아닙니다. 특히 소득분위에 따른 국민보험공단의 부담금 비율을 개선해야 합니다. 현재의 제도는 일부 사회적 약자의 의료비 부담을 낮추지 못하고 있으므로 이에 대한 개선이 시급합니다.

우리나라의 의료 시스템은 현재 많은 사회적 문제를 안고 있습니다. 현재의 의료보험제도는 일부 사람에게는 적절한 지원을 제공하지만, 지역 및 소득 수준에 따라 의료서비스에 대한 접근성에 큰 차이가 있습니다. 특히 근골격계 질환과 같은 만성질환에 대한 치료비 부담이 매우 높습니다. 이러한 질환은 사람들의 삶의 질을 현저하게 저하시키는데, 이를 방치하는 것은 결국 사회적 비용을 증가시키게 됩니다.

예를 들어, 서울에 사는 저소득층 직장인의 경우, 고비용의 의료서비스를 받기 위해서는 상당한 부담을 감내해야 합니다. 특히 MRI와 같은 진단 검사는 매우 비용이 많이 들며, 이러한 비용 부담으로 인해 진료를 받지 못하는 사람들이 증가하고 있습니다. 덧붙여 암 진단 후의 치료 과정을 살펴보겠습니다. 암은 치료 과정이 장기간에 걸쳐 비용이 많이 소요되는 질환이며, 환자들이 이러한 비용 부담으로 인해 치료를 받지 못하는 경우가 있습니다. 특히 간병인을 고용해서 치료를 받아야 하는 경우 많은 환자들이 경제적인 어려움을 겪습니다.

더 나아가 중증질환에 대한 간병인 비용도 매우 부담스럽습니다. 많은 환자들이 간병인을 고용하여 치료를 받아야 하는데, 이로 인해 경제적인 어려움을 겪는 경우가 많습니다. 간병인 보험을 가입하더라도 전액 지원이 되는 경우는 드물며, 이로 인해 많은 환자들이 부담을 감내하며 치료를 받아야 합니다.

이러한 문제들은 의료 시스템의 개혁이 필요하다는 것을 보여줍니다. 현재의 의료보험제도는 소득 수준이나 지역에 따라 불균형을 초래하고 있으며, 이를 해결하기 위해서는 공정하고 효율적인 제도가 필요합니다. 이를 통해 모든 시민이 안정적이고 고품질의 의료서비스를 받을 수 있는 사회를 구축할 수 있을 것입니다.

한 예로, 서울에 사는 20대 초반의 직장인 A씨를 살펴보겠습니다. A씨는 월급이 최저 임금 수준으로 200만 원을 받고 있습니다. 하지만 월세와 생활비를 고려하면 매달 남는 금액은 50만 원도 되지 않습니다. 만약 A씨가 허리디스크로 인해 MRI를 찍어야 한다면 이 비용은 상상 이상으로 높을 것입니다. 이러한 상황에서 A씨와 같은 사람들은 치료를 받지 못할 수 있습니다.

이렇듯 현재의 의료 시스템은 사회적으로 취약한 이들에게 적절한 지원을 제공하지 못하고 있습니다. 따라서 의료 시스템의 구조적 개선과 효율적인 의료보험제도의 필요성이 대두되고 있습니다.

간병인의 필요성과 국가적 지원의 필요성

환자의 상태와 필요성

중증질환을 앓는 환자들은 종종 일상생활에서의 기능이 제한되는 경우가 많습니다. 이들은 대개 간병이 필요합니다. 간병인은 환자의 신체적·정서적·사회적 요구를 충족시키는 역할을 합니다. 간병인은 병원에서의 간호보다 일상생활에서의 도움이 필요한 경우가 많기 때문에 필요한 서비스입니다.

간병인의 역할과 중요성

간병인은 환자의 일상생활을 지원하는 데 필수적인 역할을 합니다. 그들은 환자의 식사, 목욕, 의복 착용 등과 같은 기본적인 생활 도움에서부터 의약품 관리, 심리적 지지, 심지어는 의사와의 소통을 돕는 등 다양한 역할을 수행합니다. 이러한 서비스는 환자의 삶의 질을 유지하고 향상시키는 데 중요합니다.

간병인의 경제적 부담

많은 가정에서는 간병인을 고용하는 것이 상당한 비용 부담이 될 수 있습니다. 특히 중증 환자의 경우 전문적인 간병이 요구되며 이에 따른 비용은 상당히 높아질 수 있습니다. 이러한 비용 부담은 가족들에게 심리적으로도 큰 부담을 줄 수 있습니다.

국가의 역할

국가는 공공 보건 시스템을 통해 시민들의 건강과 복지를 보호할 책임이 있습니다. 중증질환으로 인한 간병비용은 가정경제에 부담을 주는 문제이며, 이는 사회 전반의 복지에도 영향을 미칠 수 있습니다. 따라서 국가는 중증 환자와 그 가족을 지원하기 위한 정책 및 지원 제도를 마련해야 합니다. 이는 간병인 서비스에 대한 부분적인 지원이나 보조금 형태로 이루어질 수 있습니다.

국가가 간병인에 대한 지원을 해야 하는 이유는 환자 및 가족의 복지와 사회적 안정성을 유지하기 위해서입니다. 이를 통해 사회 전반의 복지와 안녕을 유지하고 증진할 수 있습니다.

의료 시스템 개혁 방안

우리나라의 의료 시스템을 개혁하여 불만족스러운 경험을 개선하기 위해서는 여러 가지 변화가 필요합니다. 그중에서도 경제적인 측면, 의료쇼핑 문제, 그리고 인공지능의 적극적인 도입이 중요한 과제로 떠오릅니다.

경제적 측면

의료서비스를 받는 데 필요한 비용은 많은 이에게 부담이 됩니다. 소득 수준에 따라 의료비를 지원하는 제도를 보다 공정하게 개선해야 합니다. 소득 분위에 따라 적절한 의료비 지원을 실시한다면 의료 사각지대를 해소하는 데 도움이 될 것입니다.

의료쇼핑 문제

병원을 쇼핑하듯 다니는 문화는 진정한 의료서비스의 의미를 희석시킬 수 있습니다. 이를 해소하기 위해 의료서비스의 질과 가치를 중시하는 문화를 정착시키려고 노력해야 합니다. 환자들이 진정한 필요에 따라 의료서비스를 선택할 수 있도록 지원하는 제도가 필요합니다.

인공지능의 적극적인 도입

인공지능 기술을 활용해 의료서비스를 개선하는 것은 불가피합니다. 전담 시스템을 통한 의료진과 환자의 매칭은 의료서비스의 효율성을 높일 뿐만 아니라 환자들에게 개인화된 의료서비스를 제공할 수 있도록 도와줍니다. 또한 인공지능을 통한 의료 진단 및 치료 지원 시스템의 도입은 의료서비스의 품질을 향상시킬 것입니다.

이러한 변화들을 통해 우리는 보다 공정하고 효율적인 의료 시스템을 구축할 수 있을 것입니다.

소득분위를 등급으로 나눠서 의료비 지원

현재 우리나라의 의료 시스템에는 소득 수준에 따라 의료서비스에 접근하는 불평등이 존재합니다. 특히 소득이 낮은 근로자나 저소득층 가정은 의료비 부담으로 인해 적절한 치료를 받지 못하는 경우가 많습니다. 이러한 현상은 사회적으로 의료 사각지대를 형성하고 있습니다. 이를 해소하기 위해 소득분위를 등급으로 나눠서 의료비를 적극적으로 지원해야 합니다.

첫째로, 소득이 낮은 근로자나 저소득층 가정은 의료비 부담이 상대적으로 큽니다. 월급이 최저임금 수준에 머물러 있는 경우, 생활비와 월세 등 생활비용을 고려하면 의료비를 마련하기가 어려울 수 있습니다. 이로 인해 이들은 질병을 방치하거나 초기 단계에서 진료를 받지 않고 무리한 자가 치료를 선택할 가능성이 높습니다. 이는 질병의 악화를 초래할 뿐만 아니라 사회적 비용을 증가시키는 원인이 됩니다.

둘째로, 의료비 부담으로 인해 의료서비스를 받지 못하는 경우 질병의 조기 발견과 치료가 어려워집니다. 이는 질병의 치료비용을 증가시키는 원인이 될 뿐만 아니라, 환자의 건강상태를 악화시키는 결과를 초래할 수 있습니다. 따라서 의료비를 지원함으로써 초기 단계에서의 진료와 치료를 확대할 수 있다면 의료비용을 절감하는 데 도움이 될 것입니다.

셋째로, 의료비를 지원함으로써 사회적 불평등을 해소할 수 있습니다. 소득 분위를 등급으로 나누어 의료비를 지원함으로써, 소득 수준에 관계없이 모든 시민이 공정하게 의료서비스에 접근할 수 있도록 하는 것이 중요합니다. 이는 사회적 안전망 보완과 사회적 평등 실현에 도움이 될 것입니다.

이상의 이유들을 고려할 때, 소득분위를 등급으로 나눠서 의료비를 적극적으로 지원하는 것은 의료 사각지대를 해소하고 사회적 불평등을 줄이는 데 중요한 요소가 될 것입니다.

의료쇼핑이 의료서비스에 미치는 영향

의료쇼핑은 환자가 여러 의료기관을 돌아다니면서 진료를 받거나 검사를 받는 행위를 의미합니다. 이러한 의료쇼핑은 의료서비스에 부정적인 영향을 미칠 수 있는데, 그 이유를 살펴보겠습니다.

첫째로, 의료쇼핑은 의사가 환자의 질병을 정확히 파악하는 데 어려움을 초래할 수 있습니다. 여러 의료기관을 돌아다니며 진료를 받는 환자는 각 의료기관마다 다른 진단이나 처방을 받을 수 있습니다. 이는 의료 기록의 분산과 불일치를 초래해 의사가 환자의 질병을 파악하는 데 더 많은 시간과 노력이 요구됩니다. 따라서 환자의 질병에 대한 정확한 판단이 지연될 수 있으며, 이는 치료의 효과를 저하시킬 수 있습니다.

둘째로, 의료쇼핑으로 인해 정작 치료가 필요한 환자의 외래 순서가 밀리는 문제가 발생할 수 있습니다. 의료쇼핑을 통해 의료서비스를 받는 환자들은 다른 환자들보다 더 많은 시간을 의료기관에서 보내게 됩니다. 이는 의료기관의 외래 진료 인력이 부족한 문제를 야기할 수 있으며, 정작 치료가 필요한 환자들의 대기시간을 늘릴 수 있습니다. 따라서 의료쇼핑은 의료서비스의 효율성을 저하시킬 수 있습니다.

셋째로, 의료쇼핑은 의료비용을 증가시킬 수 있습니다. 여러 의료기관을 돌아다니면서 진료를 받는 행위는 의료서비스의 중복 사용을 초래할 수 있습니다. 이는 환자와 의료기관 양쪽 모두에게 비용 부담을 늘릴 수 있으며, 사회적 비용을 증가시킬 수 있습니다. 더구나 의료쇼핑으로 인해 의료비용이 증가하면 의료서비스에 대한 접근성이 낮은 이들의 부담이 더욱 커질 수 있습니다.

이상의 이유들을 고려할 때, 의료쇼핑은 의료서비스의 효율성을 저하시키고 의료비용을 증가시킬 수 있으며, 정작 치료가 필요한 환자들에게는 부정적인 영향을 미칠 수 있습니다.

전담병원을 지정하고 인공지능 추천 시스템을 활용

의료 시스템 개선을 위해 전담 시스템과 인공지능 기술의 적극 도입이 필요합니다. 전담병원을 지정하고 인공지능 추천 시스템을 활용해 환자와 의료진을 머신러닝 기법으로 매칭하는 방식은 효율적인 의료서비스를 제공하기 위한 중요한 제안입니다.

이 제도의 장점은 환자는 주 의료진을 배정받아 심리적 안정감을 얻을 수 있다는 것입니다. 지속적인 관찰을 통해 건강 상태를 추적하는 것이 가능해지며, 이는 건강관리에 도움이 됩니다. 의료진과의 지속적인 소통을 통해 환자의 치료에 대한 이해도가 높아지고 치료 과정에서 발생할 수 있는 스트레스를 감소시킬 수 있습니다.

단점은 의료진의 소통 부족은 환자에게 스트레스를 유발할 수 있다는 것입니다. 또한 의료진도 인간이므로 완벽한 소통을 보장하기 어려울 수 있습니다. 비대면 진료의 경우 카카오톡과 같은 메신저를 사용하는 것이 적절하지 않을 수 있으며, 영상통화와 같은 더 나은 비대면 진료 방식이 필요합니다. 또한 의료서비스의 불편함을 해소하기 위해 방문 서비스와 재택의료서비스의 도입이 필요합니다.

인공지능을 활용한 의료서비스는 다양한 장점을 가지고 있습니다. 그러나 사용자의 의견은 다양할 수 있습니다. 개인정보 보호와 관련된 우려, 의료서비스의 비인간적인 측면에 대한 우려 등으로 이러한 서비스를 사용하지 않으려 할 수 있습니다. 이러한 점을 고려하여 사용자들이 더 나은 결정을 내릴 수 있도록 정보를 제공하는 것이 중요합니다. 이를 통해 사용자들은 서비스를 더욱 효과적으로 활용할 수 있을 뿐만 아니라 개선이 필요한 부분에 대해 인식하고 논의할 수 있습니다.

진료비의 경우, 전담병원을 선택함에 따라 법안의 변경이 예상됩니다. 현재의 시스템에서는 내과 경증 환자가 100% 본인부담금을 부담하게 됩니다. 그러나 전담병원은 중증 환자가 급히 치료받아야 할 장소로 간주하며, 이에 따라 추가적인 부담금을 부담하는 것이 타당할 것 입니다. 중요한 것은, 가벼운 질병을 앓는 환자도 여전히 고통을 겪고 있으므로 이러한 차이에 대한 고려가 필요합니다. 또한 전담병원 이외의 병원을 선택할 때는 이러한 차이가 있어야 한다는 점을 강조할 필요가 있습니다. 전담병원이 이미 선택되어 있다면 변경에 따른 페널티가 필요합니다. 그러나 이를 판단하는 기준은 명확해야 합니다. 전담병원에서 불합리한 대우를 받거나 오진이 있었을 때는 본인부담금을 낼 필요가 없으며, 이외의 경우에는 본인부담금을 내야 합니다. 이러한 조치를 통해 환자들의 권익을 보호하고 의료 시스템의 공정성을 유지할 수 있을 것으로 기대됩니다.

환자 중심의 의료 시스템 구축에 필요한 요소

바람직하고 의료서비스를 제공하는 변화된 의료 시스템은 환자 중심의 체계를 갖추고 있어야 합니다. 이를 위해 다음과 같은 요소가 포함되어야 합니다.

개인 맞춤형 치료 및 관리

환자의 개별적인 특성과 상태에 따라 맞춤형 치료 및 관리를 제공해야 합니다. 의료 기록과 데이터를 효과적으로 활용하여 질병 예방부터 치료, 재활에 이르는 과정을 체계적으로 관리할 수 있어야 합니다.

통합된 전자 의무 기록(EMR) 시스템

의료 기록의 통합과 공유를 통해 환자의 정보를 더욱 효율적으로 관리하고 의료진 간의 원활한 의사소통을 지원해야 합니다.

전문가 네트워크와 협업

의료진 간 협력을 강화하고 다학제적인 전문가 네트워크를 구축하여 환자의 복합적인 의료 요구를 충족해야 합니다.

예방 및 관리 중심의 의료

질병 예방 및 건강관리에 초점을 맞추어 환자들이 질병에 걸리기 전에 조기에 예방할 수 있는 시스템을 구축해야 합니다.

정보 기술과 인공지능의 활용

의료 데이터 분석과 인공지능 기술을 활용하여 질병 예측, 진단 보조, 치료 의사 결정 등에 활용해야 합니다.

접근성 및 편의성 강화

의료서비스에 대한 접근성을 향상하고 환자들의 편의를 위해 온라인 진료, 모바일 애플리케이션 등을 통한 서비스 제공을 강화해야 합니다.

의료비용의 투명성과 공정성

의료서비스 비용에 대한 투명성을 제공하고 의료서비스의 품질과 가치에 따라 비용을 책정하는 공정한 시스템을 구축해야 합니다.

다양한 직종으로 구성된 의료팀이 필요한 이유

종합적인 진료 및 치료가 필요

특정 질병이나 상태에 대한 종합적인 치료를 위해서는 다양한 전문가들의 협업이 필요합니다. 예를 들어, 외상 PTSD 환자의 경우 신체적인 치료뿐만 아니라 정신적인 치료와 사회적 지원이 필요합니다. 이를 위해서는 의사, 물리치료사, 작업치료사, 사회복지사 등 다양한 전문가가 협업하여 종합적인 치료 및 관리를 제공할 수 있어야 합니다.

최적의 결과를 위한 종합적인 접근

각 전문가들은 자신의 전문 분야에서 최고의 지식과 기술을 가지고 있습니다. 따라서 다양한 전문가의 협업을 통해 환자에게 최적의 치료 및 관리를 제공할 수 있습니다. 예를 들어, 외상 PTSD 환자의 경우 의사는 신체적인 증상을 진단하고 치료할 수 있으며, 물리치료사와 작업치료사는 신체적 기능을 향상시키고 일상생활에 대한 기술을 가르칠 수 있습니다. 또한 사회복지사는 환자의 가족들과 함께 사회적 지원 및 복귀를 도울 수 있습니다.

환자 중심의 의료서비스 제공

다양한 직종으로 구성된 의료팀은 환자의 다양한 욕구를 충족시킬 수 있습니다. 각 전문가들은 환자의 개별적인 욕구를 고려하여 치료 및 관리 계획을 수립하고 진행할 수 있으므로 환자 중심의 의료서비스를 제공할 수 있습니다.

이러한 변화된 의료 시스템은 환자들의 건강과 복지를 증진하고 의료서비스의 효율성과 질을 향상시킬 것으로 기대됩니다.

환자의 치료와 복지를 우선시하는 의료

우리 사회에 바라는 바는, 사회적으로 이익을 추구하는 것도 중요하지만 특히 의료 분야에서는 환자의 치료와 복지가 최우선이어야 한다는 것입니다. 인간의 기본적인 삶의 가치와 존엄성을 존중하는 것은 의료서비스가 존재하는 근본적인 이유입니다. 이를 위해서는 다음을 염두에 두어야 합니다.

첫째, 의료 분야는 인간의 생명 및 건강과 직접적으로 관련되어 있습니다. 따라서 환자의 치료와 복지는 우리 사회의 중요한 가치 중 하나여야 합니다. 돈이나 이익을 우선시하여 환자의 치료를 방해하는 것은 비인간적이며, 도덕적으로 옳지 않습니다.

둘째, 환자가 돈 때문에 치료받지 못하는 것은 곧 사회적 불평등과 인권 침해로 이어질 수 있습니다. 이는 돈이 있는 사람은 치료받고 건강한 삶을 유지하는 반면 돈이 없는 사람은 병으로 고통을 받고 사회에서 배제되는 결과를 초래할 수 있습니다.

셋째, 의료서비스를 돈이나 이익을 중시하는 시장의 원리에 따라 운영하는 것은 의료 윤리에 반하는 것입니다. 의료진은 환자의 이익과 안전을 최우선으로 고려해야 하며, 이를 통해 사람들에게 최상의 치료를 제공해야 합니다.

따라서 의료서비스가 돈이나 이익보다는 환자의 치료와 복지를 최우선으로 고려하는 사회가 되기를 바랍니다. 이를 위해서는 사회적으로 보편적이고 공정한 의료서비스를 제공하는 것이 중요합니다.

긴 글 읽어주서서 감사합니다.

의료서비스 상향평준화로 동일한 의료서비스 제공

최진희(30대, 여성, 간호사, 서울 강북구 거주)

대학병원이든 동네 의원이든 대부분의 환자는 의료진과의 소통이 부족하다고 생각합니다. 대학병원, 동네 의원 가릴 것 없이 의사 한 분이 담당하는 환자 수가 절대적으로 많고 특히 산부인과나 소아과를 가려면 예약이 꽉 차서 증상이 있더라도 바로 진료를 보지 못하기도 합니다. "잘 지내셨죠?"라는 포괄적인 질문 하나로 상태를 말하고 1분도 안 되서 진료실을 나갑니다. 이것저것 물어보고 상담도 받고 싶고 위로도 받고 싶지만 질문 하나 하려고 하면 눈도 못 마주칠 정도로 바쁜 분위기도 그렇고 뒤에 기다리는 사람들 때문에 빨리 나가야 할 것 같은 압박감까지 듭니다.

병원을 자주 다니는 사람들에게는 이런 속설이 있습니다. '3~5월에는 아프면 안 된다.' 의사도 완벽한 사람이 아니기에 수련이 필요하다는 것을 알고 있지만 나와 내 가족은 흔히 말하는 신참 의사에게 맡기고 싶어 하지 않는 게 현실입니다. 대학병원에서 수련을 처음 시작하는 의사에게 옆에서 처방을 잘 내고 있는지 확인하고 환자 상태에 대해 조언을 줄 수 있는 선임의사가 필요하다고 생각합니다. 선임의사는 해당 과에 대해 충분히 수련을 받은 의사여야 합니다. 물론 병원 입장에서는 돈을 주면서 가르쳐야 하는 것이 비합리적이라고 생각할 테지만 아직 배우는 것이 더 중요하며 그들이 성장해서 병원을 떠나지 않고 다음 의사들을 가르치는 것이 더 효율적일 것입니다. 이때 병원에 적자가 생긴다면 정부에서 지원을 해줘야 한다고 생각합니다. 한때 사법연수원이 있었을 때는 법조인을 길러내는 돈을 다 국가에서 지원했는데 국민의 생명을 지키는 의사를 길러내는 것에 대한 책임은 개인과 병원에게 돌리는 것이 참 아이러니합니다.

의사 혼자서 환자를 돌보기는 너무 힘들다는 것을 알고 있습니다. 환자가 입원하게 되면 먹는 것부터 자는 것까지 병원에서 해결하는데 이 생활 속에서 발생하는 모든 문제를 어떻게 의사 혼자 해결할 수 있을까요. 간호사, 영양사, 약사, 여러 의료기사와 같이 협력하여 환자를 돌봐야 합니다. 의사 혼자 여러 명의 환자를 24시간 지킬 수는 없으니 다른 의료진들과 의료 자원을 활용해야 합니다. 환자가 입원을 하면 다학제 진료가 이루어지는 것처럼 환자가 입원을 하면 의사, 간호사, 약사 등 환자 진료에 필요한 사람들이 한 팀이 되어서 그 환자가 퇴원할 때까지, 환자가 원한다면 이러한 서비스가 집에서도 이루어질 수 있도록 지역사회 의료와 연계해 주는 서비스까지 제공받고 싶습니다.

만성질환이나 거동이 불편한 환자들을 위한 재택의료서비스도 많이 확대되어야 합니다. 진료는 가끔 봐도 되지만 주기적으로 케어가 필요한 환자들은 먼 길을 달려와서 외래에서 간단한 처치만 받고 다시 힘들게 집으로 가야 하는 상황도 있습니다. 병원에서만 받을 수 있는 의료를 집에서도 받을 수 있도록 재택의료서비스나 원격진료가 가능해지면 불편함 없이 양질의 의료서비스를 제공받을 수 있을 것 같습니다.

원격진료는 의사가 직접 환자를 확인하지 못하기 때문에 무분별하게 진료를 봐주는 것이 아니라 어느 정도 객관적인 데이터를 의사에게 제공할 수 있는 환경을 갖춘 다음에 보편적으로 시행해도 늦지 않습니다. 코로나로 주변 사람들이 원격진료를 이용하는 것을 본 적이 있는데 전화로만 듣고 처방을 받으니 증상을 속여서 본인이 처방받은 약을 다른 사람에게 주는 분들도 있더군요. 이런 오남용 사례가 없도록 제도가 마련되어야 합니다.

AI를 활용한 진료도 필요하다고 생각합니다. 의사도 사람이기에 실수를 할 수 있으므로 많은 경험과 지식이 축적되어 있는 AI를 활용한다면 효율적인 의료서비스 제공이 가능할 것입니다. 이것도 전적으로 AI만 믿고 의료를 제공하는 것이 아니라 추천 개념으로 활용해야 합니다. AI도 결국에는 인간의 경험을 바탕으로 학습하는 것이지 AI 혼자서 경험에서 나오는 데이터들을 만들어내지는 못하기 때문입니다.

우리나라는 의료쇼핑이라고 할 정도로 환자들이 많은 병원을 다닙니다. 외국처럼 집 근처 의원에 나의 주치의가 있고 주치의가 내 상태를 정기적으로 확인해 주고 이상이 있으면 상급병원으로 전원을 보내준다면 가장 이상적일 것입니다. 하지만 저는 가까운 곳에 편하게 진료를 볼 수 있는 대학병원이 있다면 대학병원을 다니고 싶습니다. 동네 의원에도 자기계발을 하면서 최신 의료를 적용하는 선생님들이 계시지만 최신 의료가 가장 먼저 적용되는 곳은 대학병원이라고 생각하기 때문입니다. 영상 검사를 하더라도 동네 종합병원에서 사용하는 기계랑 대학병원에서 사용하는 기계랑 너무 차이가 심해서 어차피 정확한 진단을 받으려면 대학병원에서 똑같은 검사를 다시 해야 합니다. 환자 입장에서는 이중으로 지출이 생기는 것이죠. 하지만 동네 의원이나 종합병원에서 대학병원과 동일한 의료서비스가 제공된다면 종합병원을 다닐 의향도 있습니다.

건강보험료를 무조건적으로 올리거나 낮추는 것보다 필요환경에 따라 증감하는 것이 필요합니다. 적은 비용으로 양질의 의료서비스를 받을 수 있다면 좋겠지만 그렇게 하기 위해선 국가의 지원이 절대적으로 필요합니다. 이는 세금 투입 증가로 이어지고 결국에는 보험료가 오른다는 것을 알고 있습니다. 국민들은 보험료가 오르는 것을 무조건적으로 반대하는 것이 아닙니다. 올라야 한다면 왜, 얼마나 올라야 하는지 환자들이 납득할 수 있도록 설명을 해달라는 것입니다. 의료수가가 낮다고 하는데 어떤 부분에서 낮다고 말하는 것인지 필수의료를 유지하려면 어느 정도의 수가를 유지해야 하는지 직접 이용하고 있는 사람들에게 설명해 준다면 국가가 의료보험료를 올려도 국민들은 이해할 것입니다.

수준 높은 의료서비스를 제공받으면 그에 상응하는 비용을 지불할 의향이 있고 의료서비스의 종류가 다양하다면 여러 가지 선택지를 제공받아서 그중에서 내가 원하는 서비스를 골라서 받고 싶습니다. 돈이 없다고 의료 혜택을 적게 받고 돈이 많다고 의료 혜택을 많이 받는 것이 아니라 기본 수준 이상의 서비스는 모두 동일하게 제공받되 추가로 제공되는 서비스에 본인부담금 차이를 두자는 것입니다. 환자를 위해서 더 좋은 재료를 썼다고 보험이 삭감되지 않았으면 좋겠습니다. 의료비용을 더 받기 위해 과잉 진료를 하는 분들은 아주 소수라고 생각합니다. 의사는 양심에 따라 일하는 윤리적인 직업인데 누가 의심하고 비난하겠습니까.

　하루 속히 의료대란 사태가 마무리되어 환자를 위하는 의사들이 다시 환자들 곁으로 돌아오시길 바랍니다.

의료서비스 제공 방식을 바꿈으로써 혁신하라

오지영(30대, 여성, 의료기기 영업사원, 서울 중랑구 거주)

Invention이 아니라 Innovation이 필요한 요즘

현재 우리나라의 의료서비스는 새로운 것을 창조하여 어떤 서비스를 도입하는 것이 아니라 기존의 것을 변화시킴으로써 그 안에서 새로운 것을 발견하고 더 나은 서비스로 나아가야 한다는 것을 절실히 느끼는 요즘이다. 국민과 환자뿐만 아니라 의료진을 위해서도 말이다.

이전에 해외에서 대학원을 다닐 때 'Innovation management'라는 과목을 수강한 적이 있다. 이는 말 그대로 '혁신 관리'를 의미하는데, 다시 풀어 말하자면 새로운 것을 창조하는 Invention(발명)이 아니라 기존에 있던 것을 변화시키는 Innovation(혁신)을 통해 새로운 것을 발견하거나 어떠한 개념을 바꾸거나 프로세스를 변경함으로써 무엇이든 더 나은 방향으로 나아가는 것을 의미했다. 그리고 이를 통해 결국 궁극적으로 가지고 있던 고민이나 문제들을 해결할 수 있다는 것을 배웠는데 이러한 시각에서 개선된 우리나라의 의료서비스 모습을 그려보고자 한다.

이러한 개념을 통해 현 상황에 대한 나의 생각을 풀어보기 전에 나에 대한 간단한 사전 정보를 말하자면, 나는 외국계 의료기기 회사의 신입 영업사원으로 이제 3개월차이다. 그렇기에 대학병원을 비롯해 2차 병원을 매일같이 다니고 있으며, 내가 몸이 아플 때에는 동네 의원을 이용하고 있다는 점을 먼저 밝혀둔다. 즉, 특정 병원에 치중하여 이야기를 풀어내는 것이 아니라 여러 병원을 경험한 사람으로서 보다 객관적인 시각에서 국민의 입장을 전달할 수 있지 않을까 하는 마음에 이야기를 전해본다.

우리나라의 의료 시스템, 만족하냐고요?

개선된 우리나라의 의료 시스템을 상상하고 생각을 전달하기 이전에 우리나라의 평범한 한 시민으로서 우리나라의 의료 시스템에 만족하는지에 대해 먼저 말해보고자 한다. 사실 해외에서 잠시나마 거주해 본 사람이라면 모두 알겠지만, 우리나라만큼 의료서비스가 좋은 국가는 몇 없다. 따라서 나에게 만족하냐고 묻는다면 때때로 느끼는 불편함을 있을지언정 만족한다고 대답하겠다. 하지만 타국과의 비교가 아니라 온전히 우리 의료서비스에 대해 만족하냐고 묻는다면, 이 또한 단연코 개선해야 할 부분이 있다고 말할 것이다.

사실 나뿐만 아니라 많은 사람이 대학병원을 비롯해 어떤 병원을 가면(특히 대학병원의 분위기가 더욱 그렇지만) 어딘지 모르게 불편함을 느낀다. 예약을 하고 갔는데 왜 그렇게 오래 기다려야 하는가 하는 생각이 드는 것은 물론이고, 의사 선생님께 무슨 설명을 듣긴 했는데 기억이 잘 나지 않고 이해가 안 가는 순간도 많지만 되묻기 민망해서 그냥 일단 알겠다고 나오는 경우가 많다. 또한 진료비가 얼마나 나올지 무섭기도 하다. 그래서 가끔은 아직 젊은 나도 이런데 나이 드신 분들은 오죽할까 싶은 생각이 들 때도 있다.

이처럼 환자나 시민들이 병원이 불편하다고 느끼는 이유는 모두 너무 바빠 보이기 때문일 수도 있고, 아프다는 건 좋은 일이 아니기 때문일 수도 있고, 진료비 폭탄을 맞지는 않을까 하는 우려스러운 마음 때문일 수도 있다. 하지만 궁극적으로는 정신없이 돌아가는 병원 분위기와 표면상으로는 친절하게 보이지만 의료진들에게 묻어나는 피로가 환자들에게 전달되는 것이 아닌가 하는 생각이 들곤 한다.

그래서 환자와 국민이 무엇을 원하는 것일까?

이러한 불편함은 어딘지 모르게 느껴지는 것이라서 명확하게 설명하기는 어렵다. 의료서비스를 개선하기 위해서는 추상적인 느낌에서 그치는 것이 아니라 이러한 불편함의 근원이 무엇인지 정확하게 알아야 환자와 국민들의 마음을 헤아릴 수 있고 결국 근본적인 부분을 해결해 의료서비스의 질을 높일 수 있다고 생각한다. 그렇다면 환자와 국민이 원하는 것은 진정 무엇일까?

환자와 국민이 원하는 것은 각자 다를 수 있겠지만, 요즘엔 특히나 개인 맞춤형 서비스와 같이 누구나 자신만을 위한 서비스를 제공받기 원하는 경향이 강화되고 있는 것 같다. 나만을 위한, 나에게 가장 적합한 치료를 합리적인 가격을 통해 꾸준히 지원받는 것, 그것이 결국 국민과 환자가 원하는 것이 아닐까 하는 생각이 든다. 여러 병원을 다니다 새로운 병원을 방문하면 그 병원에서 다시 진단을 받아야 하고 이전에 어떤 진료와 검사를 받았는지 파악하기 어렵다는 점 또한 이런 서비스를 제공받고자 하는 욕구의 원인이기도 할 것이다. 또한 의사마다 하는 말이 달라서 무엇이 맞는지 아리송한 상황이 많이 발생하기 때문일지도 모르겠다. 이 외에도 맞춤형 서비스를 넘어 평판이 좋은 의료진, 큰 병원의 명성 등 최상으로 보이는 서비스를 제공받고 싶을 것이며, 합리적인 가격으로 치료를 받기 원할 것이다.

따라서 국민과 환자가 느끼는 불편함은, 이런 것들을 원하지만 사실상 그 조건을 다 충족하기 어렵다는 점에서 발생하는 것일 것이다. 거리가 멀어서 서울에 있는 대학병원을 방문하기 어려울 수 있고, 금전적으로 부담이 될 수 있고, 한 명의 의사가 자칫 잘못 판단하기라도 하면 전담 주치의가 있다고 하더라도 올바른 치료를 받지 못할 수 있다. 또한 의료진들의 깊은 피로감이 지속해서 느껴지는 것 또한 덤으로 불편함을 야기한다. 그러면 과연 우리는 이러한 문제들을 어떻게 해결해야 할까.

서비스를 바꾸지 말고 서비스 방법을 바꿔보자

앞서 invention이 아니라 innovation이 필요하다고 말한 것처럼 나는 새로운 것을 창조해 내는 것이 아니라 의료서비스의 방법을 바꿔보는 것이 우리나라 의료서비스를 개선할 수 있는 방법이라고 생각한다. 그리고 그 방법으로 제안해 보는 것이 바로 텔레메디신(Telemedicine)이다. 텔레메디신이란 영상, 전화 및 온라인 채팅을 통해 원격으로 의료를 제공하는 것을 의미한다. 지금은 신체적 접촉을 제한해야 하는 필요와 원격으로 의료서비스에 접근하는 편리함을 줄 수 있다는 혁신적인 의미를 가지고 있기도 하다. 서비스 제공 방법을 바꾸는 장점으로는 비용 효율성, 시간 절약, 정보 접근성 향상, 이전에 제공되지 않았던 의료서비스 제공, 의료서비스 접근성 향상 및 의료서비스 제공량 증가, 전문가 교육 향상, 검진 프로그램의 품질 통제, 의료비용 절감, 그리고 전염병으로부터 상호 보호를 들 수 있다.

예를 들어, AI 기능을 활용하여 애플리케이션에 자동으로 환자들이 자주 묻는 말을 정리해 안내하도록 할 수 있고, 예약 환자들에게는 대기시간에 대해 음식점 대기 앱처럼 몇 명이 남았고 언제부터 대기해야 한다는 알림이 가도록 할 수도 있을 것이다. 인터넷 홈페이지에는 동일한 질병을 앓고 있는 환자들에게 안내할 수 있는 기본 안내사항을 영상을 촬영하여 의사가 직접 올린다면, 같은 내용을 수십 번 말하는 노고를 겪지 않아도 될 것이다. 간호사들도 온라인 채팅을 통해 상담하면서 감정노동 또한 줄일 수 있다. 그 외에도 의약품 딜리버리 시스템 등을 적용할 수도 있다. 텔레메디신은 이러한 활동 모두를 포함하는 광범위한 서비스를 제공하는 것이다. 내가 앞서 말한 것들은 하나의 예시일 뿐이며,

이러한 것을 활용해서 현재의 의료서비스 문제를 더욱 효율적으로 해결할 수 있다고 확신한다.

그리고 궁극적으로는 의료진들의 피로를 덜 수 있고, 거리와 상관없이 환자들은 원하는 의사에게 진료받을 수 있으며, 대기하는 시간을 줄일 수 있다. 또한 당연히 환자나 병원 모두 비용적인 측면도 절감될 수밖에 없다. 그뿐만 아니라 병원 간 환자들의 정보를 공유하는 협업 형식으로 진행한다면 동일한 진료를 여러 번 받지 않아도 되며 의사들도 환자들의 정보를 공유하면서 더 나은 의료서비스를 제공할 수 있게 된다.

물론 이러한 시스템을 본격적으로 도입하고 적용하기까지는 많은 노력과 투자가 필요할지도 모르며 시행착오를 겪어야 하겠지만, 결국 우리나라의 의료 사태와 더불어 의료서비스를 제공하면서 발생하는 다양한 비효율적인 측면을 고려하면 서서히 텔레메디신을 이용하게 될 수밖에 없다고 생각한다.

해보지 않으면 알 수 없지만 바뀌는 것도 없으니 나아가야만 한다

우리나라 의료서비스의 개선에 대해 탁상공론하기보다는 개선될 수 있는 여지가 보이는 것이라면 도전하고 적용하고 시행해 보아야 한다고 생각한다. 어떤 것이든 해보지 않으면 기회를 발견할 수 없고 바뀌는 것도 없기 때문이다. 시행착오를 겪고 다시 재정비해서 적용하는 것을 반복한다면 결국 우리나라의 의료서비스는 세계에서 압도적으로 훌륭한 형태로 나아갈 것이라고 단언할 수 있다. 현재 나로서는 텔레메디신이 적용 가능한지 알 수 없지만 솔직하게 써내려간 이 글에서 기회와 희망적인 가능성을 조금이라도 발견해 실제로 텔레메디신을 적용하고 그것이 의료진, 환자, 국민 모두에게 도움이 되기를 바란다.

건강하던 친구를 떠나보내며

서문진(40대, 여성, 주부, 화성시 거주)

안녕! 네가 하늘나라로 간 지 벌써 2년이 넘었네. 아직도 잘 믿기지가 않아. 40대 초반인데, 건강해 보이던 네가 그렇게 가버릴 줄이야……. 3년 이상 얼굴도 못 보고 시간될 때 한번 보자는 말만 반복하면서 약속을 미루다가 이제는 얼굴을 보지 못하게 되어버렸네.

아직 40대 초반이고 건강해 보여서 이대로 영원히 보지 못하게 될 줄 몰랐어. 네가 심장마비로 죽었다는 말에 한동안은 충격에 사로잡혀 아무것도 할 수 없었어. 그리고 끊임없이 생각에 빠졌지. 어떻게 하면 살릴 수 있었을까? 증상이 생겼을 때 바로 니트로글리세린을 주었더라면 어땠을까? 만약 약이 없었더라면 제때 심장충격기를 사용했다면 살 수 있었을까?

이미 너무 늦어버려서 이제는 어찌할 수 없는 일이지만, 혹시나 살릴 수 있는 길이 있지 않았을까 하는 마음에 너랑 친한 친구에게 어떻게 된 건지 자초지종을 물어봤어. 원래 너는 심장 쪽 질환을 앓고 있었는데, 죽기 전날에는 체한 줄만 알고 새벽까지 잠을 못 이루다가 그대로 잠들었고 그대로 다시는 일어나지 못했다고 하더라. 그때, 네가 잠들지 못했던 그 새벽에 바로 응급실로 갔더라면 어땠을까? 전화나 영상, 문자메시지나 카톡을 통해 의료서비스를 받을 수 있었더라면,

상황의 심각성을 깨닫고 바로 병원으로 향했다면 어땠을까 하는 아쉬움이 든다.

'혹시 살릴 수 있는 방법이 있지 않았을까?'라는 아쉬움으로 우리나라 의료체계에 대해 다시 한번 생각해 보게 되었어. 나는 전화나 영상, 문자메시지나 카톡을 통한 비대면 의료서비스가 절실하다고 생각해. 병은 항상 불시에 찾아오니까. 밤늦은 시간이나 새벽에 더 많은 사고가 일어나고 일반인으로서는 그게 얼마만큼 심각한 건지 예측조차 안 되는 경우가 많아. 하지만 밤늦은 시간이나 주말, 공휴일에는 대부분의 병원이 문을 닫기 때문에 정작 필요할 때 도움을 받기란 쉽지 않아. 하지만 그런 비대면 의료서비스가 있다면 훨씬 편하게 서비스를 받을 수 있지 않을까?

만약 간단하게 검색할 수 있는 인공지능 진료 서비스가 있다면 어떨까? 자신의 병력과 증상을 입력하면 예상되는 질병을 좌르륵 나열해 줄 수 있는 AI 진료 서비스가 있다면 어떨까? 많은 환자들에게 도움이 되지 않을까? 물론 수많은 질병들 속에서 딱 맞는 질병을 찾기란 쉽지 않겠지만 말이야.

우리나라는 그래도 다른 선진국과 비교해서 의료체계가 잘 잡힌 편이라고 하더라. 의료기술도 상당히 발달한 편이고. 참, 너 그거 알아? 외국 사람들에게 일반 병원 다녀온다고 얘기하려면 "go to hospital"이 아니라 "see a doctor"라는 표현을 써야 한다는 걸. 예전에 나는 그것도 모르고 미국인 강사에게 "go to hospital"이라고 이야기한 적이 있었어. 그 얘기를 듣더니 그 강사의 얼굴이 심각해지더니 몸이 괜찮냐고 되묻는 거야. 그래서 가벼운 감기 때문이라며 괜찮다고 안심시키니 그 강사가 표현이 잘못되었다면서 고쳐주더라고. 그럴 경우에는 "see a doctor"라는 표현을 쓴다고 말이야. hospital은 우리나라 말로는 큰 규모의 대학병원이나 상급병원을 의미한다고 하더라.

미국이나 유럽 같은 선진국에서는 아무 병원이나 가고 싶다고 가는 게 아니라 우선 사는 곳의 일반의를 찾아가서 등록한 후에 일반의가 치료가 필요하다고 판단히면 종합병원에서 치료를 받을 수 있는 추천서나 진단서를 써준다고 하더라고.

우리나라에서도 대학병원을 방문하는 건 쉬운 일이 아니지. 일단 예약하는 것부터가 힘들지. 예약 후 바로 진료가 이루어지는 것도 아니고, 어떨 때는 예약을 했는데도 예약시간보다 훨씬 늦게 진료가 이루어지는 경우도 많았어. 물론 대학병원에 인력이 많이 부족하고 앞의 진료가 예상보다 시간이 훨씬 많이 걸릴 경우에는 어쩔 수 없다는 걸 알고 있지만, 환자들의 불편함을 줄여줄 수 있는 여러 가지 방법이 있지 않을까? 이런 고민을 하곤 해.

예를 들어, 요즘 똑딱 같은 진료 어플이 유행하고 있는데, 그런 어플을 통해 예약을 한다든지, 온라인으로 진료대기시간을 알려주어서 일반 병원에서의 진료 시간이 대폭 단축된 것처럼, 대학병원에서도 그런 시스템을 갖추면 예상외의 상황이 발생해도 대기시간이나 대기인수를 핸드폰으로 확인하면서 근처 커피숍에서 커피를 마시거나 하면서 불편함을 줄일 수 있지 않을까 하는 생각이 들어.

게다가 의사들은 일반인들이 평소에 잘 쓰지도 않는 전문용어를 많이 써. 물론 친절한 의사들은 환자들에게 잘 풀이해서 설명을 해주지만, 대부분의 의사 선생님들은 항상 시간에 쫓기는 듯한 느낌이 들어서 더 자세하게 물어보고 설명해 달라고 하기가 미안하더라고. 결국 의사 선생님의 설명을 듣고 병명을 기록해 놓았다가 인터넷에서 그 병에 대해 한참 그 정보를 알아보기도 했어.

젊은 사람들은 핸드폰을 통해서 손쉽게 알아볼 수 있지만 좀 더 나이가 든 어른들은 어떨까? 그 어려운 말을 전부 다 이해할 수 있었을까? 그래서 나는 AI 진료 서비스를 통해 병에 대해 좀 더 잘 이해하기를 원하는 사람들에게 좀 더 많은 정보를 주는 시스템이 필요하다고 생각해.

많은 환자를 살리기 위해 항상 노력하시는 의사 분들에게 감사한 마음을 담아 도움이 되기를 하는 마음으로 글을 올립니다.

어느 병원 어느 과로 가야 되나요? 반복되는 물음표

박승아(40대, 여성, 파티플래너, 서울 송파구 거주)

가슴이 철컹 내려앉았다. 부모님이 아프시다면? 암에라도 걸리신다면? 생각조차 해본 적이 없었으니 말이다. 암담했다. 나와는 상관없는 머나먼 이웃 이야기인 줄로만 알았다. 무엇을 어떻게 해야 하지?

친정엄마는 나이에 비해 굉장히 활동적이시고 젊으셨다. 잔병치레 한번 없으셔서 스스로 굉장히 건강하다고 생각하면서 사는 분이셨다. 요식업을 하는 큰딸을 도와주시러 가끔 식당에 나오기도 하셨다. 1년에 한 번씩 필수로 해야 하는 보건증이 만료되어 그날도 평소처럼 병원에 다녀오셨다. 가볍게 검사만 받고 올 줄 알았는데 의사 선생님께서 엑스레이 차트를 유심히 보시면서 아무래도 큰 병원에 가보셔야 할 것 같다며 소견서를 써주셨다.

오래전 사업을 하겠다며 서울로 올라온 막내딸에게 아무렇지 않은 듯 전화하셨지만 목소리가 미세하게 떨리셨다. 병명에 대해 말씀하셨지만 알아듣지 못하겠다. 소견서 사진을 찍어서 문자로 보내달라고 했다. 봐도 뭐가 먼지 모르겠다. 병명은 두 개이다. 폐와 흉선 두 군데라고 한다. 어떻게 해야 하지? 어느 병원을 신택해야 하지? 무슨 과에 접수를 해야 하는 거지? 미친 듯이 검색을 하기 시작했다. 암에 관련된 카페는 모조리 가입하고 정보를 찾아내기를 수없이 반복했다.

큰 병원에서 정밀검사를 받아봐야 정확하게 알 수 있다고 하셨으므로 아직은 100% 확정 지으면 안 된다. 소견서를 뚫어져라 보고 또 보면서 '암이 아니네요'라는 무한의 긍정적인 정보만 찾으려고 무던히 애를 썼다. 나보다 더 불안에 떨고 계실 엄마를 위해 하염없이 검색을 하다가 문득 이런 생각이 들었다. 카톡으로라도 상담이 가능한 우리 가족의 주치의가 있으면 얼마나 좋을까? 맞는지 틀린지도 모르는 정보를 찾아 읽으면서 헤매고 싶지 않다는 생각이 들었다.

오래전 알고 지냈던 지인의 남편이 집 근처 대학병원에서 근무하고 있다는 말이 문득 떠올라 연락을 했다. 일단 어떻게 해야 하는지 물어봤다. 그런데 돌아오는 답변은 무심했다. 일단 병원에 전화해서 접수부터 하라는 답변이었다. 이런 대답을 원한 게 아니었는데. 어느 병원이 유명한지, 어느 과에 접수해야 하는지, 어느 교수가 유명한지, 어떻게 해야 될지 모르는 막막한 상황을 속 시원히 해결해 줄 줄 알았다. 다시 처음부터 시작이었다.

일단 집과 가장 가까운 병원을 선택했다. 지방에서 서울까지 올라오는 것만으로도 힘드실 텐데 이곳보다 더 먼 거리로 이동해서 병원에 가신다면 회복해야 하는 시간에 지쳐버릴 거 같았다.

떠오르는 사람이 한 명 더 있었다. 대학병원에서 간호사로 일하던 조카였다. 근무 중일 것 같아서 문자를 남겼다. 바로 전화가 왔다. 어릴 적 만나고 20년 만에 하는 통화였던 것 같다. 반가우면서도 걱정스러운 목소리로 전화를 주었다. 직접 예약을 해주겠다며 다시 연락 준다고 했다. 몇 달을 기다려야 된다는 소문만 듣고 막막했는데 예약을 알아봐준다니 그리 좋을 수 없다. 왠지 모를 안도감이 들었다고 해야 될까.

처음에는 친절하게 "큰 병이 아닐 수도 있어요. 검사를 더 해봐야 알 수 있으니 걱정하지 마세요"라고 말해주는 의사 선생님이 간절히 필요했고, 그 다음엔 우릴 위해 정보를 알려주고 어느 병원 무슨 과를 선택해서 예약해야 하는지 알려주는 누군가가 필요했다.

예약날짜가 다가왔다. 코로나 때문에 보호자는 한 명만 갈 수 있었다. 보호자로 따라다니며 몇 주에 걸쳐 수많은 검사를 마쳤다. 검사하는 시간들이 왜 이리 길게 느껴지는지. 기다린다는 건 환자 입장에선 무엇보다 힘든 일이었다. 기다리는 시간 동안 얼마나 무서우셨을까, 얼마나 아프셨을까, 얼마나 혼자 불편하셨을까라는 생각이 든다.

결과를 미리 듣고 싶어 여기저기 또 수소문을 해보았지만 소용이 없었다. 예약된 날짜에 결과를 들으러 갔다. 수술해야 할 곳이 여러 군데라 종합 암센터로 안내를 해주셨다. 이름부터 무섭고 싫었다. 그곳에서 가슴을 졸이며 번호가 불릴 때까지 기다렸다. 의사 선생님 대여섯 명 정도 빙 둘러 앉아 계시는 게 문이 열릴 때마다 살짝 보였다. 핸드폰은 사용할 수 없고 녹음도 하면 안 된다는 안내를 받고 들어갔다. 알 수 없는 어려운 용어를 너무도 빠르게 말씀하셨다. 메모를 하고 싶지만 용기가 나지 않았다. 아니 녹음을 해서 천천히 다시 들어보고 싶었다.

어리둥절하게 제대로 알아듣지도 못하고 물어보지도 못하고 나온 내 자신이 한심하게 느껴졌다. 가족들이 소식을 애타게 기다리는데 뭐라고 해야 하지? 암일 확률이 거의 80%라는 것만 깨닫고 나왔다. 결과만 들으러 가는 거였다면 집 근처 자주 가는 병원 의사 선생님께서 전화로든 영상통화로든 대신 들은 뒤 우리에게 천천히 설명해 주신다면 얼마나 좋을까라는 생각이 들었다. 물론 비용은 지불하고 말이다. 그렇게만 된다면 교통비와 시간을 아꼈으니 더 많은 돈을 지불해도 좋다는 생각이 들었다.

"암이 맞다고 그러는 거지?" 드라마만 봐도 눈물샘이 펑펑 터지는 내가 눈물을 참으려고 손등을 얼마나 꼬집었는지 모른다.

다음 번 예약일이 다가오기 전까지 매일매일 카페 글만 들여다봤다. 수술 후기, 수술 전 이야기, 그들의 고통에 같이 아파하고 그들의 회복기에 같이 기뻐하면서 그렇게 하루하루를 보냈던 거 같다.

처음 예약을 하고 수술하기까지는 꼬박 세 달 반이 걸렸다. 기다리는 사이 암이 더 커지면 어떡하지? 기침할 때 아픈데 더 악화된 건 아닐까? 사소한 증상까지 다 불안해하셨다. 마음이 불안한 환자를 위해 상담센터가 마련되어 있다고 하는데 검사 받으러 올라오는 것만으로도 버거워하셨다. 불안한 마음 그 정도야 참고 말지라는 생각하신 것 같다. 지방에서 올라오셔야 하기에 병원을 오기까지 체력적인 소모가 너무도 큰 탓이었다.

직접 가서 받는 대면 상담보다 환자와 가족까지 모두 다 받을 수 있는 전화나 문자 상담이 있다면 더 좋지 않을까? 내가 모르는 이런 시스템이 어딘가에 있겠지? 그런데 이런 상황을 무엇보다 잘 알고 있는 병원에서 바로 연계해서 상담을 해주면 더 좋을 것 같다.

드디어 수술날짜가 다가왔다. 수술만 성공적으로 끝나길 바라며 보호자로 같이 계시는 아빠 전화만 하염없이 기다렸다. 몇 시간이 흘렀을까. 드디어 전화가 왔다. 수술 잘 마치고 회복실로 가셨다고 한다. 그리고 몇 분 뒤 나에게도 병원에서 문자가 왔다. 환자분께서 수술 후 회복실로 이동했다는 문자였다. 다행이다. 그리고 또 몇 시간이 흘렀다. 엄마와 통화가 됐다. 수화기 너머로 들리는 엄마의 목소리는 생전 처음 듣는 목소리였다. 너무 아프다고 하셨다. 아프서도 내색조차 하지 않으셨는데 목소리조차 제대로 나오지 않은 상태로 한 마디 한 마디 너무도 힘겹게 말씀하시는데 눈물이 났다.

우린 보호자로서 아무런 준비가 되어 있지 않았다. 수술만 무사히 끝나면 끝이라는 생각을 하고 있었던 건가? 수술 후 아픔의 정도나 아픔을 어떻게 같이 이겨나가야 되는지 생각해 본 적이 없었다. 우리에게 문자로라도 이런 상황에 대해 알려준다면 얼마나 좋을까라는 생각이 들었다.

코로나로 인해 병실은 부족하고 대기환자는 끝이 없어 수술한 지 2박 3일 만에 퇴원하고 나오셨다. 몇 번 병원을 더 방문하고 두 달 뒤 두 번째 수술을 하셨다. 아직 회복이 덜 된 탓인지 첫 번째 수술보다 더 힘들어하셨다.

친정엄마가 암 선고를 받고 한 해가 가기도 전에 시아버님께서 위암 진단을 받으셨다. 위암 수술은 지방 대학병원에서도 충분하다는 이야기가 있지만 시아버님은 서울로 오고 싶어 하셨다. 서울에 살고 있는 우리가 모든 걸 해결해 줄 거라 다들 생각하는 것 같았다.

　이번엔 어디로 가야 하지? 친정엄마처럼 이동시간을 조금이라도 줄일 수 있게 집 앞 병원이 최선이라는 생각이 들었지만 아닌가 보다. 버스도 다니지 않는 시골에서 병원에 도착하기까지는 4시간이 넘게 걸린다. 그럼에도 불구하고 아버님께서는 본인이 원하는 병원에 예약을 잡아놨다는 사실만으로도 이미 병이 다 나은 듯 기뻐하셨다. 우여곡절 끝에 수술을 무사히 마치셨고 1년 동안 항암치료와 검사 때문에 병원에 오시는 횟수가 1년 중 반이 넘은 듯하다.

　새벽에 나갔다가 새벽에 들어오는 자영업을 하는 우리 부부에게는 아프신 부모님을 병원까지 모셔다 드리는 일이 여간 힘든 것이 아니었다. 일을 접어두고 하루를 온전히 다 내어야 가능하니 말이다. 항암치료도 가까운 지방 병원에서 가능하다고 의사 선생님께서 친절히 설명해 주셨음에도 불구하고 가지 않는다. 누군가는 집 근처 병원에서 치료받기를 원하고 누군가는 원하지 않으니 아이러니이다.

　그렇다면 병원을 선택하는 데 있어 수술은 선택사항으로, 수술 후는 비선택사항으로 바뀌어야 하지 않을까? 그럼 우리는 더 이상 고민할 필요가 없어지지 않을까? 그래야 지방 병원도 살아나고 수도권에 있는 병원도 다음 사람에게 기회를 줄 수 있을 텐데.

　우리는 오늘도 시간을 내지 못하는 탓에 부모님을 모시지 못했고 우리 대신 매번 같이 병원에 모시고 다니는 시누의 서운한 마음만 카톡의 단톡방에 한가득 남아 있다. 부모님의 끝나지 않을 듯한 병원과의 일상은 이제 우리 세대에서 다시 시작되겠지.

　얼마 전에는 종합검진을 받은 친정언니에게서 콩팥에 무언가 발견되었다면서 전화가 왔다. 콩팥은 어느 병원 어느 과로 가야 되나요? 우리의 물음표는 다시 시작되었다.

미움 받는 의료진이 사랑받는 의료진이 되기 위하여

손민서(20대, 남성, 법학전문 대학원생, 파주시 거주)

의대 정원 증가를 대신할 수 있는 미래 의료서비스를 위해 다음과 같은 방안을 제시한다.

1. 건강보험심사평가원이 지역별 병원 정보를 공개하는 앱 출시
2. 보건복지부가 의료행위 의사결정 가이드라인을 제작·배포
3. 사전 비급여 치료 의향서 작성 및 예금 제도 실시

1안은 의료 수요를 분산하기 위함이다. 이미 해당 기관이 정보를 가지고 있으므로 가장 현실화하기 쉬운 제안이다. 2안과 3안은 의료진이 지지받지 못하는 이유를 해결하기 위함이다. 의료진은 의료행위에만 집중하고, 책임과 의사결정의 문제는 국가가 담당하는 방안이다. 특히 3안의 경우 공적 자금이 투입되지 않으므로 사업성 등을 고려할 필요가 없다는 이점이 있다.

다만, 다음 사항은 논하지 않는다.

• 필수의료수가 문제

- 병원에 대한 공적자금 투하 문제
- 의료인 보험제도 문제
- 건강보험제도 문제
- 실비 제도 문제

그 이유는 상기 안들은 이미 수차례 주장되어 왔으며 유의미한 제안들임에도 불구하고 정부가 대응하지 않고 있기 때문이다. 그러므로 더 이상 반복된 주장을 하는 것은 무의미하다고 생각한다.

필자의 제안이 문제 해결에 도움이 되길 바란다.

지역별 병원 정보를 공개하는 앱으로 의료 수요 분산

동네 의원에서 치료할 수 있음에도 서울 대학병원으로 가는 이유는 무엇인가? 막연히 그곳으로 가면 좋다고 생각하기 때문이다. 의료 소비자는 질병과 병원에 대한 정보가 없다. 정말 단 한 가지의 정보도 없다. 그렇기 때문에 자신 혹은 아이가 아프면 지인들이 혹은 맘카페에서 추천하는 대학병원으로 간다. 이것이 서울 대학병원으로 수요가 집중되는 이유이다. 그러나 그중 99%의 환자는 지역 의원에서도 해결되는 환자이다.

필자는 이를 해결하기 위해 건강보험심사평가원이 가지고 있는 병원 정보를 가공해 지역별(시/도) 병원 정보를 공개하는 앱을 출시할 것을 제안한다. 어플리케이션은 자신의 시/도의 동네 의원, 2차 병원의 주사, 시술, 그리고 수술 횟수 등을 공개해 의료 소비자가 나의 질병에 적합한 병원을 찾을 수 있도록 유도한다. 이때 의료 소비자의 평점은 반드시 제외한다. 소비자들은 실력이 아닌 친절을 중심으로 의료인을 평가하기 때문이다. 필자가 제시하는 안은 서울로 쏠리는 의료 수요를 분산시켜 지역 의료를 활성화하는 정책이 될 것이다.

의료행위 의사결정 가이드라인을 제작·배포

성공률이 99%인 뇌동맥류 코일색전술을 받을 것인가? 합리적인 인간이라면 확률에 근거해 시술/수술을 결정할 것이다. 그러나 통계적으로 발생하는 1% 실패의 책임은 온전히 의료진에게 향한다. 그 이유는 의료진이 해당 시술/수술을 환자에게 권유했기 때문이다. 의료인에게 막중한 법률적 책임이 부과되는 우리나라의 현실을 고려하면 의료진에게 적극적인 의료행위를 기대하기는 어렵다. 그리고 미움 받는 의료진만 늘어나게 된다.

필자는 이를 해결하기 위해 보건복지부에서 의료 행위에 대한 의사결정 제도적 가이드라인을 제작·배포하기를 권한다. 이에 더해 보건복지부 공무원을 병원에 파견해 의료행위의 고지의무를 담당 공무원이 맡기를 권한다. "코일색전술의 성공률은 99%입니다. 해당 시술을 받지 않는 환자는 향후 뇌출혈로 사망할 확률이 a%입니다. 그러므로 보건복지부는 해당 시술을 권유합니다"라는 제도적 가이드라인과 함께 보건복지부 공무원이 이를 재확인한다. 이 과정을 통해 환자는 의료행위에 대한 명확하고 공신력 있는 제안을 받게 된다.

필자의 제안을 통해 환자는 의료행위를 합리적으로 결정할 수 있고 의료진 역시 법률적 책임과 비난으로부터 벗어날 수 있을 것이다. 이는 미움 받는 의료진을 줄이게 될 것이다.

사전 비급여 치료 의향서와 예금 제도

교모세포종 3단계에 항암제를 사용하면 환자의 삶의 질을 향상시킬 수 있다. 다만, 건강보험심사평가원에서 4단계에 항암제를 사용해야만 수가를 삭감하지 않기 때문에 병원에서는 해당 방침을 따를 수밖에 없다. 이 과정을 통해 또 의료진만 비난의 책임을 안고 있다.

이 문제를 해결하기 위해 사전 비급여 치료 의향서를 제안한다. 이는 사전연

명의료의향서와 같이 환자가 사전에 비급여 치료를 받겠다는 의향서를 작성하는 것을 말한다. 의료진은 환자가 작성한 사전 비급여 치료 의향서를 통해 삶의 질을 고려한 적극적 치료를 환자에게 할 수 있다. 사전 비급여 치료 의향서와 함께 사전 비급여 치료 예금을 함께 운영한다면 보다 효과적인 정책이 될 것이다.

의료 행위는 의료진에게, 책임은 국가에게

한 신문에 따르면 의대 증원에 찬성하는 국민이 77%라고 한다. 왜 이처럼 많은 국민이 의료진을 미워할까? 왜 의료진은 지지받지 못할까? 왜 의료인은 "A병원의 B의사 때문에 죽었어"와 같은 비난을 받아야만 할까?

마땅히 국가가 해야 할 일을 의료진이 모두 담당해 왔기 때문이다. 국가가 행위하고 국가가 책임져야 할 일을 모두 의료진이 해왔기 때문에 비난 역시 의료진이 감내해 왔다. 이제는 한계에 이르렀다. 이제는 마땅히 국가가 해야 할 일은 국가가 담당하고 의료진은 의료 본연에만 집중해야 한다. 이제는 그런 시대가 왔다.

필자가 제안하는 안을 통해 더 이상 오해받고 미움 받는 의료진이 아니라 사랑받고 지지받는 의료진이 되기를 바란다.

의료수가를 높여서 의료서비스에 대한 신뢰를 높인다면

타이탄(30대, 남성, 간호사, 서울 노원구 거주)

현재 의료서비스의 문제점

대학병원과 1차 의료기관은 서비스의 질과 형태가 다르다

편견일 수도 있지만 의사들의 의료서비스가 기관마다 다르고 그 효과도 차이가 날 수 있습니다. 그렇기 때문에 최소한 중간 이상의 서비스를 받고 싶어서 많은 사람들이 대학병원을 찾고 있다고 생각합니다.

국민들이 자신의 집 근처나 지역 의료를 찾도록 하기 위해서는 그 의료서비스에 대한 신뢰를 높여야 한다고 생각합니다. 이를 위해서는 AI를 활용한 의료서비스의 정보 제공, 자신이 받을 의료서비스의 정확한 절차에 대한 정보 제공, 전체적으로 대학병원이든 1차 의료기관이든 근거에 의한 획일화된 의료서비스 제공, 의료수가를 높여서 시간을 투자하는 심도 있는 상담이 필요합니다.

만약에 자신의 집 주변의 1차 의료기관에서도 환자들에게 풍부한 정보를 제공하고 심도 있는 상담을 한다면, 이와 동시에 AI를 활용한 근거 기반 의료서비스 절차가 이루어진다면, 지역 의료진에 대한 사람들의 신뢰가 높아질 것이고, 국가에서 환자들마다 지역 의료진을 배정해서 관리하는 것이 좀 더 가능해질 것입니다.

또한 기본적으로 자신에게 배정된 지역 의료진에게 의료를 받을 경우 혜택을 부여하고 특별한 이유 없이 대학병원이나 3차 병원에서 진료를 볼 경우 그에 대한 높은 비용을 지불하도록 하는 시스템이 필요하다고 생각합니다.

낮은 의료수가, 국가 복지 정책으로 인한 부작용

현재 의료서비스에 대한 수가가 낮고 국민건강보험을 활용하고 있는 상황 때문에 의사가 짧은 시간에 많은 환자를 봐야 하는 상황입니다. 그 때문에 의료서비스의 질이 떨어질 수 있고 환자들도 치료진에 대한 신뢰가 낮아질 수 있습니다. 의료진 역시 환자들에게 정성을 쏟을 시간이 없습니다. 그래서 의료수가를 높이는 방향이 필요하며, 국민건강보험료를 올리기보다는 대학병원 진료를 볼 경우 그에 대한 개인 비용 부담을 늘리는 쪽이 낫다고 생각합니다.

또한 현재 국가 정책으로 인해 자동차 보험 환자들이나 보호1종 환자들이 불필요하게 병원에 입원하거나 국민건강보험료를 낭비하는 상황이 많이 발생하는 것 같습니다. 이 또한 복지 축소 또는 정확한 진단 시스템이 필요해 보입니다.

질문사항에 대한 답변

대학병원을 주로 이용하셨나요? 동네 의원을 주로 이용하셨나요?

둘 다 이용했는데 주로 대학병원을 이용했습니다. 감기처럼 사소한 증상일 경우 약 처방을 위해 동네 의원을 갔지만, 치유가 잘 되지 않는 질환, 원인을 정확히 알 수 없는 질병의 경우 대학병원에 갔습니다.

진료 중 의료진과의 소통은 충분하신가요? 설명은 잘 이해할 수 있었나요? 질문에 충분한 답변을 들을 수 있었나요?

의료진과의 소통이 불충분합니다. 애초에 외래에서 의사와 환자가 만나서 이야기하는 시간이 부족하며, 의사도 환자에 대해 파악할 수 있는 시간이 적다고 느껴집니다. 그로 인해 충분한 답변을 듣기 어렵습니다.

자신과 가족의 건강 문제를 쉽게 물어볼 수 있었나요?

의사에게 질문하기가 어렵습니다. 처음부터 외래에 방문해서 할애된 시간이 적기 때문에 자신의 증상이나 질병에 대해 설명을 자세히 듣기보다는 그저 의사의 빠른 진단과 처방을 가지고 진료실에서 나와야 합니다.

한 곳, 또는 몇 곳의 의료기관을 정해 꾸준히 다니고 싶으신가요? 그러한 의료기관이나 주 치의, 또는 전담 의료팀을 지정할 수 있다면 어떤 방식이어야 할까요?

몇 곳의 의료기관을 정해서 꾸준히 다니고 싶습니다. 신뢰가 있다면 동네에 의료서비스를 이용하고 싶지만 현재 대한민국 국민들이 대학병원에 몰리는 이유는 동네 의료기관에 대한 신뢰가 줄어서 그런 것 같습니다.

내가 원하는 의료기관에 등록하고 나의 주 의료진을 배정받는 방식은 어떻게 생각하시나요? 이러한 방식의 장단점은 무엇이 있을까요?

의료기관이 어디냐에 따라 다를 수 있습니다. 동네 의료기관일 경우 신뢰가 떨어지는 곳이라면 별로 의료서비스를 받고 싶지 않을 듯합니다. 하지만 정기적으로 내가 방문하고 나를 담당해 주는 의료진이 배정되어 있다면 편할 것 같습니다.

주치의나 주 의료기관이 생긴다면 해당 의료진과 기관을 통해 받고 싶은 의료서비스는 무엇인가요?

정기적인 건강검진을 받고 질병이나 치료 절차에 대한 자세한 정보를 제공받고 싶습니다.

주치의나 주 의료기관을 지정한다면, 다른 의료기관 방문을 원하는 경우에는 어떤 방식이 되어야 할까요? 현재와 같이 어느 의료기관이나 자유롭게 가길 원하시나요?

기본적으로 자신의 지역 근처의 병원에 지정된 의료진이 있으면 좋을 것 같고, 그 외에 다른 의료기관에 가게 될 경우 더 많은 비용이 필요한 시스템을 갖추면 좋을 것 같습니다. 하지만 그 전에 대한민국의 전체 의료기관에서 의료서비스의 일관성이 생겨야 할 것 같고, 그와 함께 많은 정보 제공이 필요하다고 생각합니다.

나를 진료하는 주 의료진은 주치의 1인이면 충분할까요? 아니면 다수의 의사가 필요할까요? 의사 외 다양한 직종으로 구성된 의료팀이 나을까요?

의사 외에도 다양한 직종의 의료팀이 있다면 좋을 듯합니다. 의사 한 명보다는 여러 치료진이 서로 의견을 교환하고 내 문제에 대해 자세히 설명해 주고 고민해 주는 것이 더 좋기 때문입니다.

나의 주 의료기관 또는 전담 의료기관은 어떤 모습이면 좋을까요? 동네 의원, 종합병원, 또는 대학병원 등 그 규모는 어떤 걸 선호하시나요? 그리고 어떤 방식으로 이용하길 원하시나요?

사실 종합병원, 대학병원에 가는 것을 선호하며, 문제가 생길 경우 큰 병원에서 문제를 해결하길 원합니다. 왜냐하면 한국 자체가 원래 최고의 서비스를 받길 원하는 경향이 있기 때문입니다. 하지만 이 같은 상황이 계속되면 한국 지역 전체가 균등한 의료서비스를 제공하기 힘들다고 생각합니다. 그래서 위에 언급한 것과 같이 전체 의료서비스의 일관성 있는 시스템, 그에 대한 정보 제공이 이루어져야 한다고 생각합니다.

내가 살고 있는 동네에서 가까운 의료기관에서 건강을 관리하고 싶으신가요? 아니면 멀더라도 대학병원과 같은 3차 의료기관에 다니고 싶으신지요?

편의성을 위해서는 가까운 곳에 가고 싶지만 높은 수준의 서비스를 위해 3차 의료기관에 가고 싶은 마음도 있습니다. 하지만 동네 병원에서 질적으로 높은 서비스를 제공할 것이라는 믿음이 생기면 동네 병원에 갈 것입니다.

대학병원이 협력할 수 있다면 어떨까요?

동네 병원에서도 대학병원 같은 높은 수준의 서비스를 제공할 수 있도록 근거 있는 시스템을 협력하고 공유할 수 있으면 좋을 것 같습니다.

현재 우리나라는 어느 의료기관이나 자유롭게 이용할 수 있고, 대학병원 진료를 위한 의뢰서를 받는 데에도 큰 제약이 없습니다. 이러한 방식에 만족하시나요? 변화가 필요할까요? 변화해야 한다면 어떤 문제 때문일까요?

이 글 초반에 언급한 것과 같이 동네 병원에서도 높은 수준의 서비스를 제공하는 시스템을 갖추고 신뢰도를 높인다면 지역 병원의 의료진을 개인을 담당하는 의료진으로 삼을 것입니다. 큰 문제나 이유 없이 대학병원으로 가는 것은 기준을 까다롭게 하거나 높은 비용을 지불해야 하는 상황으로 만들면 좋을 것 같습니다.

전화나 영상, 문자 메시지나 카톡 등을 이용한 비대면 의료서비스를 더 많이 이용하고 싶으신가요?

코로나 이후로 많은 사람들이 비대면의 형태를 선호하고 있고 저 또한 그렇습니다. 비대면 의료서비스가 활성화되고 처방전도 발행된다면 좋을 것 같습니다.

의사나 간호사가 집으로 방문하는 서비스(재택의료서비스)를 제공하는 의료기관이 필요하다고 생각하시나요?

거동이나 이동이 힘든 사람의 경우 국가에서 진단에 따라 비용을 지원하거나 개인이 부담하여 방문 서비스를 제대로 받을 수 있으면 좋을 듯합니다.

인공지능을 활용한 의료서비스는 더 편리할까요? 이러한 서비스를 더 많이 이용하길 원하시나요? 사용하지 않고 싶다면 그 이유가 무엇인가요?

인공지능을 활용하여 의료서비스에 대한 정보를 제공하는 것이 필요하다고 생각합니다. 자세하고 정확한 의료서비스 절차를 알아야 자신이 어떻게 치료받는지 알고 상의할 수 있습니다. 그래서 우리나라 의료기관 전체가 하나의 근거에 기반한 의료 시스템, 서비스에 대한 정보를 정리해서 실제로 각 의료기관에서 비슷한 수준의 의료서비스를 제공하는 동시에 AI가 해당 정보를 제공하는 기능을 담당하면 좋을 듯합니다. 그런데 AI가 아직 완전히 전문화되지 않았기 때문에 진단과 진료를 전적으로 맡을 수는 없고 보조적으로 사용되는 것이 좋아 보입니다.

진료비는 건강보험공단에서 부담하는 금액과, 환자 본인이 부담하는 금액으로 나뉘어 있습니다. 건강보험공단에서 의료기관에 부담금을 지불할 때 어떤 점이 가장 중요한 기준이어야 할까요? 현재는 의료서비스의 양에 따라 의료기관에 지급하는 금액이 늘어납니다. 많은 양의 의료서비스를 제공하면 많은 금액이, 적은 양의 의료서비스를 제공하면 적은 금액이 지급되는 방식입니다. 이러한 방식이 적절할까요?

단순히 의료서비스의 양보다는 질적인 서비스가 중요해 보입니다. 그와 관련해서 현재 국가가 매긴 의료서비스에 대한 수가가 적다고 생각합니다. 또한 양적인 의료서비스를 제공하다 보니 국민들도 그에 대한 질적인 의료서비스를 제공받지 못하는 것 같습니다. 높은 수준의 서비스에 대한 기준과 그 수가를 다시 정하는 것이 좋다고 생각합니다.

현재의 방식에 변화가 필요하다면 어떤 방식이어야 할까요? 위와 다른 방식으로는 예를 들어 환자의 건강을 잘 지켜주느냐 여부, 환자의 만족 여부에 따라 금액이 달라지는 방식도 있고, 또는 의료서비스 양이나 진료 결과와 무관하게 미리 정해진 금액을 지급하는 방식 등이 있습니다.

의료서비스의 질에 대한 평가를 어떻게 할 것인지는 고민이 필요해 보입니다. 먼저 진료 시간, 정보 제공의 정도 등에 따라 수가가 올리는 방안이 좋을 듯합니다.

주치의 또는 전담 의료진, 전담 의료기관이 있고 그곳에 등록을 한다면 환자가 내는 본인부담금은 지금과 비교해 어느 정도 금액이어야 할까요?

먼저 의료수가에 대해 고민해야 하는데, 의료수가를 올릴 경우 현재보다는 병원에 가면 가격이 오를 수 있다고 생각합니다. 하지만 그만큼 의료진이 환자에게 할애하는 시간도 많아져야 할 것입니다. 그래서 지역 전담 의료진이 배정되면 의료수가가 오른 형태로 지불해야 하며, 대학병원의 경우 수가가 더 올라가할 것입니다.

주치의나 전담 의료기관이 정해졌다면, 그 외의 다른 의료기관을 이용하는 경우 환자가 내는 본인부담금은 차이가 있어야 할까요?

다른 의료기관을 이용할 경우 본인부담금이 올라가는 형태가 되어야 한다고 생각합니다. 특히 더 높은 의료기관에 갈 경우에 더욱 그렇습니다. 하지만 질병의 정도가 높거나 특별한 이유가 있다면 감안해야 할 것이며, 같은 1차 의료기관의 경우 다른 지역으로 잠깐 여행을 가거나 이동할 때 문제없이 서비스를 이용할 수 있어야 한다고 생각합니다.

미래의 의료서비스를 위해 환자가 부담하는 본인부담금 정도는 변화해야 할까요?

환자가 부담하는 본인부담금 비율이 높아져야 한다고 생각합니다. 그래야 현재 의료서비스의 한계점을 해결할 수 있습니다.

건강보험료를 높이거나 낮추어야 한다고 생각하십니까? 변화가 필요하다면 그 이유는 무엇인가요?

건강보험료를 낮춰야 한다고 생각합니다. 국가는 병원을 가지 않는 국민에게도 계속 건강보험료를 부과하고 있으며, 개인의 자유보다는 그저 세금 걷는 형태로 느껴집니다. 국가 세금에서 건강보험료에 지원을 해서 개인이 내는 건강보험료를 낮추거나 개인이 따로 비용을 지불하는 형태가 더 좋다고 생각합니다.

지방에서 희귀난치성 질환 아이를 키운다는 것

생각세탁(40대, 여성, 주부, 부산 북구 거주)

2006년생인 우리 아이는 서울 태생인 엄마와 대구 태생인 아빠 사이에서 태어났다. 김해에서 자연분만으로 출산했으며, 2.94kg으로 건강하게 태어났다. 신생아들이 하는 모든 검사에서 아무 이상이 없었고 충만한 사랑 속에서 잘 자라 줬다. 무럭무럭 자라 8개월이 되던 그 여름에 아이는 젖도 잘 안 먹으려 하고 이유식 양도 줄기 시작했다.

나는 내 맘이 편하고자 동네의 작은 소아과에 가서 기본적으로 소변 검사만 해달라고 부탁했다. 의사 선생님은 진찰 시에는 별 이상이 없어 보이고 무더운 8월의 날씨에 아가가 좀 처질 수도 있으니 조금만 더 지켜보자고 하셨지만 나는 소변검사만 해달라고 부탁드렸다. 왜 그랬는지는 모르겠다. 그저 나의 복덩이 공주가 아무 이상이 없다는 것을 내 두 눈으로 확인하고 싶었던 것 같다. 혈액 검사를 시키기에는 내가 너무 무서워서 소변 검사만 해주십사 간청했던 것 같다.

기저귀를 하고 있는 8개월짜리, 그것도 여아의 소변을 받는 것은 상상 이상으로 힘들었고 소변주머니를 붙였다 떼어냈다 반복하면서 피부발진이 일어나는 모양새를 봐야 했다. 괜히 했나 싶은 맘도 들었지만 이상하리만큼 꼭 소변검사를 받아보고 싶었다.

몇 번의 실패 끝에 소변을 제출했고 의사 선생님도 간호사 선생님도 별일 없을 것이니 며칠만 기다려달라고 했다. 소변을 제출하고 3일째 되는 날 소아과에서 결과가 왔으니 병원으로 급히 좀 와달라고 전화가 왔다. "결과가 어때요?"라는 나의 질문에는 침묵으로 일관하시더니 "어머니, 오늘 중으로 꼭 병원으로 오시라고 하니까 그때 의사 선생님과 상담하시는 게 어떨까요?"라고 물었다. "어머니, 꼭 오늘 오셔야 해요!"라고 강조하는 간호사 선생님 말씀이 그렇게 소름 끼칠 수가 없었다.

급히 들른 소아과 원장 선생님의 방 안. 원장 선생님 책상 위에는 영어사전보다도 더 두꺼운 책들이 한가득 쌓여 있었고 포개진 책들 맨 위에 놓인 하얀색 봉투가 나의 시선을 끌어당겼다. 2024년 지금도 나는 그날 진료실의 무겁고 서늘한 공기, 의사 선생님의 바짝 마른 입술, 간호사 선생님들의 고개 숙인 모습이 어제 봤던 것처럼 생생하다.

그렇게 시작되었더랬다. 나의 아이의 투병 생활이 말이다. 생각한 대로 봉투 안에는 진료의뢰서가 들어 있었다. 생후 12개월 미만의 여자아이 소변에서 단백뇨가 검출되었단다. 그때 의사 선생님 말로는 이런 경우는 매우 특이하고 책에서만 사례가 있다고 들었다고 했다. 의사인 자신도 처음 보는 환자라면서 자신의 스승이 계시는 부산 백병원의 정우영 교수님을 찾아가라고 했다. 자신의 스승께 진료를 받으면 반드시 나을 수 있을 테니 걱정은 접어두고 우선은 예약부터 잡아야 한다고 했다. 지금 당장 진료를 못 볼 수도 있으니 내일이라도 백병원에 찾아가서 수단과 방법을 가리지 말고 애원하라고 팁(?)도 주셨다.

의사 선생님 말씀은 적중해서 최소 2달 이상은 기다려야 정우영 교수님의 진료를 볼 수 있다고 했다. 매달리다시피 아직 돌도 안 된 여자아이가 단백뇨가 나온 경우가 없다고, 하루라도 빨리 치료를 시작해야 한다고 들었는데 제발 부탁드린다고 애원해서 그날 하루 종일 병원에서 기다리다가 정우영 교수님의 진료를 볼 수 있었다. 다음 날 몇 가지 검사를 한 결과 신증후군이라는, 이름도 낯선 그 병이 우리 가족에게 들이닥쳤다.

2007년 8월. 그해 여름은 몹시도 더웠고 서글펐으며 시간도 더디게 흘렀다. 검사를 토대로 약물요법도 하고 좀 더 정확한 검사를 위해 입원 후 검사도 실시했으나 가장 정확한 검사는 신장 조직의 일부를 떼어내서 검사하는 조직검사라고 했다. 문제는 현재 백병원에서는 돌 미만의 여아의 조직을 떼어내는 시술을 하기에 조심스럽다는 것이었다.

성인의 경우는 초음파실에서 국소마취를 한 후 초음파를 관찰하면서 직접 신장조직을 채취하는데 소아, 특히 돌 미만의 영아일 경우에는 수술장에서 전신마취 후 개복해서 신장조직을 채취해야 한다는 것이다. 부산 백병원에서 시술을 하기에는 위험 부담이 크니 서울대학병원 소아신장내과에 가서 조직 채취 후 결과만 가져오면 치료하기가 더 좋을 것 같다고 하셨다.

또다시 나의 손에 진료의뢰서가 들려졌다. 문제는 서울대학교병원은 예약을 잡는 것이 하늘의 별따기보다도 힘들다는 것이었다. 신랑 지인의 지인의 아는 분의 친척의 지인의 누군가에게 부탁해서 외래를 예약할 수 있었고 2007년 10월 9일 서울대에서 첫 진료가 시작되었다. 17년이 흐른 지금도 나의 머릿속에는 정우영 교수님과 나누었던 모든 얘기가 생생하다. 지금이야 지인을 통해 절대 진료를 예약할 수 없지만 불과 20여 년 전에는 그런 것도 가능했었다.

서울대 어린이병원 등록번호를 받은 이후 4주마다 기차와 비행기를 타고 서울로 진료를 다녔다. 돌쟁이를 업고 가방에는 이유식을 한가득 챙겨서 새벽 첫 기차나 첫 비행기를 타거나 아니면 3일 전에 서울에 있는 동생 집으로 가서 병원을 다녔다. 미세병화 신증후군이라는 병명을 알아냈고 우리 아이는 신부전으로 가는 여러 방법 중에서 제트기를 탄 거나 마찬가지라고 할 때도 '흥, 웃기지 마라. 내가 꼭 당신들의 논문을 뒤집을 수 있도록 우리아이 잘 보살필 것이다'라고 장담하기도 했다.

생후 10개월에 진단받고 딱 18개월 뒤에 복막 투석이 시작되었다. 집에서 투석기로 하루 10시간씩 투석을 하게 되었다. 집에서 제일 작은 방을 통으로 비우고 소독을 한 뒤 침대와 복막투석기만 덩그러니 둔 채 매일 10시간씩 고행의 시간을 가졌다. 투석하는 동안에 가장 고통스러웠던 것은 기계와 아이 사이에 연결된 줄을 보는 것이 아니라 복막 투석을 하는 아이가 감기에 걸리면 갈 병원이 없다는 것이었다.

　고열이 나서 김해에서 부산까지 백병원 응급실로 뛰어가도 접수조차 해주지 않았다. "죄송하지만 소아 투석환자를 진료할 의사가 없습니다. 더군다나 서울대 어린이병원 환자이니 내일 서울로 가서 진료받고 처치를 받는 걸 권해드립니다." 새벽 2시에 열이 펄펄 나는 아이를 안고 있는 내게 응급실 담당 의사 선생님은 고개를 떨구었다. 화가 머리끝까지 났지만 참고 또 참았다. "선생님, 그렇다고 이 밤에 열나는 아이를 어디로 데려가요? 제발 부탁드려요. 열이라도 내려야 낼 아침 첫 비행기라도 탈 수 있어요."

　타이레놀만 처방받고 돌아올 때면 차 안에서 얼마나 울었는지 모른다. 2009~2011년도 즈음에는 부산에 있는 모든 대학병원 응급실에서 퇴짜를 맞아봤다. 부산은 대한민국 제2의 도시이고 부산에도 명문 의대들이 있고 그 산하의 대학병원 응급실인데도 불구하고 말이다. 2009년도에 복막 투석할 당시 부산, 경남 통틀어 우리 복뎅이가 젤 어렸다. 그때는 영유아기에 복막 투석을 하는 환아도 드물었다.

　우리는 늘 서울행 첫 기차에 몸을 실었다. 감기에 걸려도 "서울 가서 진료보시고 약 처방받아서 먹이세요"라는 말만 반복해서 들었다. 나는 더 이상 새벽에 응급실에 가서 서러움을 참아가면서 "제발 진료 좀 해주세요"라는 말을 하지 않게 되었다. 나는 늘 새벽 첫 기차에 커다란 캐리어를 들고 아이와 함께 올랐다.

　복막 투석을 한 지 4년 만인 2012년 하늘에서 천사를 내려 보내서 우리 아이는 뇌사자로부터 공여받아 신장이식을 할 수 있었다. 아, 이제 우리에게도 새로운 세상을 주시나 보다, 더 열심히 보답하면서 살아야겠다고 맘먹은 것도 잠시, 2013년 신장이식 후 EV바이러스 감염으로 악성 림프종에 걸렸다. 3년간의 항암으로 아이도 우리 가족도 지쳐 갔지만, 동생이 있는 집으로, 친구들이 있는 학교로 돌아가고 싶다는 아이의 간절한 바람은 결국 악성 림프종을 이겨버렸다.

항암을 끝낸 이후 부산에 생활하는 우리의 상황은 더욱더 처참했다. 재활을 받고 싶어도 서울대병원에 진료 이력이 있으니 다 거기서 받으라고만 하고 내분비나 안과, 이비인후과에 가려고 해도 서울대병원에 진료 이력이 있으니 거기로 가라는 안내만 받았다.

우리는 여전히 서울행 새벽 5시 첫 기차에 몸을 싣고 있었다. 우리 아이는 희귀난치성 질환으로 치료받는 것으로 등록이 되어 있다. 신증후군의 원인을 찾지 못하고 이 병은 일반적이지 않으니 말이다. 또 영유아 때부터 수많은 약물 치료를 받아왔으니 온몸 구석구석 성한 곳이 있을 리 만무하다. 혈액종양과 내분비(호르몬), 안과, 이비인후과, 여자아이이니 산부인과, 치과 또 긴 병에 다친 맘을 달래줄 놀이치료실까지, 말 그대로 종합병원이다.

17년간 병원비도 엄청 나왔다. 하지만 교통수단에 들어간 액수만도 어림잡아 63빌딩을 살 만큼 쓴 것 같다. 아이 한 명 간호하고 살아내기도 빠듯한데 왜 교통비가 더 많이 들어간 걸까? 곰곰이 생각해 보면 지방 의료가 다 죽었기 때문이다. 서울대병원에 우리나라 제일의 의료진이 있으니 원정진료를 간 것 아니냐고 반문하면 맞는 말이다. 우리나라 최고의 의료진에게 나의 소중한 딸을 맡겨 치료하고 싶었던 것은 사실이다.

그러나 모두가 걸리는 독감은? 누구나 걸릴 수 있는 중이염은? 또 누구나 생기는 충치는? 이 모든 것을 해결하기 위해 희귀난치성 질환으로 서울대어린이병원 등록번호를 가진 우리 아이는 또다시 서울행 첫 기차에 몸을 맡겨야 했다. 어째서 이런 일이 반복되는지는 얼핏 생각해 봐도 알 수 있다. 대부분의 중증 환자는 서울에 있는 빅5 대형 병원에서 진료를 받는다. 예약 잡기가 하늘의 별따기여도 빅5 병원에만 들어가면 모든 병이 사라질 것 같다고 생각하기 때문이다.

지방거점 병원의 의료진을 폄하하는 것은 절대 아니다. 다만 그들의 실력을 키울 수 있는 환경이 전혀 조성되어 있지 않다는 것이다. 최첨단 의료장비를 보유하고도 다양한 환자를 진료해 보지 않았기 때문에 질병과 환자에 대해 사례별로 적절한 치료를 하기 힘들다.

예를 들어 같은 악성 림프종에 걸려 항암치료를 하더라도 환자 개개인의 상태에 따라 약물에 대한 반응이나 부작용이 다 다르다. 이런 부작용의 표준오차값을 줄이려면 다양하고 대량의 환자 차트 분석이 필요한데 지방거점 대학병원에서는 이것이 힘들 수 있다는 것이다. 그렇다면 의사 수를 늘려서 환자를 더 많이 보게 해서 병에 대한 이해도를 높이면 어떨까라고 질문할 것이다.

여기서 문제가 발생한다. 의사 수는 많다. 부산의 서면만 봐도 정형외과, 피부과가 넘쳐난다. 비뇨기과도 많다. 하지만 소아과, 산부인과, 하다못해 항문외과도 보기 힘들다. 그 많던 의대생은 전부 어디로 갔단 말인가! 의대생들이 졸업을 못하고 의사를 포기했을까? 전혀 그렇지 않다. 자신들의 전공을 성형, 미용, 피부, 다이어트 쪽으로만 선택하고 있기 때문이다.

2024년 현재 부산에는 산부인과가 많이 줄었다. 그나마 있던 곳도 출산은 받지 않고 부인과 진료만 본다. 또 부인과 진료를 보면서 동시에 레이저로 피부 시술도 같이 한다. 다이어트 약도 같이 처방한다.

그렇다면 그들은 산부인과 전공을 택하고 수련한 의사인가? 의사 선생님들의 선택을 존중한다. (의사가 되는 과정은 최소 10년이 걸린다. 또 인턴 과정이 얼마나 피 말리고 사람을 주눅 들게 하는지 나는 그 현장에 같이 있었기 때문에 누구보다도 잘 안다.) 그러나 환자의 보호자인 나는 나의 아이를 진료해 줄 의사가 없어서 늘 발을 동동거린다. 서울에 살지 않는다는 이유로 말이다.

물론 서울과 수도권에 인구가 많으니 의사 수도 많은 것은 어쩌면 당연한 일이다. 그러나 대한민국 국민이라면 누구나 보장받을 권리가 점차 줄어들고 있는 것 같다. 비대면 진료, 원격진료, 재택의료서비스 등이 있지만 각 지방단체에 따라 이용여건이 다르다.

그렇다면 각 환자 개개인의 병록에 따라 차등의 서비스를 받을 수 있게 하는 건 어떨까 싶다. 우리 아이처럼 처음에는 희귀하고(지금도 여전히 그렇다) 중증 환자였으나 지금은 추적관찰이 반드시 필요한 환자에게 전국 어디서든 진료를 받을 수 있는 환경을 조성해 주는 것이다. 물론 양질의 서비스여야 하며 또 받은 혜택만큼 비용도 차등을 두어 지불하는 것이 옳다고 생각한다.

매번 서울행 첫 기차를 타고 서울 가서는 택시에 몸을 실어 나르는 것이 아니라 나의 생활권 내에서 이동하고 저비용의 교통비를 지불하고 하루를 날려버리는 시간을 줄여서 학교도 출석할 수 있다면 의료처치료가 고비용이라도 지불할 것이다. 서울대어린이병원에 우리 아이의 주치의가 있고 내가 사는 부산에도 주치의가 있어서 안과, 이비인후과, 치과, 상담센터 등을 자주 편리하게 이용할 수 있다면 삶의 질이 상승할 것 같다.

아픈 아이를 키운다는 것, 환자로 살아간다는 것은 겪어보지 않으면 절대 알 수 없는 전혀 다른 세상 속 삶이다. 나의 몸이 약해서 병원을 다니고 있고 어쩌면 죽는 그 순간까지 약을 먹어야 할지 몰라도 내 삶의 시간은 계속해서 흐른다. 그 시간을 남들처럼, 어쩌면 남들보다 더 아껴서 알뜰하게 써야 하니 나의 생활 반경 속에 있는 유능한 의료진을 만나고 싶은 것이다.

지금 의료파업 여파로 의대생 전공의 전문의들만큼이나 중증 환자들도 힘든 시간을 보내고 있다. 의대생 확충으로 지방 의료가 살아나리라고는 생각하지 않는다. 이미 나와 나의 아이는 부산의 모든 응급실에서 전문의들에게 퇴짜를 맞아보지 않았는가! 지방에 있는 의대 출신들이 무조건 그 지방에서 개원을 하고 그 대학의 교수가 되지는 않는다. 왜 이 점을 간과하는지 이해가 안 된다. 지방 의대의 인원을 늘리면 그 지역 학생들만 입학하진 않을 것이다. 서울과 수도권 지역의 학생들이 의대에 더 많이 응시하리라는 것은 불 보듯 뻔하지 않은가! 서울 경기권 고등학생과 지방 고등학생의 학력 격차의 범위는 대한민국 국민이라면 모두 알고 있다.

그렇다면 예를 들어 서울 경기권의 학생이 부산지역 의대에 합격해 전문의 과정을 마치고 나서 부산에서 개원할 확률이 얼마라고 보는가? 30%도 안 될 것이다. 그러면 부산에는 또 의사가 모자란다. (이미 부산의 인구 소멸 속도는 전국 최고 수준이다.) 단순하게만 비교해 봐도 알 수 있다. 부산지역만 봐도 이런데 다른 소도시는 더욱더 심각할 것이다.

출산이 임박해서 병원을 찾다가 결국에는 구급차에서 새 생명을 맞이하는 일이 더 이상 없어야 한다. 기흉이 생겨 응급수술을 받아야 하는데 외과 의사가 없어서 구급차를 타고 온 지역을 돌아다니는 일이 생겨서는 안 된다. 수족구로 열이 40도 가까이 나는데도 서울대에서 진료를 받는다는 이유만으로 응급실에서 퇴원조치를 받아서도 안 된다. 대한민국 의료가 거미줄처럼 촘촘하게 엮여서 돈이 많든 없든, 서울이든 지방이든, 많이 배웠든 못 배웠든 간에 공평하게 의료행위를 누릴 수 있게 만들어야 한다.

의대생들이 사명감을 안고 수련을 마친 후에도 개원이나 의료행위가 쭉 이어지도록 도와야 한다. 빅5 병원에 쏠리는 현상을 완화시켜서 교수, 전문의, 간호사 등 의료인들의 부담감을 줄여주어야 한다. 서울에서 진료받은 환자가 다른 병원에서도 연계해서 진료를 받을 수 있도록 해야 한다. 초진 때 진단받고 나면 그때부터 받은 약은 같은 계열로 처방해 줄 수 있기 때문이다.

요즘 의료파업을 보면서 느낀 점 중 가장 큰 것은 아픈 아이들은 자라서 아픈 어른이 된다는 것이다. 이 불가항력의 연을 끊어내지 못하면 결국 대한민국을 이끌어갈 청장년들이, 세금을 제일 많이 내는 청장년들이 줄어들게 된다. 그러면 또 대한민국의 재정은 허덕이게 될 것이다. 이것은 웃자고 하는 말이 아니다. 인구절벽으로 뛰어가는 대한민국의 현실이다. 국회의원들, 정부 요직에 계시는 분들의 자제나 친척 중에는 중증 환자가 없는 것 같아 좀 부럽기도 하다. 그들에게 중증 환자가 있었다면 병원이라는 다른 세상 속 삶에 대해 조금 더 궁금해 하지 않았을까라는 생각을 해본다.

일방적인 밀어붙이기식이나 단순한 주먹구구식으로 의대생 수만 늘린다고 의료의 질이 좋아지지는 않는다. 확충된 인원의 의대생을 잘 가르칠 자신이 있는지 묻고 싶다. 확충된 인원의 의대생을 잘 가르칠 교수진은 준비되어 있는지 묻고 싶다. 확충된 인원의 의대생을 잘 가르칠 대학 환경은 조성되어 있는지 묻고 싶다. 20여 년 전 우리 아이처럼 부산지역 대학병원 응급실에서 의료가 거부되는 일이 없기를 바란다.

비대면 의료서비스 개선 방안

뉴저널리스트투데이(50대, 여성, 회사원, 용인시 거주)

현대 한국 사회는 빠른 속도로 변화하고 있다. 의료 시스템도 빠르게 변하고 있다. 사회이든 의료 시스템이든 변화하면서 지속적인 개선이 요구되고 있다. 이 글에서는 국민과 환자의 요구에 부응하는 의료서비스 개선 방안을 모색한다. 그리고 비대면 의료서비스가 현재 발생하고 있는 의료 사태, 지방분권, 저출산에 영향을 미치는 요소를 살펴본다.

1. 의료서비스의 접근성과 질 개선

국민들은 의료서비스의 질을 높이고 접근성을 개선하는 것을 중요하게 여긴다. 이는 한국 사회에서 중대한 문제로 간주된다. 지역 간 의료서비스의 격차를 해소하기 위해서는 의료 인프라를 고르게 배치하는 것이 필수적이다. 예를 들어, 농촌이나 도서산간 지역에서 의료 전문 인력과 시설 부족을 해결하기 위한 지원을 강화해야 한다. 이를 위해 정부는 의사와 간호사 등 의료 전문 인력을 지방으로 끌어들일 수 있는 인센티브를 더욱 제공해야 하며, 지방 병원에 최신 의

제2부 응모작　299

료 기술과 장비를 도입해 의료서비스의 질을 높여야 한다.

또한 의료접근성이 낮은 지역에서 이동 의료서비스를 확장하고 원격 비대면 의료서비스를 통한 건강 상담 및 치료 지원을 강화할 필요가 있다. 특히 코로나 19 팬데믹 이후 비대면 진료의 확장은 지역 간 의료 격차를 줄이는 데 큰 도움이 될 수 있다. 이와 동시에, 정부는 공공의료의 역할을 강화하고 사회적 약자나 저소득층이 양질의 의료서비스를 이용할 수 있도록 정책을 마련해야 한다. 이를 위해 공공의료기관에 대한 재정 지원을 확대하고 의료비 지원을 통해 경제적 부담을 경감시켜야 한다.

의료서비스의 접근성과 질 개선을 위해 베트남의 경우에는 원격진료를 강화했다. 단국대 베트남학과 백용훈 교수는 "베트남의 보편적 건강보장과 의료접근성 강화: 의사의 이중 진료와 원격진료"라는 글에서 다음과 같이 베트남 국민의 의료서비스 접근성 증진을 소개했다.[1]

"2020년 6월 3일 총리는 2025년까지 국가 디지털 혁신 프로그램 및 2030 비전을 승인(749/QĐ-TTg)했고, 이에 근거하여 보건부 장관은 2020~2025년 기간 동안 '원격의료 검사 및 치료' 프로젝트를 승인하는 결정문(2628/QĐ-BYT)을 발표했다. 이 결정문의 기본적인 목표는 모든 의료시설은 지속적으로 전문적인 지원을 받고, 모든 시민은 상시 의료 지원을 받는다는 것이다. 이 프로젝트의 실행은 코로나19 감염병의 복잡한 과정에서 다음과 같은 긍정적인 성과를 보여주었다. 첫째, 사회적 거리두기 조치를 시행하여 감염병을 예방 및 통제하는 과정에서 건강 진단 및 치료를 위하여 각 의료시설에 사람들이 집중되는 문제를 줄였다. 둘째, 농촌과 고산지역 등 빈곤층의 의료서비스에 대한 접근성을 증가시키고, 건강검진과 치료비에 대한 비용을 절감시켜 주었다. 끝으로, 지역 병원과 보다 우수한 진료 및 치료 서비스를 제공하는 중앙 병원 간 네트워크를 개발하는

---

1 백용훈, "베트남의 보편적 건강보장과 의료접근성 강화: 의사의 이중 진료와 원격진료", 대외경제정책연구원 뉴스레터(2022년 7월 11일), 1~6쪽.

데 기여했다. 이 프로젝트를 통해 보건부는 하노이와 호치민시에 위치한 보건부 소속 상급병원에 네트워크를 구축하도록 지시했다. 그리고 보건부는 비엣텔 (Viettel) 군통신 그룹과 협력하여 기반 시설을 업그레이드하고 활동의 연결 및 배치 요구사항을 충족하기 위해 병원에 정보 기술 장비를 설치하는 데 투자했다. 시행 1년 후 상급병원 가운데 78%에 해당하는 32개의 병원이 원격 건강 진단 및 치료 시스템을 개설했다. 비엣텔 네트워크와 줌(Zoom) 소프트웨어를 이용해 1500개의 하급병원이 연결되었다."

우리나라보다 경제적으로 뒤처져 있는 베트남이지만 의료서비스의 선진화를 위해 노력을 아끼지 않는 모습이 자극이 된다.

접근성은 결국 디지털화와 연관 있다. 독일도 의료서비스 접근성을 향상하기 위해 환자가 빠르고 쉽게 진료 예약을 할 수 있고 의사는 최소 근무시간을 늘리는 것을 목적으로 하는 병원 진료 예약 서비스 및 환자관리법(Terminservice-und Versorgungsgeset: TSVG)을 통과시킨 바 있다. 한국보건사회연구원 여나금과 이재은은 『주요국의 보건의료정책 개혁 동향』에서 선진국들의 원격의료 개발을 다음과 같이 소개한다.[2] "프랑스는 건강 데이터 플랫폼 생성을 통한 원격의료를 촉진했고(2019년 3월), 독일은 디지털 의료법(2019년 11월)을 제정했으며, 일본은 온라인 진료 초진 및 약 처방을 허용했다(2020년 4월). 영국은 스마트폰, 컴퓨터, 태블릿 등을 활용하여 환자와 의료진, 의료진-의료진 간의 원활한 소통 체계 구축을 추진하고 있다."

결론적으로, 한국의 의료서비스의 접근성과 질을 개선하기 위해서는 지역별, 계층별 격차를 줄이는 것이 중요하며, 이에 대한 종합적이고 지속적인 노력이 요구되는데 특히 원격의료에 대한 더 큰 관심이 요구된다. 이러한 노력은 국민 건강 증진은 물론 건강 불평등 해소에도 크게 기여할 것이다.

---

2   여나금·이재은, 『주요국의 보건의료정책 개혁 동향』(보건복지포럼, 2022), 106~115쪽.

2. 소통 강화

환자와 의료진 사이의 소통은 진료 품질을 좌우하는 핵심 요소이다. 이는 의료서비스에 대한 만족도와 직결되어 있다. 환자가 자신의 증상을 정확히 전달하고 의료진이 그 정보를 정확히 파악하여 적절한 치료를 결정하는 과정에서는 효율적인 의사소통이 매우 중요하다.

의료진은 환자의 질문에 충분히 답변해야 하고 의학적 정보를 환자가 이해하기 쉽도록 명료하게 설명할 수 있어야 한다. 이는 진단 결과나 치료 계획을 설명할 때 특히 중요하며, 환자의 불안을 완화하고 치료에 대한 동의를 유도하는 데 기여한다.

의사소통 기술을 강화하기 위해 의료 교육 과정에서 체계적인 접근이 필요하다. 의료 전문가 교육에 의사소통 기술 교육을 포함시켜, 전문가가 되기 전에 이미 의사소통 능력을 키울 수 있도록 해야 한다. 예를 들어, 환자 상담 시나리오를 통한 롤플레이, 공감 능력 향상 훈련, 그리고 다양한 문화적 배경을 가진 환자들과의 효과적인 의사소통을 위한 다문화 의사소통 교육이 포함될 수 있다.

의료진이 환자의 비언어적 신호를 인식하고 이에 적절히 반응하는 능력 또한 중요하다. 이는 환자의 감정을 이해하고 그에 맞는 의료서비스를 제공함으로써 환자의 만족도를 높이는 데 큰 역할을 한다.

의료기관 또한 의사소통 기술 향상을 지원하기 위한 다양한 프로그램을 운영해야 한다. 정기적인 의사소통 기술 워크숍, 멘토링 프로그램, 그리고 피드백 시스템을 도입해 의료진이 실제 상황에서 의사소통 능력을 지속적으로 개선할 수 있도록 지원해야 한다.

의료진과 환자 사이의 효과적인 의사소통은 의료서비스의 질을 향상시키고 환자의 치료 결과를 개선하는 데 필수적이다. 이를 위해서는 의료 교육의 개선과 의료기관의 지속적인 지원이 필요하다. 더불어 의사 간, 의사와 간호사 간, 그리고 의료 스태프 사이의 소통도 의료서비스의 질을 높이는 데 중요하다. 최근의 의정 갈등은 소통 부재에서 비롯된 것이며, 이는 정부와 의료계 모두에게 소통 강화의 필요성을 일깨운다. 의학 교육 과정에서 의사소통 과목을 필수로 포함시켜야 한다는 목소리가 높아지고 있다.

많은 의과대학이 의사소통 기술을 함양하기 위한 교육과정을 편성하여 운영하고 있지만 환자 의사 간 의사소통 기술을 교육하는 것이 쉬운 일은 아니라고 한다. 연세대학교 의과대학 의학교육학과 양은배 교수는 「환자-의사간 의사소통 기술 교육에 대한 고찰」이라는 글에서 의사소통 기술 교육이 어려운 이유 세 가지를 소개했다.[3] 세 가지 중 하나는 의사소통 기술 교육에 대한 교수들의 잘못된 인식 때문이다. 양 교수는 "아직도 많은 교수들이 의사소통 기술은 정규 교육 과정을 통해 교육되기보다는 임상실습 등의 경험을 통하여 자연스럽게 습득되는 것으로 생각하고 있"다고 한다. 양 교수는 다음과 같이 결론을 낸다. "환자 진료를 위해서는 의학적 지식과 수기 못지않게 의사소통 기술 교육이 중요하다. 교수들은 학생들에게 어떻게 의사소통 기술을 교육할 것인지 고민해야 한다. 또한 교육의 수혜자인 학생들은 기초의학 및 임상의학 지식뿐만 아니라 의사소통 기술 습득에 대한 인식을 제고하여 자신의 의사소통 기술을 함양하기 위해 지속적으로 노력해야 한다."

3. 재택의료서비스의 확대

재택의료서비스는 환자가 병원이나 클리닉에 직접 방문하지 않고도 자신의 집에서 직접 의료서비스를 받을 수 있는 시스템이다.

보건복지부는 현재 시범적으로 진행 중인 재택의료서비스를 다음과 같이 소

---

3 양은배, 「환자-의사간 의사소통 기술 교육에 대한 고찰」, 《한국의학교육》, 제20권 제2호 (2008), 99~107쪽.

개한다. "재택의료센터는 의사, 간호사, 사회복지사가 한 팀을 구성해 수급자 가정을 방문해 포괄평가를 실시하고 환자별 케어플랜을 수립한다. 수급자는 자신의 건강상태, 치료에 대한 욕구, 주거환경 등에 따라 방문 진료 및 방문 간호 서비스를 받을 수 있으며, 사회복지사의 주기적 상담을 통해 기타 지역사회 및 장기요양 서비스와 연계해 서비스를 제공받을 수 있다."[4]

이 서비스의 중요성은 특히 고령화 사회와 만성질환 환자의 증가로 인해 더욱 강조되고 있다. 고령자나 만성질환을 앓고 있는 환자들이 자주 병원을 방문하기가 어려운 상황에서 재택의료서비스는 이러한 문제를 해결하는 데 크게 기여할 것이다.

재택의료서비스의 주요 이점은 환자가 자신의 집이라는 친숙하고 안락한 환경에서 의료서비스를 받을 수 있다는 것이다. 집에서 치료를 받음으로써 환자는 이동으로 인한 불편함과 스트레스를 줄일 수 있으며, 익숙한 환경에서의 치료로 인해 심리적 안정을 얻고 회복 과정에 긍정적인 영향을 받을 수 있다.

또한 재택의료서비스는 병원과 클리닉의 부담을 경감하는 데 도움이 된다. 병원에서는 공간과 자원이 한정적이므로 모든 환자를 수용하기가 어려울 수 있다. 집에서 경증 환자나 관리가 필요한 환자들을 치료함으로써 병원은 더 중요하거나 긴급한 경우에 자원을 집중할 수 있다.

대한재택의료학회 이건세 회장(건국대 의학전문대학원 예방의학과 교수)은 《메디포뉴스》와의 인터뷰에서 "네덜란드에서는 개업의의 30~40%는 우리나라에서 재택의료로 정의할 수 있는 방문 진료를 실시하고 있으며, 영국도 의사의 진료기록을 살펴보면 우리나라처럼 병원으로 찾아오는 환자가 약 50% 정도 된다면 20~30%는 전화 상담 환자이고, 나머지는 방문 진료(재택의료)를 하는 환자일 정도로 재택의료가 활성화되어 있다"라고 설명했다. [5]

---

4   보건복지부, 대한민국 정책브리핑(2004), https://www.mohw.go.kr/board.es?mid=a10503000000&bid=0027&list_no=1479644&act=view

5   이건세, "재택의료, 진입·시행 까다로워… 현실화·표준 마련해야", 《메디포뉴스》, 2023년 11

이 교수는 그러나 네덜란드와 영국은 우리나라와 전혀 다른 형태의 의료보험 체계이기에 참고할 만한 사례가 아니라고 설명했다. 한국도 의료인들이 이 제도의 취지에 동의해 현장을 찾아가 건강을 보살피고 있는데 여러 제도적 보완이 필요하다는 지적이 있다. 장현재 대한개원의 협의회 총무부회장(서울 노원구·파티마의원)은《의협신문》에 기고한 글에서 첫째, 암과 뇌질환 등 중증질환 환자의 환자 본인부담률은 총 진료비의 30%인데 이를 5% 수준으로 낮추고, 노인외래 정액제가 적용되지 않는 부분을 적용하도록 해야 한다고 강조했다.[6] 그는 "노인 의료접근성 향상을 위해 65세 이상이 의원급 의료기관을 방문했을 때 ▲총 진료비 1만 5000원 이하는 1500원 정액, ▲1만 5000원 초과~2만 원 이하는 본인부담 10%, ▲2만 원 이상~2만 5000원은 본인부담 20%, ▲2만 5000원 초과는 본인부담 30%를 정률도 부담하도록 한 제도"를 방문 진료에서도 적용해야 한다고 지적했다.

재택의료서비스는 여러 형태로 제공될 수 있다. 예를 들어, 방문 간호 서비스를 통해 간호사가 환자의 집을 방문하여 건강을 체크하고 필요한 치료를 제공하거나, 원격의료를 통해 환자가 온라인으로 의사와 상담하고 진료를 받을 수도 있다. 또한 환자의 집에 일상적인 건강 모니터링과 치료를 위한 의료장비를 설치하여 지속적인 건강관리를 가능하게 할 수 있다. 재택의료서비스는 고령화와 만성질환자 증가에 따른 의료 수요에 효과적으로 대응하면서 환자에게 더 나은 접근성과 편의성을 제공하고, 의료기관의 운영 효율을 개선하며, 의료 시스템 전반의 부담을 줄일 수 있다. 이러한 재택의료서비스의 확대는 미래 의료서비스 제공 방식에 중요한 변화를 가져올 것이다.

월 28일 자.

6   장현재, "'재택의료' 정착, 현장엔 무엇이 필요한가?",《의협신문》, 2024년 2월 18일 자.

4. 비대면 의료서비스의 정착

비대면 의료서비스의 정착이 급속도로 진행되면서 현대 의료 시스템에서 그 중요성이 갈수록 커지고 있다. 디지털 기술의 발전은 전통적인 의료서비스의 제공 방식을 혁신적으로 변화시키고 있으며, 이러한 변화 중에서도 특히 비대면 의료서비스는 다양한 환자에게 새로운 혜택을 제공하고 있다. 특히 이동이 어려운 환자나 지리적으로 먼 지역에 거주하는 환자들에게 이러한 서비스는 매우 유용하다.

한국은 인터넷 보급율과 인터넷 속도가 세계 최고 수준이기에 비대면 의료서비스가 정착하기에 용이하다. 비대면 의료서비스가 제공하는 주요 이점 중 하나는 접근성의 향상이다. 이 서비스를 이용함으로써 환자들은 병원에 직접 방문하지 않고도 전문 의료인의 상담을 받을 수 있다.

이는 특히 교통이 불편한 지역에 사는 사람들이나, 신체적 제약으로 인해 외출이 어려운 사람들에게 큰 도움이 된다. 또한 시간과 비용을 절약할 수 있는 장점도 있다. 병원까지 이동하는 데 드는 시간과 비용을 줄일 수 있으며, 대기시간 없이 바로 의료서비스를 받을 수 있는 점도 큰 장점이다.

필자의 지인 A씨는 통풍을 자주 앓는데 특히 통풍 공격이 왔을 때 병원 가는 게 너무나 어렵다고 했다. 그는 통풍 약을 처방받기 위해서는 병원에 절뚝거리며 가야 했는데 최근 비대면 서비스가 승인되면서 앱을 통해 등록을 하고 전화 또는 영상통화로 진료를 받고 처방전을 온라인으로 받아 약국에 보내 약을 구할 수 있어 큰 도움이 되었다고 말했다. 약이 택배로 배달까지 되면 완벽할 것이라고 그는 말했다.

A씨는 필자에게 덧붙여 말했다. "도서산간이나 병원 시설이 잘 갖추어져 있지 않은 지역 주민들에게 인터넷 교육을 실시해서, 또는 간단한 앱 사용 방법을 가르쳐서 비대면 서비스를 이용할 수 있도록 한다면 큰 도움이 될 것 같다는 생각이 들었다. 그리고 그런 지역은 약을 택배로 배달하도록 해서 의료서비스를

도시에 있는 사람들과 비슷한 수준으로 받게 하면 좋을 것 같다."

필자의 지인 B씨는 최근 쿠팡에서 귀의 상황을 스마트폰으로 보면서 귀지를 파는 기구를 2만 원에 구입했다. 자신의 귀 내부 상황을 보면서 귀지를 팠고 이는 녹화도 되었다. 그는 필자에게 이렇게 말했다. "의료시설이 없는 곳에 사는 사람은 귀에 문제가 생기더라도 병원이 멀리 있어 가기 쉽지 않을 때가 있다. 그럴 때 귀의 상태를 촬영해서 의료진에게 보내주면 이를 보고 영상통화나 전화로 질의하면서 진료한다면 어느 정도 가벼운 증상을 해결할 수 있을 것 같다."

필자의 지인 C씨는 2023년 라스베이거스에서 열린 CES에 참가해 최첨단 의료 기기를 접하면서 놀랐다고 했다. 특히 소변을 보면 오줌을 자동으로 분석해 건강상태를 알려주는 변기를 보고 많이 놀랐다고 했다. 변기에 소변을 보면 즉시 3000여 개에 달하는 성분을 분석해 사용자의 스마트폰으로 전송해 준다. 기본적인 건강 상태와 영양 상태, 월경 주기를 포함해 방광암이나 난소암 같은 질환의 존재 여부도 탐지 가능했다고 알려줬다. 이런 기기를 의료계가 적절하게 잘 사용한다면 환자의 건강 정보를 체크할 수 있고 적절한 치료를 준비할 수 있지 않을까 하고 C씨는 말했다.

비대면 의료서비스가 널리 보급되기 위해서는 여전히 많은 장애물을 극복해야 한다.

첫째, 법적 및 제도적 기반이 충분히 마련되어 있지 않은데 이에 대해 의료계에서도 충분한 동의를 해줘서 의료서비스의 확대에 도움이 되었으면 한다. 의료계는 오랫동안 비대면 서비스에 반대해 왔는데 의료서비스 개선, 의료서비스 확장, 지역 의료 문제 일부 해소 등을 위해 적극 찬성해 주기를 기대한다.

과거 MP3가 나왔을 때 가수들은 불법복제로 밥줄이 끊길 것으로 우려했지만 MP3 덕분에 디지털 음반 시장이 생겨 오히려 전체 음반 시장과 공연 시장이 이전보다 더 커졌고 지금은 심지어 K팝이 전 세계적으로 인기를 끄는 것처럼 스마트 의료 기기는 의료진의 영역을 빼앗는 게 아니라 오히려 의료 시장을 더 키울 것이고 의료진은 더 소중하게 대접받을 것이라고 필자는 생각한다. 유튜브가 나왔을 때 라디오, TV는 망할 줄 알았지만 지금 유튜브의 최대 수혜자는 라디오, TV 분야라는 것을 의료인들이 기억해 주었으면 한다.

많은 사람이 주저하기 때문에 한국을 비롯해 현재 많은 국가에서는 비대면 의료서비스에 대한 명확한 법적 가이드라인이 부족하다. 최근 유럽에서는 법적 가이드를 만드는 데 속도를 내고 있다. 법적 가이드가 만들어지지 않으면 의료서비스 제공자와 이용자 모두 혼란을 겪을 수 있다. 또한 이 서비스의 질을 보장하기 위한 명확한 기준과 절차가 설정되어야 한다.

둘째, 기술적 장벽 역시 중요한 고려사항이다. 필자의 지인은 스마트폰을 잘 사용할 줄 아는 사람들이기에 그러한 새로운 기구를 사용하는 데 어려움이 없었지만 많은 사람들이 최신 기술을 접할 수 있는 환경에 있지 않기 때문에, 기술 접근성을 높이는 것이 필요하다. 농촌 지역이나 경제적으로 어려운 상황에 있는 환자들이 동일한 수준의 서비스를 받을 수 있도록 기술적 지원과 교육이 필수적이다.

디지털미디어 리터러시 교육은 의료계를 위해서도, 특히 도서산간에 거주하는 대한민국 국민을 위해서도 정부가 전 국민을 대상으로 반드시 강력히 추진해야 하는 교육이다.

셋째, 의료서비스의 개인화 문제이다. 비대면 의료서비스는 대면 서비스와 달리 환자와 의사 간의 신체적 접촉이 없기 때문에 진단이나 치료 과정에서 미묘한 신체적 신호나 증상을 놓칠 수 있다. 이러한 한계를 극복하기 위해서는 첨단 기술을 활용해 환자의 상태를 정확히 파악할 수 있는 방법을 개발하는 것이 중요하다.

젊은 부부가 의료시설이 부족한 지방에서 살면서 아기를 갖는 것은 불가능에 가깝다. 그러니 모두 도시로 몰려들어 살 수밖에 없다. 필립스에서 만든 루미파이는 언제 어디서든 사용할 수 있는 앱 기반 휴대용 모바일 초음파이다. 의료진의 스마트 기기에 루미파이 앱을 다운로드하고 트랜스듀서를 연결하기만 하면 쉽고 빠르게 초음파 스캔을 시작할 수 있다. 도서산간이나 의료서비스 제공이 어려운 지방에 거주하는 임산부를 비대면 치료한다면 도시에서 살기 힘들어 출산을 하지 않으려는 부부들이 지방에서 여유롭게 살면서 아기를 갖게 하는 등 저출산 문제 해결할 수 있지 않을까 한다.

이러한 장애물을 극복하고 비대면 의료서비스를 효과적으로 정착시키기 위해서는 정부와 의료기관, 기술 개발자들이 협력하여 포괄적인 방안을 마련해야 한다. 법적·제도적 기반을 확립하고, 기술 접근성을 개선하며, 서비스의 질을 높이는 노력이 필요하다. 이러한 노력을 통해 비대면 의료서비스가 일상적인 의료서비스로 자리 잡을 수 있을 것이다. 비대면 의료서비스가 환자 중심의 의료, 접근성 개선, 의료 자원의 효율적 활용 등을 실현하는 중요한 수단으로 자리매김할 수 있는 미래를 기대해 본다.

5. 결론

국민과 환자가 원하는 의료서비스의 모습은 접근성이 높고, 품질이 우수하며, 환자 중심의 서비스가 제공되는 것이다. 이를 위해 지속적인 정책 개선과 의료기술 혁신, 의료진 교육의 강화가 필요하다. 의료 시스템의 개선은 단순히 기술적 진보에 그치지 않고 의료서비스의 인간적인 측면을 강화하는 방향으로 이루어져야 한다. 이 글이 의료서비스 개선에 대한 심도 깊은 토론의 기초가 되기를 바란다.

의료진과 정부는 같은 곳을 바라보고 나아가야 할 때

○○○(20대, 여성, 직장인, 서울 종로구 거주)

1. 서론

세계 최고 수준의 한국 의료서비스를 향유하는 대한민국의 국민으로서 늘 의료진과 병원이 자랑스러웠고 감사했습니다. 따라서 지금과 같은 상황을 맞은 것은 깊은 유감이 아닐 수 없습니다.

환자의 입장에서 이전과 같은 진료를 받을 수 없는 상황에 의료진이 야속하기도 하지만, 미래 시민의 입장에서는 이러한 상황이 분명히 개선되어야 할 문제라고 생각합니다. 나아지지 않는 상황 속에서도 환자의 곁을 지키시는 97%의 교수님과 간호사 선생님을 포함한 모든 의료진께 감사드립니다.

15년차 희귀암 환자의 가족이자 서울대학교병원에 자주 방문하는 사람으로서 조금이라도 병원과 의료진에 도움이 되는 의견이길 바라며 아래 글을 적습니다.

2. 본론

질문에 대한 답변: 의료서비스 관련

대학병원을 주로 이용하셨나요? 동네 의원을 주로 이용하셨나요?

증상에 맞는 동네 전문 의원을 이용합니다. 해당 의원의 전원 추천이 있을 경우 대학병원을 이용합니다.

진료 중 의료진과의 소통은 충분하신가요? 설명은 잘 이해할 수 있었나요? 질문에 충분한 답변을 들을 수 있었나요?

동네 의원의 경우 증상에 대처하는 일반적인 처방과 약 복용 방법을 알려주기 때문에 소통할 일이 거의 없습니다. 대학병원의 경우 경중 질환으로 방문하여 동네 의원에 비해 자세한 설명과 질문에 대한 충분한 답변을 들을 수 있었습니다.

자신과 가족의 건강 문제를 쉽게 물어볼 수 있었나요?

쉽게 물어볼 수 없습니다. 불필요한 질문을 하면 기분 나빠 하실까 봐 결과가 좋다고 하면 그냥 수긍하고 나옵니다.

한 곳, 또는 몇 곳의 의료기관을 정해 꾸준히 다니고 싶으신가요? 그러한 의료기관이나 주치의, 또는 전담 의료팀을 지정할 수 있다면 어떤 방식이어야 할까요?

병력에 대한 기록이 잘 관리된 '한 곳'을 다니고 싶습니다. 현재 환자가 원할 경우 의료기관과 담당 교수를 선택할 수 있는 것으로 알고 있습니다. 지금처럼 환자가 병원과 의사를 찾아가는 방식이 좋은 것 같습니다.

내가 원하는 의료기관에 등록하고 나의 주 의료진을 배정받는 방식은 어떻게 생각하시나요? 이러한 방식의 장단점은 무엇이 있을까요?

배정에 찬성합니다. 환자는 일반적으로 질환과 치료에 대한 사전 지식이 없기 때문에 선택한 병원에서 해당 질환에 맞는 전문 의료진을 임의로 배정하는 방식은 선택에 있어 장점이 될 것입니다. 단, 환자가 원하는 의료진이 있을 시 다른 의료진이 배정된다면 단점이 될 수 있습니다.

배정이 아닌 지정의 방식을 도입할 경우, 신규 의료진을 선택하는 환자는 기존 의료진을 선택하는 환자보다 적을 것 같습니다. 그렇게 된다면 업무량이 비효율적으로 분배되고 신규 의료진의 의술이 효율적으로 향상되지 못하는 등의 문제가 생길 것 같아 배정하는 방식에 찬성합니다.

주치의나 주 의료기관이 생긴다면, 해당 의료진과 기관을 통해 받고 싶은 의료서비스는 무엇인가요?

개인에 대한 1 : 1 주치의가 생기는 것보다는 해당 질환에 대한 주치의가 필요하다고 생각합니다. 현재 많은 병원에서는 완치 후에도 정기적인 외래를 통해 건강 상태를 체크하고 있습니다. 이 정도로 충분하다고 생각합니다.

주치의나 주 의료기관을 지정한다면, 다른 의료기관 방문을 원하는 경우에는 어떤 방식이 되어야 할까요? 현재와 같이 어느 의료기관이나 자유롭게 가길 원하시나요?

현재와 같은 방법이 좋다고 생각합니다. 환자가 병원을 선택하는 데 있어 개인마다 각기 다른 조건과 변수가 존재합니다. 소위 말하는 '명의'를 찾아가고 싶은 환자도 있고, 집과 가까운 곳을 방문하고 싶은 환자도 있습니다. 주 의료기관이 지정되어 하나의 병원만 이용하게 될 경우, 환자의 선호를 고려할 수 없어 양질의 서비스를 받지 못한다고 생각할 수 있습니다.

나를 진료하는 주 의료진은 주치의 1인이면 충분할까요? 아니면 다수의 의사가 필요할까요? 의사 외 다양한 직종으로 구성된 의료팀이 나을까요?

다수의 주치의 혹은 의료팀이 좋을 것 같습니다. 미처 파악하지 못한 환자의 상태를 다른 의사가 파악할 수도 있고, 같은 증상에 대한 다른 견해가 있을 수 있기 때문입니다. 또한 주치의의 부재 시 발생할 수 있는 긴급 상황에 대한 대처가 수월할 수 있습니다. 주치의의 휴일에도 긴급 상황에 대한 부담이 없을 수 있으며 과한 업무량도 분담할 수 있습니다.

나의 주 의료기관 또는 전담 의료기관은 어떤 모습이면 좋을까요? 동네 의원, 종합병원, 또는 대학병원 등 그 규모는 어떤 걸 선호하시나요? 그리고 어떤 방식으로 이용하길 원하시나요?

규모가 큰 대학병원을 선호하는 것 같습니다. 동네 의원이나 종합병원에서 발견하지 못하는 희귀질환을 빠르게 발견할 수 있기 때문입니다. 의료장비, 기술, 서비스도 상급병원이 좋기 때문에 환자의 입장에서 대학병원을 선호합니다. 또한 일반 의원의 경우 대기시간이 매우 길지만 대학병원은 외래 예약을 통해 신속한 진료가 가능합니다.

내가 살고 있는 동네에서 가까운 의료기관에서 건강을 관리하고 싶으신가요? 아니면 멀더라도 대학병원과 같은 3차 의료기관에 다니고 싶으신지요? 내가 주로 다니는 동네 의원과 대학병원이 협력할 수 있다면 어떨까요?

3차 의료기관을 선호합니다. 위 질문의 답변에서도 언급했듯, 같은 증상을 보고도 진단할 수 있는 범위가 다릅니다(기술, 장비의 이유, 다양한 중증 케이스를 다뤄본 경험 등). 동네 의료기관에서 발견하지 못한 질환을 발견할 수 있습니다. 실제로 친할아버지의 경우, 동네 병원과 종합병원에서 소장암을 진단받고 전이된 간을 일부 절제하는 수술을 했는데 3차 종합병원에서 희귀암을 진단받고 치료 방법을 바꾼 경험이 있습니다. 할아버지께서는 지역에 거주하지만 15년째 서울의

대형 병원에서 진료를 받고 있습니다. 동네의 작은 병원 혹은 지역의 종합병원에서도 희귀 케이스에 대한 연구 지원과 장비, 기술에 대한 지원을 통해 의술이 발전한다면 당연히 가까운 곳에서 치료를 받을 의향이 있습니다.

질문에 대한 답변: 의료 제도 관련

현재 우리나라는 어느 의료기관이나 자유롭게 이용할 수 있고, 대학병원 진료를 위한 의뢰서를 받는 데에도 큰 제약이 없습니다. 이러한 방식에 만족하시나요? 변화가 필요할까요? 변화해야 한다면 어떤 문제 때문일까요?

매우 만족합니다. 대한민국은 의료 강국입니다. 세계 어떤 의료진에도 뒤지지 않는 의술을 보유한 의사 선생님들이 계십니다. 환자는 질병 치료를 위한 정보를 탐색하고, 가능한 최대한의 긍정적인 결과를 가져올 병원을 선택하게 됩니다. 환자의 입장에서 병원을 자유롭게 이용하는 것이 싫을 수는 없다고 생각합니다. 보통은 중증질환의 경우 대학병원 의뢰서를 받는 것으로 알고 있는데, 경증 환자가 단순한 양질의 진료를 받으려는 이유로 의뢰서를 발급받는다면 의뢰를 통한 긴급 진료 예약이 아닌 일반 외래 예약 대기로 차례를 기다리는 것이 맞다고 생각합니다.

전화나 영상, 문자 메시지나 카톡 등을 이용한 비대면 의료서비스를 더 많이 이용하고 싶으신가요?

비대면 의료서비스가 있으면 매우 좋을 것 같습니다. 지역에 거주하시는 할아버지의 경우 3개월에 한 번 검진을 통해 암의 전이를 확인합니다. 따라서 약 10년 정도 서울을 정기적으로 방문하는데, 피검사나 촬영 등은 병원에 직접 가는 것이 맞지만 검진 결과를 들을 때는 유선을 통한 전달이 충분히 가능하다고 생각합니다. 교수님의 시간도 절약하고, 환자도 여러 가지 기회비용을 줄일 수 있다고 생각합니다.

의사나 간호사가 집으로 방문하는 서비스(재택의료서비스)를 제공하는 의료기관이 필요하다고 생각하시나요?

의료기관의 재택의료서비스는 의무가 아니라고 생각합니다. 환자를 치료하는 곳은 병원이어야 하고, 의사와 간호사의 근로 범위를 확장시키면 그들이 양질의 업무 수행을 할 수 없다고 생각합니다. 또한 재택의료는 환자의 편의를 위한 것이지 생명을 살리는 '치료'와는 접근이 다르다고 생각합니다. 이러한 서비스는 간병인이나 요양보호사와 같은 개념으로 진행해야 한다고 생각합니다.

인공지능을 활용한 의료서비스는 더 편리할까요? 이러한 서비스를 더 많이 이용하길 원하시나요? 사용하지 않고 싶다면 그 이유가 무엇인가요?

시간적·비용적으로 절약될 수 있다고 생각합니다. 하지만 인공지능에게 모든 판단을 맡기는 것이 아닌, 진료를 위해 이용하는 수단으로 생각해야 할 것입니다. 만약 자료가 아예 없는 신규 질환의 경우 인공지능은 어떻게 판단할 수 있을까요? 여러 가지 증상을 보고 가능성이 가장 높은 질환을 분류하는 것은 인공지능이 할 수 있지만 이를 판단하는 것은 사람의 몫이라고 생각합니다. 인공지능을 이용한다면 현재 의사들이 가지고 있는 의료 소송에 대한 부담이 덜어질 수 있습니다. 하지만 인공지능에게 모든 것을 맡기기보다 정부가 제도적 보완을 통해 근본적인 부담을 덜어야 한다고 생각합니다.

진료비는 건강보험공단에서 부담하는 금액과, 환자 본인이 부담하는 금액으로 나뉘어 있습니다. 건강보험공단에서 의료기관에 부담금을 지불할 때 어떤 점이 가장 중요한 기준이어야 할까요? 현재는 의료서비스의 양에 따라 의료기관에 지급하는 금액이 늘어납니다. 많은 양의 의료서비스를 제공하면 많은 금액이, 적은 양의 의료서비스를 제공하면 적은 금액이 지급되는 방식입니다. 이러한 방식이 적절할까요?

'의료서비스의 양'에 대한 정확한 기준을 알 수 없지만, 질환의 중증도를 나누어 중증인 경우 많이 지급하고 경증인 경우 환자의 부담을 높이는 것이 좋을 것 같습니다.

현재의 방식에 변화가 필요하다면 어떤 방식이어야 할까요? 위와 다른 방식으로는 예를 들어 환자의 건강을 잘 지켜주느냐 여부, 환자의 만족 여부에 따라 금액이 달라지는 방식도 있고, 또는 의료서비스 양이나 진료 결과와 무관하게 미리 정해진 금액을 지급하는 방식 등이 있습니다.

환자의 건강 지킴 여부, 만족 여부는 상대적인 기준이라 적절하지 않다고 생각합니다. 환자 부담의 경우 정해진 금액을 지급하는 신포괄수가제 병원이 있는 것으로 압니다. 이 경우 병원은 값싼 재료와 장비를 찾게 되고 의료의 질 저하가 일어날 것입니다. 치료가 어렵거나 치료법이 없는 질환은 국가에서 더 많은 부담이 필요하며(사례 연구를 위한 투자 방면에서도 좋다고 생각합니다), 경증 질환은 비교적 수술 시간이 짧을 수 있고, 약가도 저렴할 것이라고 생각합니다. 따라서 이에 차등을 두어 지급 방식에 변화를 주는 것이 좋을 것 같습니다.

주치의 또는 전담 의료진, 전담 의료기관이 있고 그곳에 등록을 한다면 환자가 내는 본인부담금은 지금과 비교해 어느 정도 금액이어야 할까요?

차이가 없어야 한다고 생각합니다. 전담 의료기관이 개인적인 건강관리를 해준다면 이는 개인이 선택한 '서비스'에 들어가는 항목으로 부가적인 금액을 지불해야 하는 것은 맞지만, 일반적인 의료서비스를 위해 방문한 경우 지불하는 금액에 대한 차이는 없어야 합니다.

주치의나 전담 의료기관이 정해졌다면, 그 외의 다른 의료기관을 이용하는 경우 환자가 내는 본인부담금은 차이가 있어야 할까요?

환자는 자유롭게 병원을 선택할 수 있어야 한다고 생각합니다. 타 기관 방문으로 본인부담금이 더해지면 안 된다고 생각합니다.

미래의 의료서비스를 위해 환자가 부담하는 본인부담금 정도는 변화해야 할까요?

환자의 입장에서는 본인부담금의 상승이 매우 부담되는 것은 사실입니다. 보험료 지불에 대한 국가-개인 간 비율 조정이나 단순한 의료서비스 부가 비용 부담이라면 반대하겠지만, 의료진 노동에 대한 적합한 비용 청구와 기술적 업그레이드가 된 의료장비 도입, 수가가 맞지 않아 들이지 못한 약의 수입 등을 위한 비용 상승은 합리적이라고 생각합니다.

건강보험료를 높이거나 낮추어야 한다고 생각하십니까? 변화가 필요하다면 그 이유는 무엇인가요?

보험료 측정은 현재 소득에 비례해 책정되는 것으로 알고 있습니다. 이를 조정하는 것보다는 정부에서 미래 국민의 양질의 진료를 위한 투자를 아끼지 말아야 한다고 생각합니다. 단순히 인구 비율에 맞는 미래 환자 증가와 의료진 부족이라는 결과만 보고 보험료를 많이 걷는 것이 아니라, 의료 행위에 맞는 적절한 비용 지급, 약가 조정 등을 통해 미래 의료를 위한 준비를 마친 후 합당하게 의료비용이 상승되어야 할 것입니다.

환자가 바라는 의료서비스

지역에 거주하는 환자가 기분 전환을 위해 먼 서울 병원까지 방문하는 일은 많지 않을 것입니다. 지역 대학병원의 교수님을 만났을 때, 의료 원정을 떠나는 환자들을 보며 안타까워하면서 더욱 양질의 의료서비스를 제공하기 위해 질환에 대해 연구하시는 것을 본 적이 있습니다. 희귀질환에 대한 케이스가 적어 서울에 있는 규모가 큰 병원을 찾는 것은 지역 의료진과 환자 모두에게 긍정적인 결과라고 할 수 없을 것입니다.

또한 소위 '메이저'라 불리는 필수의료과들의 전공의 지원이 없어 교수님과

PA 간호사 선생님이 수술을 진행하는 경우도 많습니다. 질환에 대해 연구를 많이 하고 술기와 치료 방법을 배운 전공의가 많아진다면 수술 시간 단축, 질환에 대한 연구 결과 증가 등 미래 의료 기술에 대한 긍정적인 결과를 만들 수 있습니다.

환자는 병원에 호텔과 같은 서비스를 요구하는 것이 아닙니다. 모든 환자는 이전과 같은 자유로운 일상을 되찾기 위해 병원에 방문합니다. 지역 의료 수준이 향상되어 환자가 병원을 선택할 수 있는 선택지가 늘었으면 좋겠습니다. 또한 공공연하게 알려진 3차 병원 의료진의 고된 노동 강도를 완화하고 필수의료과를 피하는 의대생들의 근본적인 원인을 파악하여 이를 해결해야 합니다. 따라서 수술의 퀄리티를 높이고, 의료진은 최상의 컨디션에서 치료라는 목적에 전념할 수 있도록 해야 합니다.

국민이 바라는 의료 제도

약 30년 뒤에는 경제활동을 할 수 있는 인구는 줄고 노령 인구의 수가 훨씬 많아져 인구 분포의 역피라미드 현상이 발생할 것으로 예측하고 있습니다. 연금, 건강보험 수혜를 받지 못할 것이라는 문제도 떠오르고 있으므로 미래 시민에 대한 제도를 마련해야 합니다. 환자는 넘쳐나는데 수술할 의사가 보이지 않는다면, 혹은 국민에게 지원할 수 있는 보험료가 터무니없이 적다면 국민들은 적절한 의료서비스를 받지 못하게 될 것입니다. 이제는 미래를 위한 준비를 해야 합니다.

의료 행위에 대한 비용을 지불하고 있는 시민의 한 사람이지만, 미래를 위해 의료 행위 가격에 대한 조정이 필요하다고 생각합니다. 제가 지불하는 비용이 결코 저렴하다는 이야기가 아닙니다. 수술에 대한 비용을 지불할 때 급여, 비급여, 산정불가, 비보험 등으로 나누어 환자와 국가가 나누어 지불합니다. 급여와 비급여 대상이 되는 약품과 기기는 모두 정부에서 지정한 가격으로 청구되는 것으로 알고 있습니다.

시민에게는 이보다 더 감사할 일이 없지만, 이로 인해 더 좋은 약제와 기기를 수입하지 못하기도 합니다. 단가가 맞지 않다는 이유로 회사에서 수입하지 않기 때문입니다. 목숨이 걸린 환자로서는 수술에 더 나은 선택지가 있다면 당연히 이를 선택할 것입니다.

따라서 환자의 더 나은 치료를 위해 수가산정제도를 한 번 더 확인해야 합니다. 또한 정부는 환자와 의료진을 모두 보호할 수 있는 제도를 마련해야 합니다. 환자와 의료진 모두 의료 행위로부터 발생하는 부득이한 상황에 대한 보호를 받아야 합니다.

최근 이야기가 많이 나오는 AI 진료 도입은 편리성 외에도 의사들이 병원을 떠나고자 하는 이유 중 하나인 의료 소송에 대한 책임을 피할 수 있다는 측면에서도 살펴볼 수 있습니다. 하지만 많은 환자들은 인공지능보다 뛰어난 기술을 가진 의사에게 진료받고 싶어 합니다. 인공지능을 치료에 사용할 수는 있지만, 인공지능이 판단을 내리게 해서는 안 됩니다. 국가는 의료 행위에 있어 매뉴얼을 지킨 의료진과 목숨을 건 환자 모두를 보호할 의무가 있습니다.

필수의료과에 대한 제도적 지원을 강화해야 합니다. 의사들이 더 이상 대학병원에 남아 있지 않고 성형외과, 피부과로 떠나는 이유를 들어야 합니다. 필수의료과를 선택한 학생들에게 장학금과 교육 혜택을 줄 수도 있고, 보다 나은 근무 환경과 보상을 제공함으로써 지원을 유지하고 확대할 수도 있습니다. 이는 더 나은 수술의 퀄리티를 보장하고 많은 연구 결과를 가져와 미래 의료 기술을 발전시킬 수 있습니다.

3. 결론

의료진과 환자, 정부와 국민은 같은 곳을 바라보고 나아가야 할 때입니다. 개인적인 이익보다도 모두가 함께 잘살 수 있는 건강한 미래를 꿈꿔야 합니다. 정부와 의료진의 원활한 합의를 통해 의료 공백이 메워져 환자들이 자유로운 일상을 빨리 되찾을 수 있기를 바랍니다.

한국 의사들에 대한 생각

심원(60대, 남성, 방송 프로듀서, 합천군 거주)

지방 병의원의 불친절

어느 날, 아내가 시야가 이상하게 보인다고 하여 인구 3만의 작은 지방 군 단위에 한 곳뿐인 안과에 갔다. 안과 원장은 공중보건 전문의를 마치고 개원한 안과의사였다. 조무사가 네 명 있었는데, 환자와 보호자로 방문한 우리에게 그 어떤 인사도 예의도 없이 대했다.

원장에게 아내의 진료를 보는데 원장이라는 의사는 매우 권위적이었고 진료를 받는 아내에게 반말 비슷한 말투로 열공성 망막박리라고 했다. 지금 당장 빨리 대학병원의 안과에서 수술을 받아야 한다고 엄포를 놓았다. 우린 매우 놀라서 혼란과 걱정이 앞섰는데 자세한 설명은 안 해주고 다음 환자를 진료했다. 진료를 보고 진료비용을 낼 때 조무사도 아무런 설명 없이 진료비용만 내라고 했다.

우린 당황한 나머지 대학병원을 검색해 보고 지방에 있는 모 국립 대학병원 안과에 긴급하게 전화해 승인을 받고 한 시간 반을 운전해서 오전 11시 30분에 국립 대학병원에 도착했다. 안과에 가서 열공성 망막박리라는 1차 안과의원의 진단을 받고 대학병원에 왔노라고 말했다. 환자의 방을 정할 때에는 1인실이나 2인실을 배정받기를 청했는데, 전공의 1년차 C선생이 방을 잘못 배정해 8인실을 배정받았다. 너무 성의가 없고 무례하기 짝이 없었다. 다시 주임교수에게 방 배정이 잘못되었다고 말해서 겨우 2인실을 배정받았다. 그러나 담당 간호사가 침상에 가운을 깔지 않고 방에 대한 설명도 없이 건방진 태도로 우리를 대해 아주 불쾌했다.

수술이 끝난 아내는 항생제 연고도 넣지 않아 눈알이 빠질 정도로 아프다고 했다. 주치의인 전공의는 이 말을 듣고도 아무런 조치를 취하지 않았다. 아침 회진 때 눈알이 토끼눈처럼 빨갛고 밤톨처럼 퉁퉁 부어 있는데도 인턴, 레지던트, 펠로우, 전임의는 아내의 눈을 뒤집어 까보고 그냥 갈 뿐이었다. 주임교수가 인턴에게 항생제 연고를 넣어드리라는 말을 잊어버려 생겨난 큰 문제였다.

C전공의는 그렇게 불친절할 수 없었다. 나는 이 상황에 대해 간호부장, 주임교수에게 항의했다. 간호부장은 아내 담당 간호사에게, 주임교수는 인턴, 레지던트, 펠로우에게 주의를 주었다면서 죄송하다고 사과해서 일단락되었다.

원무과에서 치료, 수술, 검사, 입원비를 정산하는데, 원무과 직원에게 자세한 정산내용을 달라고 해서 정산 내역서를 상세히 살펴본 결과 쓰지도 않은 약, 검사를 하지 않은 내역이 들어가 있었다. 원무과장을 불러 입원 첫 날 수술 후 바로 쓰지도 않는 항생제 연고, 알약, 처치 등이 잘못 정산되어 있다고 했다. 주임교수를 불러 설명하자 담당 주치의를 불러 이 약을 썼느냐 안 썼느냐 물어보니 주치의는 그제야 잘못되었다고 시인했다.

그때 나는 주임교수, 전공의, 원무과장에게 "교육기관인 대학병원에서 이런 식으로 환자를 대하는 건 인권 모독이며, 환자의 권리를 무시하는 처사입니다. 처방하지 않는 약물, 약, 연고에 대해 처방한 것처럼 정산하는 것은 대단히 잘못된 일이므로 보건복지부에 신고하겠습니다"라고 말했다. 주임교수와 원무과장으로부터 정말 큰 실수를 해서 죄송하다는 사과를 받고 제대로 정산을 했다.

일주일 후 아내는 퇴원했다. 그리고 그 뒤 두 주가 지나 주임교수에게 진료를 보았다. 아내는 눈알이 너무 까끌거려 아주 불편하다고 했는데 주임교수는 괜찮다는 말만 했다. 아내가 "실밥은 안 푸나요?"라고 질문하니 그제야 "실밥이 어디 있죠?"라고 물었다. 아내가 "왼쪽 끝 흰자에 있어요. 교수님께서 수술하셨는데도 어딘지 모르시나요?"라고 묻자 교수는 그제야 흰자를 살피더니 실밥을 풀어 주었다.

그리고 백내장 증상을 느껴 교수에게 말했더니 이리저리 눈동자를 살폈다. 그러더니 레이저 치료를 받으면 되겠다며 레이저 처치를 내렸는데 레이저를 쏘는 전공의 3년차가 손재주나 경험이 없어 정말 눈알이 터지는 듯 아팠다고 했다. 주임교수는 그 뒤 아내의 눈을 확인하지 않고 결국 정년을 하고 개원을 했다.

그 뒤 아내가 초점이 잘 안 맞는다고 해서 다시 병원에 들러 젊은 교수에게 안구를 진찰받았는데, 수술을 하고 안구를 너무 강하게 집어서 초점이 이중으로 보일 것이라고 했다. 그런데 이 젊은 40대 교수도 인성이 전혀 없는 사람이었다. 인사를 해도 대꾸도 없고 나갈 때 목례로 인사를 해도 우리를 쳐다보지도 않고 답인사도 하지 않았다. 그 대학병원은 이제 가지 않는다. 환자에게 무성의할 뿐 아니라 교수, 전임의, 펠로우, 전공의, 인턴까지 정말 돼먹지 않았다.

대전의 모 대학병원에서 어머니께서 혈소판 검사를 한 적이 있다. 어머니께서 하시는 말씀이 담당 여교수가 너무 불친절해서 자존심이 상한다는 것이었다. 그래서 하루 시간을 내어 U대학병원에 어머니를 모시고 갔는데, 주차관리원의 불친절과 진료를 보는 여교수의 건방진 말투에 화가 났다.

주차관리원은 반말 비슷한 말투로 여기에 주차를 하라고 하기에 나는 주차장이 넓고 주차선이 많은데 왜 하필 차가 많은 이곳에 주차를 해야 하는지 물었다. 그랬더니 여기에다 주차를 하라면 할 것이지 뭔 말이 많냐고 했다. 여교수에게는 혈소판에 대해 자세히 설명해 달라고 하자 수치만 알면 되지 혈소판에 대해 뭘 깊이 알려고 하느냐고 했다. 나는 기가 차서 여기는 교육기관인데 환자나 보호자에게 그런 식으로 대하느냐 했더니 여교수는 진료 끝났으니 가라고 하면서 다음 환자를 호명했다.

나는 그 길로 어머니를 모시고 병원장실에 가서 조목조목 따졌다. "여기 교육 기관이 맞습니까? 주차요원은 막말을 하면서 불친절하고, 환자나 보호자에게 친절히 설명해야 할 교수라는 사람은 혈소판 수치만 알면 된다고 말하면서 환자의 권리를 망각한 무례하고 건방진 행동을 하지 않습니까?" 나는 정말 보건복지부나 국가인권위원회에 고발하고 싶었다.

병원장이 주임교수와 진료 여교수를 불러 내가 항의한 내용을 이야기하니 교수는 그게 아니라면서 변명을 했다. 나는 정말 화가 나서 병원장에게 말했던 사실에 대해 조목조목 따졌다. "내 어머니가 넘어져서 팔 정강이와 다리가 부러졌는데 혈소판 수치가 낮아 마취를 하면 생명에 위험하다고 해서 혈소판 수치 검사를 한 것입니다. 환자가 무료로 치료하는 것도 아니고 진료비를 내고 진료받는데 의사라는 사람이 저렇게 건방지고 무례하면 되겠습니까? 예를 들어 국무총리 어머니, 대통령의 어머니, 혹은 병원장의 어머니가 저 교수에게 진료를 받아도 저렇게 불친절하겠습니까? 인성이 아주 잘못된 행동입니다. 국민이 의사를 존경해야 하는데 이런 식으로 환자를 막 대하면 의사 자격이 없다고 생각합니다. 보건복지부와 국가인권위원회에 고발은 하지 않겠습니다." 그제야 그 교수는 죄송하다고 사과했다. 그리고 나오는데 병원장이 주차요원에게 전화를 했는지 주차요원이 나에게 굽신굽신하며 아까 안내가 매우 잘못되어 죄송하다며 사과를 했다.

그 뒤 다시는 어머니께 U대학병원에 진료받으러 가지 말라고 했다. 그 뒤로는 다른 천주교에서 운영하는 대학병원에서 진료를 받았는데, 정말 친절했다.

다음은 군 단위 중소병원에서 일어난 일이다. 동생이 척추 근처에 혹이 생겨 가까운 군 단위 중소병원 정형외과에 갔다. 정형외과 의사는 사십은 넘어 보였는데, 진찰을 하더니 피지라면서 자기가 제거해 주겠노라고 자신 있게 말했다. 처치실에 간 의사는 직원에게 이런 시술은 아무나 못하는데 특별히 따라간 직원에게 보여준다며 동생의 등에 국소마취를 하고 메스로 십자를 갈라 피지를 짰는데 양이 많이 나왔다. 그리고 마지막에 꿰매고 약 처방을 해주면서 실밥을 빼야 하니 일주일 뒤에 오라고 했다. 그런데 동생은 시술받은 부위가 계속 아프다고 했다. 처방해 준 약을 먹었으나 부어만 갔다.

일주일 뒤 그 병원에 가서 실밥을 풀었더니 미처 제거하지 않는 솜뭉치가 나왔다. 나는 정형외과 의사에게 "환자에게 시술을 하고 나서 솜을 빼야지, 직원하고 이야기하면서 시술을 하니 솜을 넣었는지 뺐는지도 모르는 것 아닙니까? 확인도 하지 않고 꿰매면 어떡합니까?"라고 항의했다. 그랬더니 정형외과 의사가 "그럴 수도 있지, 뭘 그리 불쾌하다고 항의합니까?"라고 대꾸했다.

나는 이렇게 말했다. "의사면 피지가 왜 생기는지 알려주고 예방법이 있으면 설명해 줘야 하는 것 아닙니까? 시술이 끝나면 집에 가서 시술한 부위를 어떻게 하라는 최소한의 설명도 없이 직원을 데리고 시술실에 들어가서 시술하고 본인이 대단한 의사라고 이야기를 한다? 그리고 지금 보니 꿰맨 부위가 삐뚤빼뚤 실밥도 엉망이고 속 근육까지 발라내어 웅덩이처럼 푹 가라앉았는데 이걸 시술이라고 할 수 있나요? 환자가 얼마나 아프면 일주일 내내 잠도 못 자고 통증에 고통을 받았는데 사과도 안 하는 태도에 너무 화가 납니다."

그러자 정형외과 의사는 "뭐가 그리 잘못되었습니까? 다시 솜 빼고 꿰매주면 됐지, 뭘 더 바랍니까?"라고 말했다. 나는 정말 화가 나서 병원장실로 찾아가 정형외과 의사의 잘못된 시술과 불친절에 관해 거침없이 털어놓았다. 병원장은 일어나 허리를 구부리며 "너무 죄송합니다. 여기가 시골 군 단위이다 보니 정형외과, 성형외과 전문의를 구하려고 해도 구하질 못하고, 개원했다가 폐업하거나 봉직의로 있는 전문의들이 오는데 좀 문제가 많습니다. 공중보건 전문의를 초빙해도 임상을 못해 교과서적으로 환자를 봐서 의사의 수준이 많이 떨어지고 인성도 참 부족합니다. 제가 대신 사과드리겠습니다. 너그러이 이해해 주시기 바랍니다"라고 말했다.

그 뒤로는 그 중소병원에 가지 않았다. 일주일 후 동생의 등은 말끔히 나아 내가 실밥을 풀어주었다. 그런데 엉망으로 시술을 해서 지금도 화상을 입은 듯 흉터가 웅덩이처럼 남아 있다.

아내는 개원의이다. 의대를 졸업하고 의대에서 장학생을 한 명 추천했는데 그 한 명이 아내였기에 일본 히로시마 의과대학에 1년 교환학생으로 가서 일본 해부학의 명의인 야수다 교수 아래서 수학을 했다. 야수다 교수의 해부학 교실에는 독일 모 의대에서 교환학생으로 온 독일 의사도 있었다. 일본의 박사과정을 밟는 의사들과 1년 동안 공부하며 많은 것에 눈 떴다고 했다.

종신직인 일본의 의과대학 야수다 교수는 세계적인 과학 잡지와 의학 잡지에 1년 동안 논문을 무려 6~8편 싣는다고 했다. 해부학 교실 제자들이 그 과학 잡지를 보라고 해서 아내는 야수다 교수가 정말 존경받을 만한 위대한 분이라는 것을 알게 되었다고 한다.

아내는 일본에서 1년 동안 공부를 마치고 돌아와 모교에서 석사와 박사학위를 받았고 해부학 교실에 남아 교수가 되려고 했다. 하지만 천주교인인 아내는 친하게 지내는 빈민촌에서 묵묵히 봉사하는 수사님과 신부님의 영향을 받아 장기려 선생님과 같은 삶을 살고자 했고 한국 조계종의 대찰에서 인연이 깊은 노스님으로부터 간곡한 전갈을 받고 31살 나이로 무의촌에서 개원했다.

당시 면 인구는 2000명 정도였다. 한 평 남짓한 방에 두 평 되는 진료실을 만들어 24시간 환자를 돌보았다. 밤 9시, 밤 10시, 새벽 2시, 새벽 4시, 토요일, 일요일도 없이 환자를 돌보았다. 대찰 노스님들은 아프면 밤이고 낮이고 주말이고 공휴일이고 명절이고 상관없이 찾아오셨는데, 아내는 싫은 내색 한 번 없이 극진하게 노스님들을 진료하고 치료했다. 다양한 임상을 통해 환자를 돌보면서 약을 잘 써 모든 환자가 참 좋아했다. 겨울에는 손이 트고 여름에는 땀띠가 나서 매우 고생하면서도 즐겁고 기쁜 마음으로 환자를 돌보았다. 대찰의 방장스님, 주지스님, 상노스님, 모두에게 칭찬을 들으면서 자연스럽게 주치의가 되어 노스님들과 허물없을 정도로 가까운 친구가 되었다.

그런데 병원에 환자가 많을수록 시기하는 시골 텃세가 이만저만이 아니었다. 청년회, 노인회 등에서 여러 명목으로 기부를 하라고 하면 늘 기쁜 마음으로 기부를 하고 지냈지만 이기적이고 무지한 사람들이 여러 가지로 괴롭혔다. 그럴수록 우리는 그분들에게 더욱 정을 주면서 따듯하게 대했다. 세월이 지나 텃세는 사라졌고 산촌의 삶에 익숙해졌다.

여기서 군까지는 40분 소요되는 거리여서 행정적인 일을 보려면 먼 읍내로 나가야 했고, 의사회를 읍내에서 주최했기에 의사회 소식이 오면 의사회에 참석을 했다. 당시 개원의 의사들의 나이는 40대 후반에서 60대로 일반의였는데, 의료보험이 없던 시절에 읍내에 들어와 일반으로 환자를 보고 돈을 많이 벌어 대부분 2~5층 건물을 가지고 있었으며 1층에 ○○의원으로 간판을 걸었다.

아내가 제일 젊은 여의사라 의사회를 나가면 회비 10만 원을 걷고 저녁식사를 했다. 도의사회에서 내려온 공문이나 보건소에서 보내 온 공문과 관련된 이야기는 회장이 하고 총무는 돈을 걷었다. 당시 여덟 명 정도의 원장님이 계셨는데 지금은 모두 돌아가셨다.

아내와 산촌에 내려와 나는 가까운 도시에 있는 모 회사로 발령이 나서 출퇴근을 했다. 의사회를 할 때면 내가 아내를 차에 태워서 갔다가 의사회가 끝나면 태워서 집으로 돌아오곤 했다. 어느 날 토요일인가 젊은 우리를 좋아했던 모 원장님이 놀러오라고 해서 의원에 갔는데 황색 시럽을 담은 플라스틱 작은 병과 주사약을 넣은 플라스틱 주사기가 많이 있었다. 어린이들이 환자로 오니 무조건 물약 주고 주사를 놔주는 것이었다. 나는 이 원시적인 방법으로 환자를 보는 원장님을 이해할 수 없었다. 읍내의 개원의들은 산촌에서 개원한 우리를 좋아하긴 했지만 오죽 갈 데가 없으면 산촌에서 개원을 했겠나 하는 식으로 우리를 평가하는 원장님도 몇 있었다. 하지만 우리는 늘 그래왔듯이 들어도 못 들은 척하며 원장님들을 깍듯이 섬겼다.

한번은 큰 도시에서 도의사회를 개최해 학술대회라는 명분하에 교육을 받으러 갔다. 내가 사는 산촌에서 소요시간이 1시간 30분이었고 왕복 3시간 거리였다. 그런데 항상 오후 2시에 첫 수업을 했다. 모두 8시간의 교육을 이수하면 밤 10시가 되었고 집에 오면 거의 밤 12쯤 되었다. 도의사회에 오전 10시나 12시쯤 교육을 시작하자고 아내가 여러 번 건의했지만 큰 도시의 개원의들이 환자 진료를 마치는 시간이 1시라서 점심 먹고 회의장에 오면 오후 2시이기 때문에 어쩔수 없다는 답변이 돌아왔다.

"산촌에서 개원하는 의사는 오전 11까지 진료하고 점심 먹고 출발하면 오후 2시인데 돌아오는 시간이 너무 늦습니다. 큰 도시에 있는 원장님들이 오전 10시에 진료를 마치고 좀 더 일찍 연수교육에 참가하면 되지 않나요? 원장님들이 자신들의 입장만 생각해서 오후 2시에 학술대회를 개최하는 것은 불공평합니다"라고 도의사회에 의견을 내어도 아내의 의견을 무시하고 계속 오후 2시에 학술대회를 개최했다.

도의사회 직원들은 어떤 경로로 도의사회에 취업했는지 몰라도 도시의 큰 의원, 중소병원의 원장에게는 무척 예절이 밝은 반면 아내 같은 산촌 개원의에게는 무척 불친절하고 말도 함부로 했다. 보건소에 부당한 문제가 있어 도의사회에 도움을 청하면 의사회장은 아예 연결도 안 되고 직원들이 받았는데, 무척 불성실하게 대하면서 당신이 알아서 하라는 식으로 여러 번 대응했다. 그 뒤로 도의사회에는 아예 연락을 안 했다.

대한의사협회는 더 불친절하고 완전 갑질을 했다. 한번은 도의사회에서 연락이 왔다. 도의사회 회원과 가족들이 대찰에서 가족모임대회를 하고 싶은데 도움을 달라고 했다. 제일 큰스님과 주지스님도 소개해 달라고 했다. 아내와 나는 큰스님과 주지스님께 허락을 받아 대찰과 산에서 가족동반대회를 개최했다. 도의사회장, 시의사회장, 도의사회의장, 시의사회의장 등 30여 명을 큰스님께 소개하고 30인분의 다과상을 준비해서 차담을 했다. 그런데 차라리 빈 손으로 오든가 아니면 큰스님이 무엇을 좋아하는지 여쭈어서 선물을 준비했으면 좋으련만, 의사회 사무장이 작은 상자에 엿을 넣어 선물로 가져와 큰스님께 드리는 바람에 정말 너무 민망했다.

한번은 도의사회 학술대회에 아내와 내가 참석했을 때의 일이다. 옆의 VIP실에 도의사회장과 총무가 여당 국회의원 두 명을 초청해 아주 깍듯하게 모셨고 학술대회를 개최할 때 회원들에게 소개도 했다. 잠시 후 대한의사협회 회장도 연단에 올라 도의사회에 참석한 회원들의 노고를 치하한다고 말하면서, 정부와의 의정 갈등에 대해 힘차게 싸우겠다고 말하고 연단에서 내려갔다. 나는 의학학술대회에 왜 여당 국회의원 두 명과 대한의사협회장을 초대했는지 이해가 되지 않았다.

회원 500명에서 1000명은 족히 될 텐데 연수 장소도 너무 협소했고 의협 여직원들도 무례하게 느껴졌다. 연수교육이 끝나자 총무와 여직원이 나와 사회를 보면서 나눠준 추첨표를 추첨해 선물권이나 선물을 나누어주었다. 아내 바로 앞의 사람까지는 선물권과 선물 두 가지를 받아갔는데 아내가 당첨되어 총무가 만 원짜리 선물권과 선물을 드리라고 하자 여직원이 선물만 드리라고 했다. 총무가 그럼 선물만 받아가라고 해서 아내가 무안한 얼굴로 작은 선물을 받았다. 여직원이 월권행위를 한 것이지만 누구 하나 지적하는 회원들이 없었다.

아내에게 무언가를 대접했다면 아내는 기꺼이 사양했을 것이다. 그런데 먼 산촌에서 온 개원의에 대한 배려도 없었고 대찰까지 와서 가족동반대회를 즐겁게 잘 마쳤다면 감사의 인사라도 해야 하는데 그런 것조차 없었다. 오죽하면 아내가 도의사회에 선물권을 주지 않은 사연이라고 글을 남겼다. 도의사회장은 큰스님을 뵙고 많은 것을 배웠다, 가족동반대회가 즐겁게 잘 끝나게 해주셔서 감사하다, 연수회에 오시면 원장님과 선생님을 모시고 저녁 대접을 하겠다고 했지만 그런 일은 없었다.

빈민국에 가서 의료봉사활동을 한 회원에게는 의료봉사상을 주면서 멀고 위험한 남수단과 북수단에 가서 빈민국의 환자를 진료하면서 온갖 고생을 한 아내에게는 아무런 보상도 없었다. 코이카에서 국가무상원조사업으로 몇몇 국립 의대 교수님, 건강관리협회 직원들과 의료봉사를 떠났지만 그런 사실을 아는 사람은 몇 분의 교수님, 건강관리협회, 코이카 직원, 주수단대사와 직원들밖에 없었다. 코이카 잡지에 사진이 실리고 몇 번의 의료활동에 대한 기사가 실렸지만 도의사회 어느 누구에게도 알리지 않았다. 의사가 의사를 차별하고 의사윤리마저 저버리는 나라는 한국밖에 없을 것이다.

보건소 공중보건의의 문제점

시골에는 면 단위마다 공중보건의가 보건분소에 있다. 의대를 졸업하든 인턴을 마쳤든 간에 임상을 하나도 모르는 공보의들이 개원의에게 막말을 하는 사건을 여러 번 경험했다.

아내의 의원에 어떤 할머니가 와서 말하길 보건소 의사가 처방전을 끊어서 오라고 했다는 것이었다. 아내는 할머니의 말을 전혀 이해할 수 없었다. 무료로 처방을 받아 보건소로 오라고 했다니 무슨 말인지 한참을 생각하다가 보건지소로 전화를 걸어 공보의와 통화했다. 할머니가 오서서 처방전을 무료로 끊어달라는데 무슨 얘기인지 묻자 공보의는 짜증을 내면서 환자가 골다공증으로 왔는데 혈압약도 처방해 달라고 해서 가까운 의원에 가서 혈압약 처방전을 끊어오면 보건소에서 약을 주겠다고 했다는 것이다.

그냥 처방전 끊어주면 되는데 전화는 왜 하냐고 응대해서 아내가 공보의에게 "의사면 본인이 환자를 진료하고 처방전을 내면 되지, 왜 개인 의원에 환자를 보내 혈압약 처방전을 끊어가지고 보건소로 오라고 하나요? 그 할머니 의료기록을 보니까 다른 의원에서 3개월치 고혈압 약을 타가서 아직 한 달분은 남아 있을 텐데 이중으로 처방전을 끊을 수는 없잖아요? 그리고 보건소 공보의가 환자를 진료하지도 않고 개인 의원에서 처방전을 끊어오면 그대로 약을 내주겠다는 것은 의사로서 도덕과 윤리가 없는 것 아닌가요?"라고 물었다.

공보의는 나중에 격앙되어 반말을 하면서 전화를 끊었다. 군 보건소 공보의 담당자에게 전화를 걸어 상황을 말하니 그 공보의가 말을 함부로 해서 보건소에 민원이 많이 들어온다고 했다. 주의를 주겠지만 일주일 후면 공보의가 끝나니깐 이해해 달라면서 통화를 끝냈다고 한다. 이들은 월급이 300만 원이 넘는다. 이는 국가적인 재정손실이다. 늦게 일어나서 늦게 출근하고, 툭하면 외출하고, 정말 문제가 심각하다. 보건소에 숙소도 있으며, 보건소에서 밥을 먹기도 하고 식당에서 음식을 사먹기도 한다.

공중보건의, 공중보건한의, 공중보건치과의, 이들은 임상이 전혀 없는 유사 의사이다. 공중보건의는 주사를 처방하지 못하고 오로지 약만 처방하고, 공중보건한의는 침놓고 뜸뜨며 한약을 주며, 공중보건치과는 임상이 없고 치과 장비도 부실하다. 이들이 공중보건의로서 하는 역할은 아무것도 없다. 보건소를 가면 공중보건의의 오만방자함이 가관이다. 공중보건의, 공중보건전문의는 임상이 없으니 국립의료원에서 배치해서 임상을 배우도록 해야 한다.

보건소장이 바뀌면 생기는 일

군청 직원이 5급 사무관이 되면 군수가 보건소장을 임명한다. 보건행정을 전혀 모르는 사람이 보건소장이 되기도 하고 심지어 간호조무사 출신이 9급 공무원에 채용되어 30년 후 보건소장이 된 일도 있다. 보건소장은 직원을 시켜 의원을 감시하게 하는 한편, 일회용 의료용품을 쓰는 현실을 모르고 소독기구를 사서 모든 의료용품을 소독하라고 직원들에게 지시를 내리기도 한다.

한번은 직원들이 아내를 찾아와 소독기가 없다면서 보건복지부에 신고하겠다고 으름장을 놓았다. 이 문제로 보건소 담당 직원에게 전화하자 담당 직원이 출장을 갔는데 무슨 용건인지 알려달라고 해서 소독기 문제로 전화했다고 말하고 전화를 끊었다.

그날 저녁 담당 여직원이 아내에게 전화해서 다른 직원에게 왜 쓸데없는 말을 했느냐고 고함을 쳐서 이 내용을 녹음해서 보건복지부와 국가인권위원회에 고발하겠다고 했더니 바로 꼬리를 내렸다. 보건복지부 의료기 지침서에는 내과의 경우 일회용 주사를 쓰기 때문에 소독기를 구비하지 않아도 된다는 조항이 있어 구비하지 않았는데 왜 구비하지 않았느냐고 감사하는 것은 보건행정직원이 개원의 의사에게 갑질하는 것 아니냐고 물었더니 죄송하다면서 전화를 끊었다.

시골 군 단위의 보건소장과 직원들은 월권행위, 직권남용, 직무유기, 인권차별이 심하다. 의사회에서 아무런 도움도 주지 않지만 다행히 아는 의사회 직원이 보건소장과 직원에게 전화를 걸어 소독기가 필요하지 않는 내과에 가서 감사를 하고 갑질을 하는 것은 불법 이라고 말해주었다. 그 뒤 보건소에서 감사를 하는 일은 더 이상 없었다.

군 주민복지과에서 기초생활수급자에게 의원을 정해주면 환자는 지정의원이나 한의원을 방문하는데, 그곳에서 치료가 안 되면 아내의 의원에 내원했다. 그때 지정의원에서는 아내의 의원으로 진료의뢰서를 끊어주지 않았다. 결국 아내는 군 주민복지과 담당 직원에게 전화했는데, 그 직원은 환자가 다른 의원으로 전원하려고 요청하면 진료의뢰서를 끊어주라고 지정의원 원장에게 말했는데 무슨 말이냐며 아내에게 되레 반문했다. 주민복지과장에게 이 내용을 말하자 담당 직원은 다른 의원으로 가려고 요청하면 진료의뢰서를 끊어주라는 공문을 지정의원이나 한의원에 발송하지 않았다고 변명했다고 한다.

이런 환자 가운데 아내의 의원에 들러 다른 군에 살고 있다고 하면서 약 처방을 많이 해달라고 해서 3개월치 약을 타간 사람이 있었다. 그 사람은 약을 자신의 며느리에 주고 본인은 다른 군·읍에 있는 내과에 가서 3개월 처방을 해달라고 원장에게 말했다. 그 원장은 처방전을 들고 간 약국에 전화해 우리 의원에 단골 환자인 ○○○씨가 여의사에게 진찰을 받은 적도 없는데 허위로 처방전을 낸 사실을 알게 되었다고 말했다.

약사는 아내에게 전화를 걸었고, 아내는 전화 요청한 의원의 원장에게 다시 전화를 걸었다. 그 원장이 허위 진료, 허위 처방전, 허위 청구로 심평원에 고발하겠다고 화를 내서 아내는 무슨 얘기냐, ○○○씨와 ○○○씨 친구는 진료를 받고 처방을 받아갔다, 환자가 거기 있으면 친구도 있을 것이므로 그 친구에게 물어보라고 했다. 결국 석 달치 처방을 받아간 환자가 거짓말로 재처방을 받으려고 한 사실이 드러났다. 자기가 처방받은 약은 며느리에게 주고 환자 본인은 자신이 먹을 약을 다시 처방받으려 했던 것이다. 그리고 그 원장이 자신은 개원 18년차인데 개원 선배로서 처방에 대해 알려주겠다면서 훈계해서 아내가 나는 30년차 개원의이다, 아무리 돈이 좋다고 환자의 말만 듣고 아무런 잘못도 없는 의사에게 무슨 권리로 심평원에 허위 청구 고발을 한다고 하느냐, 의사의 품격과 의사의 도덕과 윤리를 지키라고 하면서 전화를 끊었다고 한다.

이런 나쁜 환자들은 많다. 의정부에 살다가 이 산촌으로 여행 온 어떤 노모와 50대 아들은 아내의 의원에 들러 혈압과 관절염이 있으니 3개월치 약을 처방해 달라고 했다. 아내가 노모인 환자의 의료조회를 했더니 보름 전에 의정부의 한 의원에서 이미 3개월분의 약을 처방받은 것으로 나왔다. 보름 전에 이미 다른 의원에서 처방을 받았으므로 두 달 보름 후에 와서 처방을 받으라고 했더니 환자와 아들이 덜컥 화를 내며 그 의원에 전화해서 처방한 약을 취소해 달라는 것이었다. 아내가 그럴 수 없다고 하자 아들은 보건소에 아내가 처방을 해주지 않는다고 고발했다는 것이다. 그래서 아내가 자초지종을 설명했더니 보건소 직원이 정말 나쁜 사람들이라며 전화를 끊었다고 한다.

병의원의 환자이든, 아내가 개원한 의원에 내원한 환자이든, 의사협회회장, 의장, 직원이든, 보건소 갑질이든, 기분 나쁜 안 좋은 기억이 참 많지만 여기서 이만 줄이기로 한다.

한국은 미국과 일본의 의학을 그대로 들여와 의학 발전이 세계적인 수준에 올랐다. 나는 미국에서도 두 번 입원한 적이 있다. 특급 호텔에 온 것처럼 모두 친절함이 몸에 배어 있었다. 입원과 퇴원까지 보름씩 두 번을 병원 신세를 졌는데 담당의 주치의 교수와 간호사, 조무사 모두 자상하고 친절했다. 가끔 러시아 출신 간호사들은 불퉁불퉁했지만 그래도 친절했다. 퇴원할 때도 휠체어에 태워 자동차에 탑승할 때까지 세심한 배려로 도움을 주었다.

미국이나 일본의 의사, 간호, 조무사들이 친절할 수밖에 없는 것은 의료법에 명시되어 있고 또한 의사가 불친절하거나 잘못 시술하거나 환자에게 설명을 자세히 안 해주면 환자가 변호사를 선임해서 의사를 민법으로 형법으로 고소하기 때문이다. 미국의 의사나 일본의 의사는 국민들로부터 존경을 받는다. 존경받을 행동을 하고 환자에게 최선을 다해 진료하기 때문이다. 환자를 대할 때 환자의 인격을 존중한다.

한국의 의사들은 어떤가? 비도덕적이고 비윤리적인 의사들이 많다. 병의원에 진료를 받으러 가면 병원장이나 주임교수, 개원의의 성향에 따라 직원들의 인성과 친절도가 달라진다. 나는 병의원을 다니면서 친절한 곳을 꼽으라면 생각만 해도 기분 좋고 존경스러운 의사들을 최고의 의사라고 꼽고 싶다. 세계에서 유례를 찾아볼 수 없는 쇼닥터들, 의정갈등으로 대립하는데도 명문 의대 출신 가정의학과 여의사들은 SNS에 자신의 얼굴과 스타일을 올리면서 관종이 된다. 또 성형외과 여의사는 명품 차와 특급호텔 레스토랑에서 먹는 음식 사진을 올린다. 쇼닥터는 인기가 많아지면 개인이 만든 건강 보조제를 판다.

지방의 의원이나 중소병원, 대학병원에 다니다가 중병이 나면 다 서울 빅5 병원에 줄을 서서 입원해 치료를 받는다. 왜 그럴까? 지방의 의료 수준이 형편없고 의료서비스 또한 없기 때문이다. 지방 의료원은 국민의 세금으로 운영하지만 행정 직원들의 갑질에 휘둘린 의사들이 근무를 꺼린다. 의사는 환자를 보는 것이 낙이고 즐거움이어야 한다. 그것이 인술제중의 천직이다.

아내는 미국 뉴욕으로 건너가 리치몬드 의대에서 해부학 연구교수로 몇 년 근무하다가 한국의 대찰의 노스님들과 큰스님들의 간청으로 뉴욕의 평안한 생활을 포기하고 한국의 산촌으로 와서 다시 개원을 했다. 아내가 한국 의사들을 어떻게 생각하는지는 들은 적이 없다. 아내는 항상 환자가 찾아오면 안 아프게 해주는 것이 의사의 소명이라고 말한다.

현재의 의정갈등은 의사집단의 문제이기도 하다. 보건복지부는 의사단체를 무시하고 몇몇 아부하는 사람들의 간사한 말에 넘어가 여당이 이길 것이라고 계산해서 의료대란을 일으켰다. 의대 증원 2000명을 정치적으로 공표하고 공론화하면 21대 총선에서 이길 것이라고 예측했으나 여러 사건과 함께 의료대란이 되레 역풍을 맞아 큰 패배를 맛보았다. 그런데도 정신을 못 차리고 계속 무대포로 의대 정원을 밀어붙이고 있다. 국민들은 거만한 의사와 간호사, 조무사들에게 갑질을 너무 많이 받아 의사를 지지하지 않는다. 존경받은 의사, 존경받은 의협, 존경받은 전공의, 존경받은 개원의, 교육기관이 되어야 한다. 국민들은 의대와 대학병원에서 전공의를 가르치면서 인술제중으로 환자를 돌보는 교수님들을 응원하고 사랑한다.

대한민국은 깊은 병이 들어 서서히 죽어가고 있다. 의료개혁은 일본과 미국 수준으로 해야 한다. 미국과 일본에서 배워온 의술로 발전했는데 한국의 의사들은 왜 존경받지 못하는가? 또한 무조건 의사를 욕하는 마음 비뚤어진 사람들은 크게 아파봐야 의사가 얼마나 위대한 사람인지 알게 될 것이다. 나는 국민의 한 사람으로서 보건복지부, 행정안전부, 식약청과 비대협의회, 대한의사협회, 전공의협회, 개원의협회와 국회가 상의해서 새로운 보건의료법을 만들어 의사를 보호해야 의사가 환자에게 집중할 수 있다고 본다.

지면이 짧아 여러 에피소드를 다 기록하지 못했다. 끝까지 읽어주셔서 감사드린다.

대한민국의 의사가 보호받아야 대한민국의 국민이 장수한다.

의료개혁 방향과 소비자 중심의 의료서비스 제공

히가루(40대, 여성, 회사원, 서울 중랑구 거주)

저는 아이를 키우는 워킹맘입니다. 하루는 강남에서 일하던 도중 동료 직원한 명이 넘어져서 얼굴 쪽에 흉터가 생기는 일이 있었습니다. 수술이 필요한 수준은 아니라서 주변의 피부과를 찾아 진료를 받으려 했으나, 강남에 그렇게 수많은 피부과가 있음에도 불구하고 이런 흉터를 치료해 줄 수 있는 피부과는 없었습니다. 모두 미용과 관련된 업무만 한다고 해서 결국 이 직원은 근처에서 진료를 받지 못했습니다.

한번은 아이의 고환 한쪽이 크게 부어올랐습니다. 119에 연락하여 병원을 찾았지만 쉽게 들어갈 수 있는 응급실이 없었고, 오후에 실려 간 아이는 저녁이 되어서야 겨우 진료를 받을 수 있었습니다. 다행히 고환 꼬임이 자연스럽게 풀려 괜찮아졌지만, 만약 크게 잘못되었다면 어찌 되었을까 다시 생각해도 아찔합니다. 강남에는 성형외과가 넘쳐나는데 위급할 때 우리 아이를 돌봐줄 수 있는 의사 선생님은 왜 없는 것일까, 물론 의료 본연의 역할은 미용이 아니라 진료와 치료 아닌가 하는 생각이 들었습니다.

우리나라의 의사 수가 부족하다고 하는데, 이는 단순히 의사 수를 늘린다고 해결되는 문제일까요? 의사 수를 늘리면 강남에 성형외과와 피부과만 더 늘어나지 않을지 걱정이 됩니다.

  그래서 알아보다가 의료수가에 대한 문제점을 알게 되었습니다. 의료수가가 정해지고 급여 항목에 해당하는 진료만 볼 경우 병원은 적자를 볼 수도 있습니다. 적자까지는 아니더라도 이득이 많지 않기 때문에 비급여 항목에 해당하는 진료를 통해 이득을 얻어야 합니다. 이로 인해 정말 필요한 산부인과는 운영하기 어려워서 사라지고 비급여 항목이 많은 의료 행위가 늘어난다는 현실을 알게 되었습니다. 이것이 단순히 의사들이 이기적이기 때문에 발생하는 현상이라고 생각하지 않습니다. 사람은 누구나 이기적이고 돈이 되는 쪽으로 행동하기 마련입니다. 오히려 지금 필수의료에 종사하는 분들이 사명감으로 일하는 분들이라는 생각이 듭니다.

  따라서 이 문제를 단순히 의사 개인의 사명감에 맡기는 것이 아니라 시스템적으로 개선해야 한다고 생각합니다. 필수의료에 종사하는 의료진들이 헌신하는 대가를 좀 낮춰주어야 합니다. 당연히 필수의료에 대한 수가가 높아져야 하고, 국민들은 좀 더 높은 보험료를 감당해야 합니다. 지금처럼 단순히 급여 항목의 범위를 넓히려고 해서는 안 됩니다. 그리고 저출산 고령화 문제와 기대수명의 증가, 정부의 보장성 정책 강화로 2028년부터는 건강보험료 적립금이 모두 소진될 것으로 예상되고 있습니다.

  보험료를 올리는 것은 국회에 큰 부담이 될 것입니다. 그래서 어느 정권이 들어서든 관계없이 건강보험료에 대한 준칙을 정해서 매년 요율을 조정해야 합니다. 마치 재정 준칙을 정해서 그에 맞춰 정부 예산을 편성하고 통화량을 조정하는 것과 비슷합니다. 전년도 보험료 지출에 근거해서 올해 전체 보험료를 산정하고 사람들에게 그만큼 건강보험료를 부과하는 방법을 고려한다면, 처음에는 반발이 있겠지만 정해진 준칙에 따라 부과되는 것이기 때문에 보험료의 증감에 따른 반발이 줄어들 것으로 보입니다.

  또한 요즘 문제가 되는 의료쇼핑을 방지하기 위한 대책이 필요합니다. 이를 위해서는 일 년에 건강보험료로 보장해 주는 병원에 갈 수 있는 횟수의 상한선 또는 금액의 상한선을 정하고, 그 상한선을 넘어서는 건강보험료 지급에 대해서는 별도의 심사를 통해 지원해 주는 방식으로 변경될 필요가 있어 보입니다. 그렇게 된다면 지나친 의료쇼핑으로 인한 건강보험료 지출을 막을 수 있을 것이며, 부득이하게 상한선 이상의 건강보험료를 지급해야 하는 경우를 지정하여 별도 심의를 통해 지급하도록 한다면 상한선으로 발생할 수 있는 국민들의 필수의료 지원에 대한 자부담 과중과 관련된 우려도 없앨 수 있을 것으로 보입니다.

이렇게 건강보험료 지출을 줄이고 필수의료에 투입되는 의사들의 의료수가를 높인다면 의사들의 사명감에 대한 대가지불을 좀 더 낮춰줄 수 있지 않을까, 그리고 정말 사회에서 필요로 하는 곳에 의사들이 배치될 수 있는 발판이 되지 않을까 생각합니다.

소비자로서 평소 의료를 접할 때 생기는 불편함이 있습니다. 아이가 아프기 시작하면 어느 과를 찾아가야 할지 모르겠습니다. 열이 난다고 하는데 소아과를 가야 할지, 내과를 가야 할지, 이비인후과를 가야 할지 고민이 많이 됩니다. 그리고 부모님이 아프실 때면 대학병원에서 이 과 저 과를 옮겨 다니며 증상에 맞는 과가 어디인지 찾아 헤매기도 했습니다. 이러한 불편을 해소하기 위해 챗GPT 같은 역할을 하는 메디컬GPT 같은 인공지능 어플이 생기면 좋겠습니다.

인공지능 어플에 환자 개인과 가족의 나이, 체중, 체지방, 키 등 신체 관련 정보뿐만 아니라 병력, 수술기록, 진료기록 등을 사전에 등록해 두고 딥러닝을 통해 만들어진 인공지능에 현재 내가 겪고 있는 증상과 내가 겪은 상황을 입력해서 어느 과를 방문해 보라고 추천해 줄 수 있는 기능이 있다면 소비자로서 어느 과를 선택할지 고민이 많이 덜어질 것 같습니다.

아이를 데리고 병원에 가면 한두 시간 기다리다가 의사 선생님과 상담 5분, 약 타는 데 5분 걸리고 돌아오는 경우도 많습니다. 이러한 소비자의 불편을 해소하기 위해 국가 통합 어플리케이션을 만들어서 내가 현재 있는 곳과 가까운 병원의 위치를 알려주고, 해당 병원의 붐비는 정도와 예상 대기 소요시간을 색깔로 표시해 주면 좋겠습니다. 배달 어플처럼 병원에 대한 소비자들의 평점과 댓글까지 등록된다면 소비자가 시간을 낭비하지 않고 병원을 찾는 데 큰 도움이 될 것이라고 생각합니다. 또한 이러한 어플을 통해 비대면 진료가 가능해진다면 간단한 질병은 비대면으로 상담받고 처방전까지 발급받아 시간을 크게 절약할 수 있을 것이라고 생각합니다. 그리고 진료나 약 처방보다 매주 건강관리가 필요한 질병의 경우 비대면 진료를 하면 소비자의 이동에 대한 장벽을 낮춰 의사와 더욱 자주 상담할 수 있으므로 환자의 건강관리에도 더 큰 도움을 줄 수 있을 것으로 보입니다.

저는 아이를 키우는 소비자의 한 사람으로서 의료는 평소 우리를 보살펴 주는 것도 중요하지만 정말 위급할 때 도움을 줄 수 있어야 한다고 생각합니다. 그래서 필수의료인들이 더욱 대우받을 수 있어야 하고, 이를 위해 의료수가의 조정과 준칙에 따라 의료보험료를 부과해야 한다고 생각합니다. 또한 소비자의 편의와 건강관리를 위해 인공지능 기반의 어플리케이션과 병원 정보에 대한 통합 제공 어플리케이션, 비대면 진료의 확대가 필요하다고 생각합니다.

내가 꿈꾸는 병원

아침지니(50대, 남성, 병리사, 서울 강남구 거주)

당신은 '평범한 일반 시민이 바라는 병원은 어떠해야 할까요?'라는 질문에 답을 찾았나요? 당신을 포함해서 우리는 이미 그 답을 어느 정도 알고 있지 않을까요? 어쩌면 우리가 진실로 어려워하는 것은 '할 수 있을까'라는 '걱정'과 지금 내가 누리는 것과 누릴 수 있는 것을 '포기'해야 한다는 '불편함'은 아닐까요?

제가 바라는 병원의 모습을 소설의 형식을 빌려 적어보았습니다.

에피소드 1. 2044년

창밖이 조용한 것을 보니 밤새 내리던 비는 그쳤나보다. 아직 잠들어 있는 아이 옆에 조심스레 누워본다. 감사한 마음이 올라온다. 새근새근 편안한 얼굴로 늦잠을 자는 이 녀석이 내 곁에 남아 숨을 쉬고 있는 것이 고맙다. 홀로 아이를 키우는 나에게 이 녀석은 내가 살아야 하는 이유이자 삶 자체이다.

이 녀석은 엄마 얼굴이 그리도 빨리 보고 싶었던 것일까. 기어코 7달째에 밖으로 꺼내달라고 아우성을 쳤더랬다. 다른 아이들과 아주 조금 다른 심장을 갖고 태어난 지훈이(가명)는 잘 자라는가 싶더니 3살이 되던 지난해부터 심장이 말

썽을 부리기 시작했다.

그랬던 지훈이가 지난달에 수술을 받고 아무 일도 없다는 듯 잠들어 있다. 내가 아프지 않아 다행이다. 내가 아팠더라면 병원비를 감당하지 못했을 텐데 지훈이는 어린이라고 병원에서 돈을 받지 않았다. 불과 10년 전에는 상상도 못했던 일이다.

에피소드 2. 2024년

나는 임신 5개월차 예비맘이다. 드디어 오늘이다. 나와 우리 아이를 보살펴주실 훌륭한 선생님을 만나는 날이다. 그래서 큰 맘 먹고 휴가를 냈다. 하루 벌어 하루 사는 인생이라 휴가를 내고 병원에 가는 것은 사치였다. 그래서 얼마 전에 어쩔 수 없이 점심을 거르고 산부인과를 다녀왔다. 그때 의사는 3개월이 지났으니 안심하라고 했지만 왠지 마음이 불편했다. 아마도 내 아랫배에 가끔씩 짜르르한 통증이 찾아오기 때문인가 보다. 불안을 달래려 큰 대학병원 의사 선생님 진료를 예약해 두길 잘했다고 스스로 위안을 해본다.

큰 병원은 역시 다르다. 건물들이 엄청 크고 복잡하다. 조금 헤매다 도착한 산부인과. 그런데 뭐가 이렇게 사람들이 많지? 역시 유명한 의사는 다르긴 다르구나. 그런데 진료실 앞 전광판에 표시된 숫자가 점점 커진다. 진료대기가 10분에서 어느새 40분으로 늘어났다. 얼마 전에도 눈치 없이 꼬르륵거렸던 배가 오늘도 투정을 부린다.

진료를 마치고 집으로 돌아가는 내내 화가 나고 짜증이 밀려왔다. 어렵게 휴가를 내고 40분이나 기다려 들어간 큰 병원 의사는 내 말은 듣지도 않았다. 의사 선생님은 혼자 말하듯 자기 할 말만 주르륵 던지고 형식적으로 궁금한 거 있냐고 물었다. 정신을 차리지 못한 나는 뭘 물어야 할지 잠시 생각하고 있었다. 그러자 의사는 그럼 다음에 보자며 시큰둥하게 말하고는 간호사에게 나를 데리고 나가라는 눈짓을 했다. 괜히 왔다는 생각도 들고 차라리 동네 병원에나 갈 걸이라는 때늦은 후회도 올라오려 했다.

에피소드 3. 2124년

나는 임신 5개월차 예비맘이다. 오늘은 꼬물이(태명)가 잘 자라고 있는지 검진하러 산부인과에 가는 날이다. 엄마는 가끔 내가 참 좋은 세상에 산다고 하신다. 내가 엄마 뱃속에 있을 때는 큰 병원에 가려면 예약을 하고 가도 진료실 앞에서 30분을 기다리는 건 예사였고, 의사를 만나도 1분 만에 진료가 끝나서 속상했다는 이야기도 빼놓지 않으신다.

2024년에 의사를 늘리는 것을 두고 큰 일이 있었고 많은 갈등이 있었지만 어느 의사분이 이리 뛰고 저리 뛰면서 애쓰신 결과 지금처럼 의사가 많아졌다는 이야기는 아빠에게 들어 알고 있다. 의사가 많아져 진료실 앞에서 기다리는 시간이 사라졌고, 의사들은 환자들 말을 듣고 친절하게 설명도 해주는 거라고 하셨다. 역시 무거운 짐은 여러 명이 나누어지면 가벼워지는구나 싶다.

에피소드 4. 2024년 봄

난 피부과 전공의 이종욱이다. 의국 선배들과 동기들 대부분이 어떤 의사가 될 것인지 고민하지 않았다. 나는 어려서부터 공부 잘하라는 말을 매일 들었고, 의대에 들어온 이후에는 배워야 할 것이 너무 많아 다른 것에 관심을 가질 수 없었다. 의대생 시절부터 나와 동기들에게 무슨 과를 전공하면 돈을 잘 번다는 식의 이야기는 매우 자연스러웠다.

그런데 얼마 전 우리의 훌륭한 계획이 예상을 벗어나기 시작했다. 올해 초 어느 날 대통령이 갑작스럽게 의대 정원을 2000명 늘리겠다는 발표를 했다. 정치에 관심이 없었던 나는 그 문제에 별관심이 없었지만 어떤 전공의들은 자신의 꿈을 누군가가 빼앗으려는 것 같다고 느꼈고 그래서 문제를 바로잡아야겠다며 행동으로 표현하기도 했다. 우리 의사들은 언제나 그랬듯 이런 힘겨루기에서 져본 적이 없기에 이번에도 그럴 것이라 예상했다. 그런데 의대 정원 증원을 둘러싼 정부와 전공의들의 대치상황이 좀처럼 끝날 기미가 보이지 않는다.

에피소드 5. 2044년

난 소아과 전문의 이종욱이다. 한때는 피부과 전공의였던 적도 있었다. 20여 년 전 전공의 사태라 불리던 시간을 보내던 중 우연히 읽게 된 책 한 권이 내 인생을 바꾸었다. 『사랑은 시간과 비례하지 않는다』라는 책에서 낯선 미국 의료진을 마주했다. 낯선 장면은 미숙아 한 명을 살리기 위해 그 병원의 의료진이 모두 달려든다는 내용이었다.

처음 그 장면을 접하며 든 생각은 '왜 돈을 최고로 여기는 미국에서 돈이 안 되는 일에 집중하지?'였다. 소아과는 돈이 되지 않는다는 것이 상식이 된 지 오래인 대한민국. 그래서 어린이병원이라는 문패를 걸어둔 병원은 한 곳밖에 없는 것이 현실인데. 그런 내게 미국 의사들이 보여준 모습은 참으로 어색했다.

이상했다. 별거 아닌 그 내용이 내 머리 속을 떠나지 않았고 어느 때부터 난 나에게 질문하기 시작했다. '왜 나는 이렇게 돈 버는 의사가 되고 싶은 걸까? 무엇이 문제일까? 우리는 무엇 때문에 싸우고 있지?' 그렇게 변화는 내 안에서 시작되었다. 이듬해에 소아과로 전공을 바꾸었고 국내에 하나뿐인 어린이병원으로 들어가 전공의를 다시 시작했다. 그렇게 내 삶은 어린이에 대한 생각으로 채워지고 있었다.

길고 지루하고 힘든 시간을 건뎌왔다. 낯설었던 미국 소아과 이야기를 더 이상 남의 이야기로 남겨두고 싶지 않았다. 내가 꿈꾸는 세상이 오려면 아직 많은 시간을 더 기다려야 한다는 것을 안다. 하지만 나는 포기하지 않는다. 나와 뜻을 같이하는 분들이 계속해서 늘어나고 있는 것도 내가 희망을 붙잡는 이유 중 하나이다.

에피소드 6. 2054년

"땅땅땅." 드디어 12세까지 어린이는 어느 병원을 가도 무료로 의료서비스를 받을 수 있는 법, 일명 '종욱이 법'이 방금 국회를 통과했다. 국회의장이 두드리는 망치소리가 내 가슴을 뛰게 한다. 나는 두 눈을 지그시 감았다. 내 친구 종욱이가 웃는 모습이 떠오른다.

어느 날 종욱이가 불쑥 찾아와서 이런저런 이야기를 하던 중 내게 물었다. "야, 너는 의사인 게 언제 행복하냐?" 뜬금없는 질문에 나는 무슨 뚱딴지같은 소리냐고 무안을 주었지만 그때 나는 그런 것을 내려놓고 산 지가 너무 오래되어 말문이 막혔었다. 대답 대신 나는 같은 질문을 그 녀석에게 했다. "넌 의사여서 행복한 때가 있어?" "그럼, 있지. 난 내가 소아과 의사가 된 후 정말 행복해."

모든 어린이가 무료로 병원을 다니는 세상을 만들기 위해 평생을 바쳐왔던 내 친구 종욱이. 그 녀석이 눈을 감기 전 내게 한 말이 다시 들리는 듯하다. "내 꿈은 아직도 현재진행형이야. 난 내가 바라는 꿈을 다른 이들도 같이 꾸고 있다는 것을 알아. 난 지금 여기까지 왔지만 나머지 길은 우리 후배들이 만들고 꾸며나갈 거야. 난 그들을 믿어. 그래서 나는 30년 전에 시작한 꿈을 아직도 꾸고 있어."

K-메디컬의 발전 방향

함소미(30대, 여성, 사무직, 서울 서초구 거주)

　팔이 부러지는 등 외과적인 수술이 필요했던 경우를 제외하고, 단지 피곤하다는 이유만으로 동네 병원에 방문해 비타민 주사를 한 대 맞고 쉬다 온 경험이 있는가? 그렇다. 스무 살 이전의 기억으로는 분명히 한국에서는 병원 가는 일이 어렵지 않았고, 길거리를 지나다보면 다양한 의료 분야의 병원이 분포되어 있어 편리한 시간대에 방문할 수 있었다. 스무 살 이후로는 미국, 아랍에미리트 등 다른 지역에 거주하면서 당연시 생각했던 한국의 의료 시스템 수준과 가격에 새삼 큰 감사함을 느끼게 되었다.

　K-메디컬이라는 말이 괜히 있는 게 아니듯, 한국의 편리한 의료 시스템 수준과 가격은 정말이지 너무 매력적이다. 나라도 K-메디컬과 사랑에 빠질 것 같다. 외국에 살다 보면 병원 가는 일이 참 어렵다. 그렇게 어렵게 몇 달 전부터 예약해서 방문하더라도 한국의 병원에서 진료받았던 퀄리티의 서비스와 가격을 기대하기란 하늘의 별따기이다. 아랍에미리트에 거주했을 당시 그곳 현지인들이 한국으로 의료관광을 간다는 소식을 많이 접했었다. 당시 나는 한국의 의료 시스템이 친숙하니깐 한국에서 의료 진료를 받는 것을 선호한다지만 그들은 한국보다 인지도 높은 유럽이나 미국을 제치고 왜 그토록 한국으로 의료관광을 가려 하

는지 궁금했었다. 그 이유는 미국이나 유럽 시스템은 첫째, 의료가격이 너무 비싸고, 둘째, 자국민이 아니다 보니 진료 우선순위에도 한참 밀려나 있어 즉각적인 피드백과 케어를 받기가 너무 어렵다고 했다. 그에 비해 한국의 의료 시스템은 가격경쟁력이 있으면서 진료 퀄리티도 뛰어나고 의료진이 무척이나 친절하다고 했다. 아랍에미리트에서 의료관광 온 사람들은 실제로 큰 금액을 소비하는 환자들이 많다 보니 아무래도 친절한 것은 당연했을지도 모르지만 외국에서는 더 비싼 금액을 지불하고도 한국과 같은 의료서비스와 친절을 기대하기가 어려웠다.

한국 의료 시스템에 대해 상당히 긍정적으로 생각했던 내가 최근 2년 동안 한국에 거주하면서 요즘 대두되는 의사 증원 등 정계와 의료계의 시끄러운 대치 상황을 보고 있자니 안타까운 현실에 직면해 있다는 생각이 들었다. 그토록 편리한 방식의 병원 방문과 착한 가격의 진료비는 어떻게 가능할까? 한국의 의료 시스템을 들여다보니 그 중심에 의료보험이 있었다. 대부분의 사람이 가입해서 보험료를 내고 있는데, 이 의료보험은 국민들이 병원 가면 내야 하는 비용을 보험사가 대신 부담해 준다. 국민건강보험, 국가보훈보험, 의료급여 등 의료보험의 종류도 다양했다.

과거엔 비용이 부담되어 병원에 못 가는 사람들도 많았기 때문에 병원비를 적게 내도록 보험공단에서 많은 돈을 지불했었다. 그런데 지금은 물가도 많이 올랐고 의료서비스가 점점 발전하면서 병원비도 계속 늘어나고 있는데, 보험공단 입장에선 지불해야 할 비용이 점점 많아져 이 문제를 해결해야 하는 상황에 놓인 것 같다. 이런 비용 문제를 해결하기 위해서는 공단의 부담을 줄여야 하는데, 그럼 환자가 내야 할 돈이 많아진다. 기존에 양질의 의료 시스템과 착한 가격에 익숙해져 있는 환자들은 이러한 현실이 받아들이기에 다소 무리가 있어 보인다.

환자가 지불해야 할 돈이 증가하면 당연히 환자, 즉 국민들은 이 상황을 달가워하지 않을 것이다. 민주주의 국가에서는 선거에서 표를 많이 받으려면 환영할 만한 정책을 내야 하므로 정부는 국민들로부터 환영받지 못할 정책을 추진하기

꺼리는 것처럼 보였다. 이게 바로 시작점인 것 같았다.

기록을 찾아보니 2013년에는 정부 정책으로 포괄수가제를 도입했는데, 시장경제와 맞지 않는 정책이라는 생각이 들었다. 과잉 진료나 과잉 청구를 막기 위해 질환마다 비용을 산정해 놓고 그 이상 비용을 부가하지 못하도록 한 것이라고는 하지만, 근본적인 해결책은 아니라는 생각이 들었다.

특히 외국에서 경험했던 의료계는 자유시장경제에 입각해 퀄리티가 높은 서비스는 비용이 고가이고 퀄리티가 낮은 서비스는 저렴했다. 그런데 상한선 가격이 정해져 있으면 높은 퀄리티의 의료를 제공하기가 현실적으로 불가능하다. 내가 병원을 운영하더라도 이익을 창출하기 위해 서비스의 퀄리티는 최대한 낮출 것 같고, 결국 국민들은 낮은 퀄리티의 의료서비스를 제공받을 수밖에 없는 이상한 구조가 되어갈 것이라는 생각이 든다.

많은 환자들이 동네 병원 대신 상급 종합병원을 선호한다. 그 이유는 상급 종합병원의 의사들은 봉급제이기 때문에 본인이 제공하는 서비스만큼 돈을 더 버는 게 아니어서 퀄리티가 좋은 서비스를 제공하기 때문이다. 근데 환자 입장에서 보자면 지방에서 온 환자는 이미 본인부담금 외에 교통비나 숙박비까지 내야 되므로 손해일지도 모른다. 하지만 다른 좋은 선택지가 없으니 동네의 대체 병원을 찾기가 어렵다.

지방에 거주하는 부모님, 친척, 지인들이 병이 생기면 대부분 서울로 진료를 받으러 가는 게 현실이다. 그렇기 때문에 지방 의료는 점차 침체되고 서울에만 포집되는 형태가 되어간다.

지방에도 좋은 의료서비스를 형성하려면 서울의 상급 종합병원 의사들을 지방으로 분산시켜야 할 것 같다. 하지만 이미 서울에 터전을 잡고 있는 의사들이 지방으로 갈 이유가 없다. 자본주의 시장에서는 돈이 모든 것을 결정하는데, 현재 의료 시스템으로는 그들을 지방으로 유혹할 만한 동기를 만들지 못하고 있는 것 같다.

의사에게 충분한 보상을 주는 것은 의료서비스의 질을 유지하고 의사들의 동기를 유지하는 데 중요한 사항이다. 그러나 이를 위해서는 병원이 돈을 벌어야 한다는 것이 전제조건이고, 그 과정에서 환자들의 안전과 질을 유지해야 한다는 것도 중요하다는 사실을 고려해야 한다.

의료서비스의 가격이나 보상 체계는 정책적으로 조절될 수 있지만, 이는 의료서비스의 품질과 접근성을 유지하는 데 필요한 것이기도 하다. 따라서 과도한 수익 추구나 환자부담금 증가는 환자에게 부담이 될 뿐만 아니라 의료서비스의 품질을 저하시킬 수도 있다. 만일 충분한 보상을 주는데도 인력분배가 적절히 이루어지지 않을 경우 의사국가고시 점수대별로 활동할 수 있는 영역을 지정해 주는 것도 하나의 방법이 될 것이다.

따라서 의료서비스 정책을 개선하고 의사들에 대한 보상을 증가시키는 데에는 정책적인 균형이 필요하며, 환자의 안전과 질을 유지하는 것이 항상 최우선 고려 사항이 되어야 한다. 종합적인 접근이 필요하며, 이를 위해서는 의료서비스 제공자, 환자, 정부, 보험사 등 모든 이해 관계자 간의 협력이 필요하다는 점을 염두에 두어야 한다.

군의대 위탁교육이라는 것이 있다. 〈태양의 후예〉라는 드라마에서 소개되면서 많은 사람들이 알게 된 방법이다. 군의대 위탁교육은 군대에 필요한 의료 인력을 양성하기 위한 프로젝트이다. 하지만 군대에서 필요한 과로 여겨지는, 요즘 이야기하는 필수의료과는 극소수이며, 대부분 피부과, 정형외과, 치과 등등에 지원하고 의무복무기간이 끝나면 전역하는 경우가 대부분이다. 그들이 특정 과를 선택하고 의무복무기간 후 전역하는 이유는 군의관으로서 받는 봉급이 상대적으로 적기 때문이다.

국가적 차원에서 가장 우선적으로 해결해야 하는 문제는 인구 구조 개선과 출산율 증가이다. 현재의 인구구조를 개선하지 않으면 소아과, 산부인과 등 필수의료가 붕괴될 것이다. 사실 이미 붕괴되었지만 외면하고 있다. 애를 낳지 않고 의료수가가 너무 낮아서 소아과가 망하고 있는데, 소아과가 적어서 오픈런을 하고 있다고 소아과 탓을 하는 게 현실이다.

출산율을 높이기 위해서는 정책적인 개입이 필요하며, 가족 정책, 보육 시스템 개선, 부모들의 경제적 지원 등이 고려되어야 한다. 또한 교육을 통한 가족계획 교육, 출산을 장려하는 캠페인 등이 중요한 역할을 할 수 있을 것이다. 이러한 다양한 정책적 개입과 시스템적 변화를 통해 인구구조를 변화시키고 의료서비스를 개선할 수 있을 것이다. 하지만 이를 위해서는 지속적이고 종합적인 노력이 필요하며, 다양한 이해 관계자 간의 협력이 필요하다.

의료 시스템 문제를 해결하기 위해서는 몇 가지 측면에서 더 접근해야 한다. 여러 가지 해결책을 고려할 필요가 있지만, 주요 해결 방안은 다음과 같다.

지방 의료 인프라 강화

지방에도 상급 의료 시스템을 구축하고 의료 인프라를 강화해야 한다. 서울로 의료서비스를 받으러 가야 하는 국민들의 부담을 줄이기 위해서는 지방에서도 고품질의 의료서비스를 받을 수 있어야 한다.

의사 분산 배치

서울에 몰려 있는 의료 인력을 지방으로 분산 배치하는 정책을 시행해야 한다. 이를 통해 지방에서도 의료서비스를 제공할 수 있는 의료 인프라를 구축할 수 있을 것이다.

포괄수가제 개선

포괄수가제를 개선해서 시장 경제의 원리에 맞게끔 조정해야 한다. 현재의 시스템은 부작용이 많고 효율성이 떨어지는데, 이를 개선해서 의료서비스의 품질과 효율성을 높여야 한다.

지역 의료서비스 향상

지방 의료기관의 수준을 높이고 지역 주민들에게 편리하고 고품질의 의료서비스를 제공할 수 있는 시스템을 구축해야 한다. 이를 통해 지역 간 의료서비스 격차를 줄이고 모든 국민이 안정적으로 의료서비스를 받을 수 있도록 해야 한다.

의료 인력 양성 및 유인제도 개선

의료 인력 양성을 더욱 활성화하고 지방에서 활동할 동기를 부여하는 유인 제도를 마련해야 한다. 특히 군 의료 인력의 지방 복무를 확대하고 지방에서 활동하는 의료 인력에 대한 복지와 보상을 강화해야 한다.

이러한 다양한 정책과 제도 개선을 통해 의료 시스템을 향상할 수 있을 것이지만, 이를 위해서는 국가 차원의 종합적인 노력과 시스템적인 변화가 필요할 것이다.

공공의대를 만들어 필수의료에 의무적으로 종사하게 하는 것이 한 가지 해결책으로 고려될 수 있다. 이를 통해 의료 인력의 분산 배치와 지방 의료의 인프라 강화를 이룰 수 있을 것이다. 공공의대 출신의 의사들이 지방으로 배치되어 지역 의료서비스를 제공하면 지방 주민들에게 안정적이고 고품질인 의료서비스를 제공할 수 있을 것이다.

하지만 이런 제도를 도입할 때에는 몇 가지 고려해야 할 점이 있다. 우선, 공공의대를 운영하고 의료 종사자를 배치하는 데 필요한 자원과 예산을 확보해야 한다. 또한 이를 통해 지역 의료서비스의 품질과 접근성이 향상될 수 있도록 적절한 규제와 지원을 마련해야 한다. 그리고 공공의대 출신의 의사들이 지방으로 배치되어 일정 기간 동안 의무적으로 종사하는 것에 대해 제도적인 규정과 보상 체계를 마련해야 한다. 이를 통해 의사들이 지방에서 활동하더라도 만족할 만한 조건과 보상을 받을 수 있도록 해야 한다.

이러한 공공의대 제도의 도입은 의료서비스의 지역 간 격차를 줄이고 모든 국민이 안정적이고 고품질의 의료서비스를 받을 수 있도록 하는 데 도움이 될 수 있다. 하지만 실제로 시행할 때에는 다양한 측면을 고려해서 신중하게 계획하고 실행해야 한다.

한국 의료계가 겪고 있는 시행착오가 얼른 해결되기를 바라는 안타까운 마음에 한 시민의 입장에서 내용을 정리해 보았다. 한국 의료 수준이 세계적인 수준으로 얼른 안정화되기를 희망해 본다.

공공보건, 1차 의료, 필수의료의 성장을 바라다

황서현(20대, 여성, 사무직, 서울 노원구 거주)

나는 동네의 신경정신과 의원에서 정기적으로 진료를 받고 있다. 거주지는 서울의 주거특화구로 1차, 2차 병·의원의 분포도가 준수한 편이며, 상급 종합병원의 접근성도 나쁘지 않다. 누군가 내게 주변의 다른 병원에 비해 상대적으로 우수하기 때문에 해당 의원을 선택한 것이냐고 묻는다면 그건 아니다. 오히려 전문의 한 명으로 운영되는 이 작은 동네 의원은 진료의 질이나 서비스, 의료진과의 소통을 포함해 통합체적으로 불만족스럽다. 그럼에도 해당 의원을 장기 외래하는 이유는 명료하다. 웬만한 병원은 전부 환자 포화 상태로 갈 수 있는 곳이 여기밖에 없기 때문이다. 준수한 의료 인프라를 갖춘 서울에서 살고 있음에도 불구하고 이러하니 정말 아이러니한 일이다.

한편 정부는 환자 쏠림 현상 및 지역사회 의료불균형 문제를 해결하기 위해 의료개혁의 필요성을 강조하고 있다. 이에 부족한 의료 인력을 충원하기 위한 의대 증원 정책은 현재 가장 주목받고 있는 이슈이다. 이 기형적인 의료체계의 근본적인 원인은 단순히 의사가 부족하기 때문일까? 정말 의대 정원 증원이 의료계 고질적인 문제의 해결방안이 될 수 있을까? 의료인력난을 실감하고 있는 가운데 나는 해당 질문에 대해 "아니오"라고 단언하겠다. 분명 나는 의료진의 내부 사정 같은 건 잘 모르는 일반 시민이다. 하지만 의료계의 현황에 조금이라도 관심이 있는 사람이라면 의대 증원은 근거와 대책이 불분명한 보여주기식 정책임을 알 수 있고, 근본적인 문제는 의사의 수가 아니라 미흡한 제도와 의료환경의 격차임을 알 수 있다.

내 상황만 봐도 그렇다. 동네에 적지 않은 신경정신과 병원들이 있음에도 불구하고 내가 원하는, 나의 건강문제와 적합한 맞춤형 진료를 받고 싶다면 여러 병원의 예약 접수처를 전전해야 한다. 충분한 인력과 시설, 장비를 갖춘 병원의 진료 예약은 하늘의 별따기이며, 노후한 시설에 나이 지긋한 전문의 한 명이 운영하는 작은 의원이 최선이다. 필수의료 분야가 아님에도 이 정도이니, 필수의료계와 비수도권 의료기관의 현실은 얼마나 더 차별적일지 알 수 있다.

필수의료의 안정적 공급과 지역 불균형 해소를 포함한 바람직한 의료 구조 개선을 위해 나름의 아이디어를 고안해 보자면 다음과 같다.

첫째는, 공공 보건의료의 확장과 시스템 개편이다. 코로나19 팬데믹 기간을 거치면서 국내 공공의료 수요는 과잉 초과 수준인 데 비해 공급은 부족하기 그지없다는 것을 많은 사람이 느꼈을 것이다. 서구 선진국 보건의료서비스의 경우 보건의료의 공공성을 사회적 권리의 개념으로 인정하고 있다. 그렇기에 시장에서 실패할 가능성이 있더라도 보건의료서비스의 생산과 분배에 정부가 적극적으로 개입하며 재원 조달부터 서비스의 공급에 이르기까지 정부의 역할이 광범위하게 수행되고 있는 추세이다. 이에 비해 한국은 시장에 기반을 둔 보건의료 공급체계를 유지하고 있어 정부의 역할이 매우 제한적이다.

통계청에 따르면 2022년 OECD 회원국 가운데 공공병원의 비중이 가장 낮은 나라가 한국이다. 그만큼 공공보건의료에 관한 정부의 정책 수단이 취약하다고 볼 수 있으며, 정부는 공공의료에서 적자구조를 논하지 말고 서구와 같은 전면적인 공공의료 지원 강화를 추진해야 된다고 생각한다. 이를 위해서는 수요에 미치지 못하는 공공의료기관을 늘려야 한다. 애초에 의대생의 수를 아무리 늘려도 그들을 수련시킬 기관이 부족하면 무용지물이고 열악한 환경에서 교육의 질만 감소될 뿐이다. 이에 대한 방안으로는 공공의료인력을 양산해 의료 취약지 등에서 일정 기간 의무적으로 일하게 하는 공공의대 및 지역의사제 도입을 들 수 있다. 정부는 공공병상 비율을 확충하고 의사직뿐만 아니라 간호사와 의료 전문인의 공급도 늘려 공공보건의료 역량을 강화하는 데 책임을 다해야 된다.

물론 공공의료를 확대하는 데에는 의료수가 상향 등의 비용구조 문제가 뒤따른다. 이에 대한 방안으로는 의료계의 투명성과 개방성을 재고해야 한다. 현재 의료기관 비용의 대다수는 인건비와 기자재 보강비이다. 산업 구조와 국민 소득 수준을 감안할 때 의료 공급자의 통상임금을 재고해야 하며, 비정상적인 기자재 도입과 수주 관행 또한 정부의 주도하에 옳은 방향으로 개편되어야 할 것이다.

둘째는, 1차 의료 수준을 강화함으로써 3차 상급병원으로의 환자 쏠림 현상을 해결하는 것이다. 국내 의료전달체계에서 중소병원은 의료 공급의 중추이다. 소외된 중소병원이 적정 기능과 제 역할을 수행하기 위해서는 정부가 중소병원 운영을 활성화하는 방안을 적극적으로 검토해야 한다. 일례로 1차 의료 수준 강화 방안으로 주치의 제도 도입을 들 수 있다. 정부가 병원 중심에서 지역 중심으로 체계를 바꾸려면 주치의 제도를 추진해서 지역 주민의 니즈에 맞춘 지역사회 의료서비스를 조직하는 데 앞장서야 한다. 의사, 간호사, 영양사, 약사, 사회복지사 등 환자의 요구와 상황에 맞게 의료진을 다양하게 구성하고 지역 내 거점병원을 기반으로 대학병원 및 돌봄기관과 연계한다면 환자가 적정한 의료기관을 이용하는 데 용이할 것이며 지역 간의 의료 공급 불균형 현상도 해결될 것이다.

셋째는, 정부가 의사 증원 이전에 상대적으로 열악한 기피과와 필수의료과의 환경을 개선하는 데 전폭적인 지원을 강화하는 것이다. 미국은 전공의 수련을 위해 수련 병원에 매년 총 20조 원을 지원한다. 반면에 한국은 최근까지 전공의 교육에 대한 정부의 금전적 지원이 전혀 없다가, 기피과를 대상으로 지원하기 시작해 총 13억 원을 지원했다고 한다. 미국 전공의 연봉이 약 9000만 원에서 1억 원 사이인데 한국 대학병원의 전공의 평균 연봉은 5000만 원이다. 이마저도 대부분 정부의 지원을 받지 못하고 대학병원이 직접 지원하는 시국이다.

요컨대, 필수의료과 기피 현상을 해결하려면 더 많은 의사가 필수의료를 택하게끔 환경과 여건을 지원해 주어야 한다. 단순히 의사 배출을 증가시킴으로써 인기과로 가지 못한 의사들이 필수의료계로 전향하도록 낙수효과를 바라는 것은 옳지 않다. 전공의 수련 환경 개선, 의사 '교수' 증원, 필수의료계 의사들이 적극적으로 활동할 수 있도록 적절한 경제적 보상 및 법적 소송 리스크 완화 등을 통해 필수의료계의 고질적인 문제를 개선하는 정책이 우선적으로 검토되길 바라는 바이다.

건강보험공단 진료비 지급의 최적 기준

현성훈(30대, 남자, 소프트웨어 엔지니어, 수원 거주)

1. 서론

한국의 의료비 지급 모델은 국민건강보험과 개별 환자 간의 공동 재정 책임에 달려 있습니다. 이 시스템의 핵심은 서비스의 질이나 결과가 아닌, 제공된 서비스의 양에 따라 의료서비스 제공자에게 환급하는 행위별 수가제 모델입니다. 이 방식은 그들이 수행하는 의료 양과 의료서비스 제공자의 수입을 직접적으로 연결시킬 뿐만 아니라 치료 전략에도 영향을 미칩니다.

이 글에서는 이러한 서비스의 양에 기반해 보상하는 방식의 적합성을 비판적으로 평가하여, 이러한 방식이 환자 치료를 개선하고 재정 지속가능성을 보장하는 의료 시스템 목표에 부합하는지 살펴보려고 합니다. 또한 더 나은 의료서비스와 더 나은 건강 결과를 장려할 수 있는 대체 지급 메커니즘을 살펴보고, 이러한 모델로의 전환이 한국의 의료 관행을 어떻게 개혁할 수 있는지 생각해 보려고 합니다.

2. 현재 지급 시스템인 행위별 수가제 모델에 대한 이해

행위별 수가제 모델은 의료서비스 제공자가 각 시술, 검사 또는 방문에 대한 비용을 지불받아 서비스 양과 수입 사이에 직접적인 상관관계를 만든다는 간단한 전제하에 운영됩니다. 이 모델은 단순성과 거래의 명확성을 위해 설계되었지만, 의도치 않게 심각한 시스템 문제를 야기할 수 있는 발판을 마련했습니다.

행위별 수가제 모델에 내재된 인센티브는 필요성에 관계없이 더 많은 양의 서비스를 제공하도록 장려하여 잠재적인 비효율성, 의료비용 증가, 질보다 양에 초점을 맞추게 됩니다. 이러한 시스템은 불필요하게 의료비용을 부풀려 재정적 부담을 가중시킬 뿐만 아니라 환자가 불필요한 의료서비스에 노출될 수 있어 환자의 안전도 위협합니다.

3. 현재 지급 시스템에 대한 개인적인 경험

저는 한국 의료 시스템을 직접 경험하면서 행위별 수가제의 폐해에 대해 알게 되었습니다. 가족 구성원들이 비교적 경미한 질환에 비해 과도해 보이는 다양한 진단 검사와 시술을 받은 적이 있습니다. 이러한 경험으로 병원에서 청구를 극대화하기 위해 수많은 검사와 시술을 시행하는 관행을 알게 되었습니다. 이러한 관행은 제 가족에게 불필요한 스트레스와 불편함을 초래했을 뿐만 아니라 보험에 가입했음에도 불구하고 더 많은 본인부담금을 발생시켰습니다. 행위별 수가제 모델의 영향에 노출되면서, 한국의 의료 시스템을 어떻게 하면 서비스 양보다 환자 치료에 더 집중하도록 개혁할 수 있는지에 대해 더 깊이 고민하게 되었습니다.

4. 지급 기준 개정의 중요성

현재 한국의 행위별 수가제 모델의 물량 중심적 특성은 의료 시스템에 부정적인 영향을 미칩니다.

- 양보다 질: 제공되는 의료서비스는 양에서 질로 초점을 전환해야 합니다. 기존 모델은 의료서비스가 환자에게 진정으로 유익하고 필요한지 확인하는 데서 '환자 건강 결과 기반'으로 측정해야 하는 중요성을 간과하고 있습니다.
- 비용 효율성: 행위별 수가제 모델은 의료진이 임상적으로 가장 적절하거나 비용 효율적인 시술보다는 높은 보상을 받는 시술에 우선순위를 두기 때문에, 비효율적인 자원 배분이 발생합니다. 이러한 잘못된 배분은 환자 건강 결과의 개선 없이 의료비 지출을 증가시키고 특히 국민건강보험 재정 악화에 영향을 미칩니다.
- 환자 건강: 궁극적으로 모든 의료 시스템의 목표는 환자의 건강을 개선하는 것이어야 합니다. 환자의 회복과 만족도보다 서비스 양을 강조하는 시스템은 이러한 목표를 약화시켜 치료 효과가 서비스 수익성에 가려지는 의료 환경으로 이어질 수 있습니다.

5. 현재의 행위별 수가제 모델에 대한 비판

행위별 수가제 모델은 의료서비스 제공의 무결성을 훼손할 수 있는 문제점으로 가득 차 있습니다.

- 과잉 치료에 대한 인센티브: 이 모델은 의료진이 단순히 보상을 받기 때문에 불필요한 시술을 하도록 부추길 수 있습니다. 이러한 관행은 환자를 불필

요한 위험에 노출시킬 뿐만 아니라 본인부담금을 증가시키고 건강보험 시스템의 재정적 부담을 가중시킵니다.

• 의료비용에 미치는 영향: 경제적으로 행위별 수가제 모델은 의료비용 상승에 기여하기 때문에 장기적으로 지속가능하지 않습니다. 의료서비스 제공자에게 서비스 수를 늘리려는 동기가 부여됨에 따라 의료 시스템 내 전체 지출이 급증해 보험료가 인상되고 보건에 대한 정부 지출이 증가합니다.

• 의료서비스 품질의 변화: 행위별 수가제 모델은 종종 더 나은 자원을 갖춘 더 부유한 지역의 의료서비스 제공자가 더 많은 서비스를 제공하고 더 많은 보상을 받는 불평등한 의료서비스 시스템을 초래합니다. 이러한 불균형은 지역별로 의료접근성과 의료서비스의 질에 대한 불평등을 심화시킵니다.

6. 대체 모델 및 국제적 관점

이러한 문제를 해결하기 위해 전 세계적으로 여러 가지 대체 결제 모델이 모색되고 있습니다.

• 정률제: 이 모델에서 의료진은 제공된 서비스 수에 관계없이 환자당 정해진 기간에 따라 수수료를 받습니다. 서비스 제공 횟수에 따라 보상이 증가하지 않기 때문에 의료진이 환자의 건강 유지에 집중하도록 장려합니다.

• 환자 건강 결과 기반 진료: 이 접근 방식은 보상을 환자 건강 결과와 연계하여 의료진이 실제로 환자 건강 개선에 효과적인 치료를 제공하도록 인센티브를 제공합니다. 이러한 모델은 미국과 같은 국가에서 점점 더 많이 채택되고 있으며, 비용을 통제하면서 품질을 개선하는 것으로 나타났습니다.

• 사례: 영국을 비롯한 여러 국가에서는 국민건강서비스(NHS)를 통해 수가와 성과 인센티브 요소를 통합한 혼합 모델을 시행하고 있습니다. 이러한 모

델은 비용 관리와 양질의 의료서비스 제공 간의 균형을 맞추는 것을 목표로 하며, 한국에도 귀중한 교훈 을 제공합니다.

7. 대한민국을 위한 권장 사항

행위별 수가제 모델과 관련된 문제를 고려할 때, 한국은 보다 성과 지향적인 지급 시스템으로 점진적으로 전환함으로써 상당한 이점을 얻을 수 있습니다.

- 시범 프로그램 시행: 지속적인 치료와 결과 모니터링이 중요한 만성질환에 초점을 맞춘 이니셔티브는 새로운 지급 모델을 테스트하기 위한 효과적인 파일럿 프로그램이 될 수 있습니다.
- 예방 치료를 위한 인센티브: 예방 조치와 정기적인 건강검진에 대한 인센티브를 마련하면 나중에 더 집중적인 치료의 필요성을 완화하여 전반적으로 의료비용을 절감할 수 있습니다.

8. 결론

의료서비스 양에 중점을 둔 행위별 수가제는 한국 의료의 효율성, 비용 효과성, 품질을 저하시킬 수 있는 심각한 단점을 안고 있습니다. 국민건강보험 재정지출 기준을 재평가하고 양보다 질과 환자 결과를 우선시하는 시스템으로 전환하면 의료의 지속가능성과 환자 치료의 질을 크게 개선할 수 있습니다. 이러한 패러다임의 전환은 의료 시스템이 진정으로 환자의 최선의 이익을 위해 봉사하고 모두에게 더 건강한 미래를 조성하기 위한 중요한 단계입니다.

일상으로의 회복

평인(40대, 여성, 도서관 사서, 서울 마포구 거주)

내 고장 칠월은

청포도가 익어가는 시절

이 마을 전설이 주저리주저리 열리고

먼 데 하늘이 꿈꾸며 알알이 들어와 박혀

하늘 밑 푸른 바다가 가슴을 열고

흰 돛단배가 곱게 밀려서 오면

내가 바라는 손님은 고달픈 몸으로

청포를 입고 찾아온다고 했으니

이 시는 독립운동가이자 시인이었던 이육사의 시 「청포도」의 앞 구절이다. 이육사는 일제강점기 치하에서 조국의 독립을 위해 평생을 바쳤던 강경파 독립운동가이면서, 동시에 조국의 아픔을 정면으로 마주하고 노래했던 시인이기도 하다. 이육사는 왜 죽기 직전까지 이러한 시를 썼을까? 당시 이육사는 사람들의 질문에 이렇게 답했다. "나는 유언을 쓰려 하지 않소. 다만 나는 행동할 뿐이오. 행동은 말이 아니고 나에게는 시를 생각한다는 것이 행동이 되는 까닭이오."

이육사는 시조차 독립운동으로 여길 만큼 강경함을 목숨보다 귀하게 여겼다. 그가 쓴 시에는 그의 강한 바람이 담겨 있다. 〈청포도〉에 담긴 이육사의 진정한 바람은 무엇일까? 그가 독립보다 더욱 바랐던 건 일상으로 돌아가는 일이었을 것이다. 청포도가 싱그럽게 익어가는 시절, 누구나 자유롭게 꿈을 꾸고 푸른 바다를 보며 가슴 속에 실컷 미래를 그려볼 수 있는 그 순간, 평화로웠던 옛 일상으로 돌아가는 것, 그 평범한 일상이 독립운동가 이육사의 간절한 바람이었을 것이다.

평범한 일상을 되찾기 위해 자신의 평생을 바친 이육사 시인의 간절한 마음에 견주겠냐마는 나 역시 일상을 회복하길 누구보다 바랐던 순간이 있었다. 나는 암환자였다. 지금도 꾸준히 치료를 받아야 하는 암환자이다. 작은 핏방울 하나로부터 시작된 암세포와의 동행이 어느덧 6년이 넘었다.

당시 나는 34살이었다. 옷을 갈아입던 중 우연히 발견한 아주 작은 핏방울 하나, 눈에 보일까 말까 한 작은 흔적이었다. 우연히 핏방울을 발견한 이후 집 근처 병원부터 방문했다. 당시 의사 선생님은 초음파 검사를 하더니 조직검사를 해보자고 했다. 얼마 뒤 조직검사 결과를 본 의사 선생님은 아무래도 느낌이 좋지 않다며 대학병원을 방문하라고 권유했다. 오랜 시간 일해 온 의사로서의 감이라고 하셨다. 당시 조직검사 내용도 함께 설명해 주셨지만, 이 부분만큼은 자신의 감이라면서 자세한 설명을 하지 못하셨다.

결론적으로 의사 선생님의 직감이 나를 살렸다. 대학병원 정밀검사 결과 유방암이었다. 처음 핏방울을 발견한 순간부터 불과 한 달 사이에 벌어진 일이었다. 대학병원 의사 선생님은 초기에 발견해서 수술하고 치료만 잘 받으면 된다면서 걱정하지 말라고 안심시켜 주었다. 하지만 34살, 젊은 나이에 듣고 싶은 소식은 결코 아니었다.

수술은 일사천리로 진행되었다. 수술을 위해 입원했을 때는 오히려 더욱 걱정이 없었다. 의료진이 매일 진행될 스케줄을 설명해 주었고, 주의사항은 간호사들이 항상 체크해 주었다. 그럼에도 내가 불안해할 때면 의사 선생님은 수술 과정과 이후의 치료과정을 더욱 자세하게 설명해 주었다. 그러나 자세한 이야기를 듣는다고 환자의 불안감이 사라지겠는가. 시간이 흐를수록 나의 불안은 점점 커져갔다. 그러던 중 수술 전날 의사 선생님의 한마디에 나의 불안은 순식간에 사라졌다. 그건 "수술은 잘 될 거니깐 안심하세요"라는 말이 아니었다. 그 다음에 이어진 "수술 끝나고 경과가 좋으면 금방 일상생활로 다시 돌아가면 됩니다"였다.

내가 불안했던 건 환자라는 것도, 수술을 해야 한다는 것도 아니었다. 앞으로의 미래가 보이지 않는다는 것이었다. 나는 환자였기에 미래에 대한 꿈을 꿀 수 없다는 것이 가장 힘들었다. 그런데 의사 선생님은 치료 후 언제 정상으로 돌아가는지, 일상생활은 어떻게 시작하면 되는지 정말이지 태연하게 설명해 주었다. 그 순간 나의 간절한 바람은 하나였다. '일상으로 다시 돌아가고 싶다.'

아프기 전으로 돌아가는 것이 아니라 그저 평범했던 나의 일상을 다시 누리는 것이었다. 내가 해야만 하는 일을 하고, 미래를 꿈꾸고, 그 꿈을 이루기 위해 노력하고, 사람들과 어울려 이야기를 나눌 수 있는 평범한 일상, 그런 일상으로 돌아가길 바랐던 당시 나의 마음은 분명 독립을 바랐을 이육사의 마음 못지않았다.

나의 간절한 소원이 우리 모두의 소원이 된 순간이 있었다. 바로 코로나19로 모든 것이 정지했던 2019년이다. 당시 학교, 회사, 식당, 카페, 거리 등 모든 것이 한순간에 멈췄다. 집 밖 출입은 할 수 없었고, 어떤 사람과도 어울릴 수 없었다. 세상 모든 것이 멈췄지만 절대 멈출 수 없는 곳이 있었다. 병원이다. 당시 병원은 코로나와 싸우는 최전방이자 격전지였다. 모든 의료진은 비상근무를 해야했고, 심지어 환자를 돌보다가 코로나에 감염되어도 3~4일만 쉬고 다시 일해야했다.

환자를 돌보느라 본인의 삶을 챙기지 못해 돌아가신 분들도 있었다. 그럼에도 우리나라 의료진은 환자를 떠나지 않았다. 모두가 코로나와 싸우는 전사였다. 그 순간 대한민국 의료진은 국민들의 영웅이었고, 전 세계에 용맹함을 떨친 K-방역은 국민들의 자부심이었다. 모든 국민은 한마음이 되어 의료진을 응원했고, 의료진은 피곤함이 가득했지만 최고의 진료로 답했다. 국민들은 고생하는 의료진을 돕기 위해 십시일반 마음을 보탰고, 초등학생, 유치원 아이들까지 나서서 응원의 편지를 보냈다. 거짓말 같은가? 이 모든 것은 인터넷을 조금만 찾아보아도 금방 알 수 있는 일이다.

모두가 마음을 하나로 모았던 그날이 작년까지의 우리 모습이다. 그 당시 국민, 의료진, 정부, 모든 이의 공통된 바람은 단 하나였다. '일상으로 다시 돌아가고 싶다.'

끝이 보이지 않는 고생을 버틸 수 있었던 건, 일상으로 다시 돌아가고 싶다는 마음 하나였다. 의료진은 의료진으로서 자부심을 갖고 병원에서 근무하고, 국민은 아프면 언제든 병원을 찾아 치료받고, 그게 우리가 누려왔던 평범한 일상이었다. 그런데 힘들게 버텨온 코로나의 끝에 우리가 맞이한 건 무엇인가. 대체 왜 의사는 자부심과 직업을 포기해야 하고, 국민은 아파도 치료받을 수 없는 불안감에 떨어야 할까? 난 도통 모르겠다.

언론에서는 의료보험 문제, 의사들의 수가 문제, 소아과 문제, 국립병원 민영화까지 산적해 있는 다양한 문제를 이야기하느라 연일 바쁘다. 그런데 이러한 문제들은 어느 날 갑자기 생긴 것일까? 아니다. 대한민국 의료의 역사와 함께 해온 자연스러운 일들일 뿐이다. 그리고 모두가 해결할 수 있기를 오래 전부터 바라왔던 일이다.

내가 바라는 의료의 미래, 대한민국의 미래는 거창한 것이 아니다. 평범한 일상으로 회복하는 것, 그것뿐이다. 의료진도 환자도 각자 자신에게 주어진 삶을 편안하게 영위해 나가는 것, 그것보다 귀한 일은 없을 것이다. 하지만 누구도 미래를 이야기하지 않는다. 모두가 각자의 입장을 이야기하지만, 아무도 미래의 비전을 제시하지는 않는다.

꿈을 그릴 수 없다는 것보다 안타까운 일은 없다. 환자로서 살아갈 나에게 필요한 것은 늘어나는 의사의 수도 아니요, 실수가 없는 로봇의사의 도입도 아니요, 영원히 오르지 않았으면 하는 의료보험료도 아니다. 우리 모두가 같은 꿈을 꾸는 것, 의사는 의사로서의 일상으로, 환자는 환자로서의 일상으로 돌아가는 것, 그 비전을 모두가 함께 펼쳐나가는 것, 그것이다. 일상으로의 회복, 그 간절한 소망이 이육사가 독립운동을 했던 이유요, 내가 치료의 불안감을 떨칠 수 있었던 이유요, 온 국민이 코로나를 이겨낼 수 있었던 이유였으니 말이다.

나를 잘 아는 의사가 한 명쯤은 있으면 좋겠다

헤이(40대, 여성, 에디터, 서울 구로구 거주)

"아빠, 그래도 참 다행이야. 우리 교수님은 이렇다 저렇다 자세히 설명을 해주시잖아. 뭘 모르는 우리한테 CT도 보여주고, 시답잖은 질문에도 하나하나 답해주시고." "그래, 감사하지. 이 바쁜 와중에도."

진료실 문을 닫고 나오니 대기실에 죽 앉아 있는 환자와 보호자들이 보인다. "어휴, 우리가 첫 타임인데 벌써 15분 지연이네. 9시 되기도 전에 진료를 시작했는데. 의료진들 점심은 2시나 되어야 먹겠어."

진료실에서의 시간은 너무나 짧게 느껴지는데 밖에 나오면 왠지 모를 죄책감이 느껴진다. 우리가 3분 더 있어서 이 사람들은 5분 더 기다리게 되겠구나. 의료진들은 10분 더 근무해야 하겠지. 의사 한 명에게 배당되는 환자가 왜 이렇게 많은 걸까? 이런데 어떻게 의료의 질이 높아질 수가 있겠어?

나는 2년째 2주에 한 번씩 서울대병원 암병원에 진료를 받으러 오는 암환우의 보호자이다. 코로나19 팬데믹 사태가 조금씩 누그러지던 2022년 하반기부터 의정 갈등으로 어수선한 오늘날까지 의료 현장을 온몸으로 경험하고 있는 소비자이기도 하다.

60대 중반에 접어든 아빠는 퇴직 전 마지막으로 받은 건강검진에서 당뇨병 위험 진단을 받았다. 당장 인슐린을 투약하거나 약을 먹어야 할 정도는 아니었기에, 검진센터의 안내에 따라 피검사 수치를 가지고 가까운 동네 내과를 찾았다. 동네 내과에서는 매일 혈당 검사를 해서 기록하고 며칠간 수치가 기준보다 높으면 병원에 찾아오라고 알려주었다. 아빠는 혈당 수첩을 만들어 매일 공복에 혈당 체크를 하고 꼼꼼히 기록했다. 그리고 얼마 뒤 아침저녁으로 당뇨 약을 복용하게 되었다.

외할아버지가 오랫동안 당뇨병과 합병증으로 고생하셨기에 엄마는 당뇨의 위험성을 누구보다 잘 알고 있었다. 엄마는 아빠가 당뇨약을 먹기 시작한 그날부터 아빠의 혈당 관리를 위해 애썼다. 식단을 바꾸고 함께 매일 운동도 하고 손자와도 더 열심히 놀아주면서 함께 더 오래 건강한 노년을 보내고자 했다. 아빠도 그런 엄마의 마음을 잘 알기에 함께 노력했다.

그런데 애쓴 보람도 없이 날이 가도 당 수치는 내려올 생각을 하지 않았다. 몸무게는 1년간 15킬로그램 가까이 빠졌다. 이상하게 생각한 아빠는 내과에 가서 살이 너무 많이 빠진다고 서너 번 이야기했지만 처방받은 약에 살이 빠지는 부작용이 있고 식단도 바뀌었으니 그럴 수 있다는 답만 들을 수 있었다. 아빠는 워낙 체격이 좋은 편이었기에, 가족들은 "지금 딱 보기 좋네"라며 30대 이후에 처음으로 표준 체중이 되었다고 환영했다. 살이 빠진 아빠에게 예쁜 옷을 선물하고, 엄마아빠 결혼 30주년 기념으로 가족 사진도 찍었다.

그런데 어느 날부턴가 아빠가 등 쪽에서 기분 나쁜 통증이 느껴진다고 말했다. 가족들은 "근육통 아니야?" 하며 흘려들었지만, 아빠는 굳이 병원에 찾아가 상담을 했다. "진료의뢰서 써 드릴 테니 대학병원에 가서 검사를 받아보시죠." 1년 반 동안 별 문제없다고 이야기했던 내과에서 3차 병원 진료의뢰서를 써주었다. 다행히 바로 찾아갈 수 있는 병원이 주변에 있었다. 아빠가 고혈압으로 20년 가까이 만나는 교수님이 계시는 대학병원이었다. 신경외과 협진으로 소화기내과에 가서 급하게 피검사를 하고 CT를 찍었다. 2시간도 걸리지 않아 판독 결과가 나왔다. '췌장암 의심'.

그곳에서 바로 정밀 검사와 치료를 시작할지, 이른바 '빅5'라고 불리는 곳으로 갈지 결정해야 했다. 사실 검사 결과를 기다리는 2시간 동안 우리는 이미 마음을 정한 상태였다. '그 어렵다는 췌장암인데, 경험 많은 교수님이 계신 더 큰 병원으로 가야지.'

다음 날 나는 종일 서울대병원, 세브란스병원, 아산병원 세 곳의 예약센터에 번갈아가며 전화를 걸었다. 20분은 기다려야 겨우 전화 연결을 할 수 있었는데, 처음에는 어느 과에 예약을 해야 하는지조차 몰라 우왕좌왕했다. 무턱대고 센터에 전화를 걸었다가 어쩔 줄 몰라 "잠시만요, 제가 조금만 더 정리하고 다시 전화드릴게요"하고 끊기도 했다.

인터넷 검색을 통해 대학병원에 췌담도센터라는 것이 있다는 것, 병명이 확인되기 전인 우리는 소화기내과 진료를 통해 검사를 하고 본격적인 진료를 시작할 수 있다는 것을 알 수 있었다. 천운이 아니었나 싶게 아빠가 원하던 교수님이 막 해외 연수에서 돌아와 진료를 시작하신 참이었고, 그렇게 2주 뒤부터 서울대학교병원에서 췌장암 치료를 시작할 수 있었다.

2년 전 일이지만 그때의 당혹감과 초조함이 지금도 생생하다. 아마 큰 병을 알게 된 환자와 보호자 대부분은 나와 같은 과정을 거치지 않을까 한다. 그래서 빅5 병원에 수많은 환자가 모이게 될 테고 말이다.

우리 가족은 아빠의 췌장암 진단을 경험하며 1차 병원을 원망할 수밖에 없었다. 그런데 얼마 전, 진료 기록이 필요해서 처음으로 아빠가 다녔던 내과를 방문했는데, 왜 동네 내과에서 환자의 상태를 좀 더 면밀히 살피지 못했는지 알 수 있었다. 병원 안은 시장통이 따로 없었다. 대기실 소파에는 노년의 환자들이 빈 곳 없이 앉아 있었고, 그 사이를 바쁘게 오가는 간호사들은 정신이 없어 보였다. 진료실에서 의사를 보고 나오는 시간은 1분도 채 되지 않았다. 여기에 대리 진료를 받으러 온 자녀들까지, 제대로 병원 업무가 돌아가는 게 신기할 정도였다. 대학병원보다 더 심각한 동네 병원. 그게 성인들이 진료를 받고 있는 내과였다.

엄마와 아빠가 사는 동네는 1기 신도시이다. 주거지역과 상권이 성숙한 지역으로, 2차 병원과 3차 병원이 차로 30분 내 거리에 있고, 상가 건물 셋 중 하나는 병원이 밀집해 있는 메디컬 빌딩이다. 이렇게만 보면 전혀 부족할 것 없는 의료 환경에 살고 있는 것으로 보인다. 문제는 이들 병원 중에 내과가 단 한 곳뿐이라는 사실이다. 안과, 소아과, 이비인후과는 두어 개씩 있고, 심지어 피부과와 치과는 건물에 두 곳씩 있기도 한데 내과는 일대에서 단 한 곳뿐이었다. 지도 앱으로 검색해 보니 다른 내과는 차로 10분 거리에 있었다.

돌아보니 내가 사는 동네도 마찬가지이다. 나는 서울에 새로 조성된 아파트 밀집 지역에 살고 있는데, 이곳에도 병원이 밀집한 메디컬 빌딩이 세 개나 있지만 온통 피부과, 치과, 소아과뿐이다. 심지어 동물병원도 세 곳이나 있는데 성인들이 피 검사를 하고 성인병 상담을 할 내과는 없다. 나와 남편 역시 콜레스테롤 수치 관리가 필요해 주기적으로 피 검사를 하는데 버스로 세 정거장 거리에 있는 내과를 방문한다. 거동에 불편함이 없는 우리에게는 어려운 일이 아니지만, 어르신이나 장애인들은 어떨까? 그냥 웬만한 증상은 참고 넘기지 않을까? 그렇게 예방할 수 있는 질병을 몸 속에서 키우고 있는 것은 아닐까? 지금 우리에게 필요한 것이 더 많은 의사인지, 필수과 진료를 할 의사인지 진지하게 생각하게 만드는 부분이었다.

의료 소비자로서 겪었던 일을 한 가지 더 이야기하고 싶다. 나는 자궁에 질환이 있어서 6개월에 한 번씩 정기적으로 산부인과 진료를 받고 있다. 지금 사는 지역으로 이사를 오면서 새로운 병원을 찾았고 진료 기록도 옮기게 되었다. 기존에 다니던 병원에서는 짧은 문진과 초음파 검사만 실시했는데 새로 방문한 병원은 초진 환자라서 그런지 원장님의 면담이 길게 이어졌다. 그 과정에서 호르몬 검사를 권유받았다.

처음 방문하는 병원이라 슬쩍 의심스러운 마음이 들었다. 2년에 한 번씩 사비로 건강검진을 받고 있는 터라 혹시 불필요한 검사를 하는 것이 아닌가 하는 생각이 들었기 때문이다. 나는 내가 이미 알고 있는 내 건강에 대한 정보를 말씀드리고 호르몬 검사가 왜 필요한지에 대해 조심스레 여쭤보았다. 선생님께서는 전혀 개의치 않으시며 오히려 자세히 설명해 주셨고 나는 충분히 납득해 피 검사를 했다.

그리고 일주일 뒤 검사 결과를 들으러 갔을 때 좋지 않은 소식을 접하게 되었다. 생각하지 않았던 부분에서 이상 수치가 발견되어 뇌 정밀 검사가 필요하다는 것이었다. 선생님께서는 차분하게 증상을 정확히 진단하기 위한 A안과 B안을 설명해 주셨고, 나는 A안인 3차 병원 진료를 선택했다. 선생님은 나의 진료 기록이 있는 3차 병원의 적합한 과 교수님께 진료 의뢰를 해주셨다.

바로 다음 날, 협력 센터에서 전화가 왔다. 내가 나의 증상이나 원하는 의료진에 대해 설명할 필요도 없었다. 내가 가야 할 과의 전문 분야 의료진에게 정확히 연결되었고, 진료 일정도 1주일 후로 빠르게 잡혔다. 대학병원의 진료를 받은 결과 내 뇌하수체에서 작은 선종이 발견되었다. 다행히 수술을 받을 필요는 없어서 2년 넘게 약물 치료를 통해 잘 관리하고 있다.

약물 처방을 받기 위해 매번 대학병원에 방문하지는 않는다. 1년에 한 번씩 영상 검사가 필요할 때만 대학병원에 방문하고, 약 처방은 처음 호르몬 검사를 했던 산부인과에서 받고 있다. 이 일을 겪으며 나는 1차 병원과 3차 병원 간의 호흡이 이렇게 중요하구나 하고 느꼈다.

1차 병원 진료의 아쉬움이 진하게 남았던 아빠의 췌장암 진단. 그리고 1차 병원의 적절한 진료와 대처로 병을 조기에 진단한 나. 이 글을 쓰며 내가 원하는 의료 환경이란 무엇일까, 깊이 생각해 본다.

내가 삶에서 가까이 하고 싶은 병원은 예약하기 힘들고 접근성도 떨어지는 3차 병원이 아니다. 내 가족의 병력을 알고 있고 내가 그동안 어떤 질병을 가지고 어떤 진료를 받아왔는지 잘 알고 있어서 작은 증상으로도 이상을 알아차리는 주치의가 있는 동네 병원이다. 몸이 으슬으슬하고 열이 나는데 기침도 나니 이비인후과에 가서 목 청소를 받아야 하나, 열나는 게 더 괴로우니 내과에 가서 해열제를 받아야 하나, 아니면 이비인후과에 갔다가 내과에 들러야 하나 고민하는 것이 아니라 주치의를 찾아가 "선생님, 저 열이 나고 기침도 하는데 치료해 주세요"라고 이야기하면 통합적인 서비스를 받을 수 있는 그런 병원이다. 내가 이런 주치의가 있는 병원에 대해 늘 이야기하니 누가 서울 은평구에 있는 살림의원을 추천해 주었다. 물리적인 거리가 멀어 직접 가보지는 못했지만 가정의학과 추혜인 선생님의 책을 읽고 '아, 이게 내가 바라던 동네 병원의 모습이구나!' 느꼈다.

나처럼 병원 시스템에 애증을 가져본 사람이라면 나를 잘 아는 선생님이 있는 가까운 병원을 누구나 상상해 봤을 것이다. 그런 곳이 많아지면 지금처럼 대학 병원의 3분 진료에 분노하는 일은 훨씬 적어지지 않을까.

오늘도 지방에서 새벽 기차를 타고 3분 진료를 받으러 올라오는 어르신들을 상상하며, 우리 곁에도 다정한 의사가 자리매김할 수 있는 제도와 시스템이 마련되길 바라본다.

시민 공모글 공모와 공청회를 진행한 과정과 의의

2024년 2월 말에 시작된 지금의 의료대란은 지금 이 글을 쓰고 있는 6월 초까지도 해결되지 않고 있습니다. 대한민국 거의 모든 전공의가 빠져나간 2월 말쯤만 하더라도 2020년 의료파업 때처럼 '언젠가는 전공의들이 복귀하겠지'라는 막연한 생각으로 이 사태를 지켜보던 많은 환자와 국민들은 4개월째 해결되지 않고 있는 작금의 상황에 이제는 소위 멘붕이 온 듯합니다.

의사들 중에서도 처음 한두 달은 사태의 심각성을 제대로 느끼지 못한 사람이 많았습니다. 그러나 의료 현장을 제일 잘 아는 의사들, 특히 필수의료에 종사하는 의사들은 이번 사태가 이전 두 번의 의료파업(2000, 2020년)과는 확연히 성격이 다르며 대한민국의 의료 붕괴를 가속화하고 있음을 감지하고 있습니다.

이에 서울의대-서울대병원 교수협의회 비상대책위원회(이하 서울대의대 비대위)에서는 제대로 된 '객관적인 의사 수 추계 연구'를 실시하려 하고 있습니다. 이를 통해 소모적인 의사 수 논쟁을 종식하고 한국 의료가 가진 고질적인 문제점을 개선해 제대로 된 의료개혁을 이뤄나가는 초석을 다지고자 합니다.

객관적인 의사 수 추계 연구에서는 무엇보다도 향후 10년 동안 우리가 이루고자 하는 이상적인 의료시스템을 구축했을 때 요구되는 의사 수를 객관적으로 추계해야 합니다. 이를 위해 그 첫 단추로 "국민들이 원하는 의료개혁 시나리오"를 공모한 뒤 객관적인 심사를 거쳐 바람직한 의료 시스템을 구상하려 했습니다. 이에 "시민 공모글 공모"를 4월 29일부터 5월 10일까지 받았습니다. 그리고 전문가들의 엄격한 심사를 거쳐 9편의 수상작을 선정했습니다. 5월 14일 국회 공청회에서는 9편의 수상작에 대한 시상식을 가졌습니다. 이와 동시에 총 58편의 공모글 중 출판 동의를 거친 총 50편의 공모글을 책으로 출판해 국민들에게 "국민들이 원하는 의료개혁 시나리오"를 직접 보여드리고자 합니다.

　여러 심사위원이 쓰신 심사평에도 나와 있듯이, 국민들이 원하는 의료 시스템의 공통점과 합리성에 저 또한 매우 놀랐습니다. 향후 서울대의대 비대위에서는 원래 계획했던 객관적인 의사 수 추계 연구를 국민이 원하는 의료 시스템 구축이라는 목표하에 엄정히 진행해 나갈 것입니다. 이 책이 의사 수 추계 연구 공모에 참여할 많은 연구자에게 국민들이 원하는 의료 시스템의 모습을 안내해 줄 수 있게 되어 기쁩니다. 이 책이 의사 수 추계 연구 공모에 참여할 연구자들의 필독서가 되길 기대합니다. 아울러 이 연구를 통해 이번과 같은 비극적인 의료 사태가 재발하지 않기를 간절히 바라는 마음입니다.

서울의대-서울대병원 교수협의회

방재승 전 비상대책위원장

서울의대-서울대병원 교수협의회 비상대책위원회

서울의대-서울대병원 교수협의회 비상대책위원회는 의대 증원과 의료 정책 수립 과정에서 촉발된 대규모 전공의 사직과 이에 따른 의·정 갈등에 대응하기 위해 2024년 2월 서울대학교 의과대학-서울대병원(연건, 분당, 보라매, 강남센터)의 전체 교수들에 의해 조직되었다. 1기 정진행, 2기 방재승, 3기 강희경 위원장을 중심으로 20여 명의 비대위원이 자발적으로 활동하고 있다.

한국소비자연맹

한국소비자연맹은 소비자 이익과 권리를 증진하기 위해 1970년 설립된 우리나라 최초의 소비자운동 전문 단체이다. 활동목표는 '소비자가 건강하고 안전한 사회'이다. 그동안 소비자 분쟁 해결 기준 마련, 소비자 상품 테스트, 금연운동, 소비자단체 소송, 인공지능사회 소비자권리 선언 등의 활동을 해왔다. 소비자의 자발적인 참여를 바탕으로 안전할 권리, 정보를 받을 권리, 보상을 받을 권리, 의견을 반영할 권리 등 소비자권리를 확보하기 위해 노력하고 있다.

녹색소비자연대

녹색소비자연대는 소비자의 권익 증진, 삶의 질 향상, 생태계 회복 등을 목적으로 전국 15개 지역에서 3무(일회용 플라스틱 버리지 않기, 자가용 타지 않기, 소고기 먹지 않기) 3유(Yes Consumer Justice, Yes Consumer Safety, Yes Consumer Rapport)를 실천하면서 시민들과 함께 자기결정력을 가지고 자아를 실현해 가는 시민 자원활동 단체이다.

의료개혁 국민이 말하다
국민이 원하는 개선된 우리나라 의료서비스의 모습 시민 공모

엮은이 서울의대-서울대병원 교수협의회 비상대책위원회
공동주관 사단법인 한국소비자연맹·사단법인 녹색소비자연대전국협의회
펴낸이 김종수
펴낸곳 한울엠플러스(주)
편집 신순남·조수임

초판 1쇄 인쇄 2024년 6월 14일
초판 1쇄 발행 2024년 6월 24일

주소 10881 경기도 파주시 광인사길 153 한울시소빌딩 3층
전화 031-955-0655
팩스 031-955-0656
홈페이지 www.hanulmplus.kr
등록번호 제406-2015-000143호

Printed in Korea.
ISBN 978-89-460-8320-2 03510

※ 책값은 겉표지에 표시되어 있습니다.